子宫颈细胞与组织病理
Cytopathology and Histopathology of Cervix
（第2版）

子宫颈细胞与组织病理
Cytopathology and Histopathology of Cervix
（第 2 版）

主　　编　廖秦平　耿　力
主　　审　赵　蕊　孙耘田
编者名单　（按姓氏汉语拼音排序）
　　　　　鲍冬梅　北京大学人民医院病理科
　　　　　陈　锐　北京大学第一医院妇产科
　　　　　董　颖　北京大学第一医院病理科
　　　　　耿　力　北京大学第三医院妇产科
　　　　　李　坤　北京协和医学院生物物理学系
　　　　　李香菊　北京大学肿瘤医院病理科
　　　　　廖秦平　北京大学第一医院妇产科
　　　　　孙耘田　中国医学科学院肿瘤医院病理科
　　　　　王素霞　北京大学第一医院电镜室
　　　　　游　珂　北京大学第三医院妇产科
　　　　　赵　健　北京大学第一医院妇产科
　　　　　赵　蕊　北京大学第三医院病理室
　　　　　周美梅　北京大学第三医院妇产科

北京大学医学出版社

ZIGONGJING XIBAO YU ZUZHI BINGLI

图书在版编目（CIP）数据

子宫颈细胞与组织病理 / 廖秦平，耿力主编 . —2 版 .
—北京：北京大学医学出版社，2012.2
ISBN 978-7-5659-0312-0

Ⅰ. ①子… Ⅱ. ①廖… ②耿… Ⅲ. ①子宫颈疾病 -
细胞学 ②子宫颈疾病—病理组织学 Ⅳ. ① R711.740.2

中国版本图书馆 CIP 数据核字（2011）第 254552 号

子宫颈细胞与组织病理（第 2 版）

主　　编：	廖秦平　耿　力
出版发行：	北京大学医学出版社（电话：010-82802230）
地　　址：	（100191）北京市海淀区学院路 38 号　北京大学医学部院内
网　　址：	http://www.pumpress.com.cn
E-mail：	booksale@bjmu.edu.cn
印　　刷：	北京画中画印刷有限公司
经　　销：	新华书店
责任编辑：	赵　爽　　责任校对：金彤文　　责任印制：张京生
开　　本：	889mm×1194mm　1/16　印张：12.25　字数：346 千字
版　　次：	2008 年 6 月第 1 版　2012 年 6 月第 2 版　2012 年 6 月第 1 次印刷
书　　号：	ISBN 978-7-5659-0312-0
定　　价：	99.00 元

版权所有，违者必究
（凡属质量问题请与本社发行部联系退换）

本书由
北京大学医学部科学出版基金
资助出版

前 言

子宫颈病变是妇科常见病，宫颈癌是最常见的女性生殖系统三大恶性肿瘤之一，且近年来其发病有年轻化的趋向。由此可见，提高对子宫颈癌前病变及宫颈癌的筛查和诊治水平是维护女性健康的重要内容之一。经过长期不断的探索，宫颈癌的病因已基本明确，宫颈的人乳头瘤病毒感染是引起子宫颈上皮异常增生并逐渐导致癌变的必要因素。

本书是一本关于子宫颈病变临床组织病理学和细胞学方面的专著，素材是作者多年工作的积累，内容包括正常子宫颈的解剖、组织、超微结构；宫颈基本病变的组织病理及细胞病理学基础；宫颈癌前病变及恶性肿瘤的细胞和组织病理学诊断特征；正常及异常的宫颈阴道细胞病理学及异常涂片的临床处理；阴道镜检查在宫颈病变诊治中的应用；宫颈癌与人乳头瘤病毒感染的关系及研究进展；以及为提高宫颈病变细胞及组织诊断水平应注意的质量控制等。编者查阅最新文献，将近年来相关领域的最新进展介绍给读者。在第一版的基础上，增加了特殊病理技术在宫颈疾病病理诊断与研究中的应用，人乳头瘤病毒所致的人宫颈炎、宫颈湿疣及其与人宫颈鳞状上皮细胞癌的病因学联系等章节，内容更加丰富，涉及面更广、更加深入。本着"一幅图，胜似千言万语"的原则，精选插图300余幅，全书近40万字，以组织病理学与细胞病理学相结合为主线完成，从基本病变、基本知识入手，尽力把两者结合进行阐述。力图做到概念清晰、文字精炼、插图精美。但由于宫颈病变涉及学科领域广泛，知识进展迅速，缺点错误难免，恳请同行不吝赐教。

编者中既有已从事临床医疗、教学和科研工作几十年的专家，又有年轻后起之秀的专业骨干。他（她）们既传承了前辈的知识和技能，又认真努力总结和归纳自己积累的宝贵经验和资料，并汲取当前发展趋势的新见解，力求能比较全面深入地反映当今对宫颈有关方面的认识和水平，此外，还注意介绍一些不同观点供读者参考和思索。这是一本理论与实际、基础与临床相结合的图文并茂的参考书，能帮助临床医生、病理学工作者、细胞病理学工作者和基础研究人员从中获得较为扎实的基础理论知识和实用技能，提高实际工作和临床分析处理能力，拓宽思路，不断进取。

本书在校、院领导以及各位老师的帮助下完成，在此深表谢意。本书第一版得到了我国著名病理学家、妇科病理创始人唐素恩教授无私的指导和大力的帮助，在此深表感谢。

本书的再版尤要感谢病理学家赵蕊教授，她为本书的出版和更新倾注了毕生的心血，在身患重病、行动不便的情况下，仍然为本书的编写、审阅辛勤地工作着，这种敬业精神值得我们尊敬和学习。还有我国著名电镜专家、北京协和医学院生物物理学系李坤教授，也为本书的再版作出了贡献，遗憾的是其在本书出版前因病去世，相信此书的出版也是对李老师的一种慰藉与纪念。

相信这本书的出版，能为我国宫颈癌前病变和宫颈癌的早诊早治，为提高中国女性的生殖健康水平做出贡献。

廖秦平
2011·12·6

7

目 录

第一章 子宫颈胚胎、解剖、组织、超微结构、转化带及正常脱落细胞 ················· 1
 第一节 生殖道胚胎发生 ················· 1
 第二节 子宫颈解剖学 ················· 2
 第三节 子宫颈组织学 ················· 3
 第四节 子宫颈转化带 ················· 7
 第五节 子宫颈及其肿瘤的超微结构 ················· 9
 第六节 女性生殖道上皮脱落细胞的形态特点 ················· 16

第二章 子宫颈基本病变与细胞病理 ················· 24
 第一节 子宫颈上皮萎缩 ················· 24
 第二节 子宫颈上皮水变性及坏死 ················· 25
 第三节 子宫颈上皮再生与修复 ················· 27
 第四节 子宫颈上皮增生 ················· 29
 第五节 子宫颈上皮化生 ················· 33
 第六节 子宫颈、阴道异常细胞学 ················· 40

第三章 子宫颈炎症 ················· 58
 第一节 子宫颈炎症的基础 ················· 58
 第二节 子宫颈炎症的病理学表现 ················· 61
 第三节 子宫颈感染性疾病 ················· 62
 第四节 子宫颈非感染性疾病 ················· 71

第四章 生殖、内分泌对宫颈的影响 ················· 72
 第一节 子宫颈的内分泌激素调控 ················· 72
 第二节 内分泌对不同生理阶段子宫颈的解剖及生理功能的影响 ················· 73
 第三节 内分泌对子宫颈上皮的组织学和生理功能的影响 ················· 75

第五章 子宫颈良性肿瘤及瘤样病变 ················· 78
 第一节 子宫颈良性肿瘤 ················· 78
 第二节 子宫颈瘤样病变 ················· 80

第六章　人乳头瘤病毒（HPV）感染与宫颈病变 ······ 83
第一节　人乳头瘤病毒所致的人宫颈炎、宫颈湿疣及其与人宫颈鳞状上皮细胞癌的病因学联系 ······ 83
第二节　HPV 的检测、临床应用以及处理 ······ 89

第七章　宫颈鳞状上皮病变 ······ 96
第一节　流行病学 ······ 96
第二节　子宫颈上皮内瘤变的组织学改变 ······ 98
第三节　子宫颈或阴道上皮内瘤变的细胞学改变 ······ 104

第八章　子宫颈恶性肿瘤 ······ 106
第一节　子宫颈恶性肿瘤的流行病学 ······ 106
第二节　宫颈微小浸润癌 ······ 106
第三节　子宫颈浸润性鳞状细胞癌 ······ 108
第四节　子宫颈腺体上皮肿瘤 ······ 112

第九章　子宫颈少见肿瘤 ······ 119
第一节　子宫颈上皮来源的少见肿瘤 ······ 119
第二节　子宫颈间叶性肿瘤及其他少见肿瘤 ······ 121
第三节　子宫颈转移癌 ······ 123

第十章　特殊病理技术在宫颈疾病病理诊断与研究中的应用 ······ 126
第一节　细胞化学和组织化学 ······ 126
第二节　免疫组织化学技术 ······ 127

第十一章　阴道镜检查在宫颈病变诊治中的应用 ······ 134
第一节　阴道镜的设备及发展史 ······ 134
第二节　阴道镜的应用 ······ 134
第三节　典型病例介绍 ······ 142

第十二章　子宫颈细胞学诊断与病理诊断质控 ······ 159
第一节　宫颈细胞涂片的诊断分级、异常涂片的处理及有关技术问题 ······ 159
第二节　子宫颈病理诊断质量控制要点 ······ 170
第三节　细胞学制片技术中的质量控制 ······ 171

与宫颈病理有关的常用英文缩写 ······ 173

参考文献 ······ 177

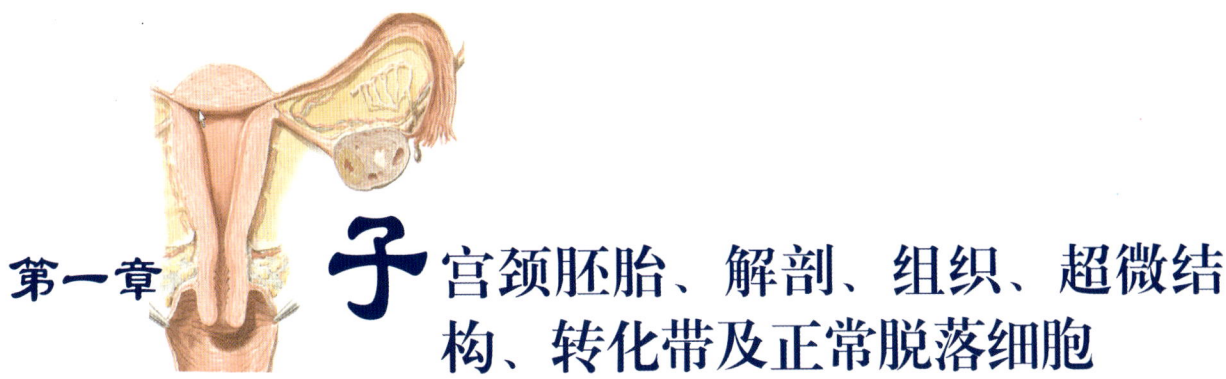

第一章 子宫颈胚胎、解剖、组织、超微结构、转化带及正常脱落细胞

第一节 生殖道胚胎发生

因为子宫颈是生殖管道的一部分，它的发生过程与生殖管道是一致的，又因生殖管道与泌尿道在胚胎发生上关系十分密切。因此，为更好地阐明子宫颈的胚胎发生，必须简述泌尿—生殖管道的胚胎发生。

一、性未分化期

胚胎 5～6 周，生殖系统开始出现，此时，除有一对不能分辨性别的生殖腺外，还有男、女两套管道系统。

中肾管（mesonephric duct）也称沃尔夫管（Wolffian's duct），此管在肾发育过程中产生，主要形成男性生殖系统，在女性大部分退化，小部分形成胚胎残留。

米勒管（Müllerian's duct）出现较中肾管晚，在人胚胎大约 40 天出现。是由尿生殖嵴头端外侧体腔上皮增厚、凹陷形成的一条纵形沟，沟的边缘逐渐合拢形成一个管，此管头端开放于体腔（喇叭口）。管的末端随尿生殖嵴移向中线。胚胎 56 天两侧米勒管跨过中肾管在其内侧互相融合。直到妊娠晚期，胎儿米勒管融合后的盲端在尿生殖窦的表面形成一个小隆起，称米勒结节（Müllerian's tubercle）。

二、性分化期

（一）中肾管的演变

在男性形成精子的输出管道，由于生长的睾丸和正在退化的中肾之间距离很近，因此睾丸利用了中肾结构，作为自己的排出管道。其演变如下：中肾管和中肾小管（共 80 对）大部分退化，仅剩 30 对，靠近睾丸的中肾小管不退化，形成睾丸的输出管。中肾管变为输精管、精囊、射精管和附睾管。附睾管与睾丸共同形成附睾。有时形成睾丸输出管的中肾小管头端遗迹，称之为"附睾附件"（appendix of the epididymidis）。尾端一般为一群萎缩的中肾小管残迹，称为"旁睾"（paradidymis）。

在女性，虽然中肾管大部分或全部退化，但速度很慢，有些部分可保持到出生甚至到成年。如果此管未能全部退化，可以形成卵巢冠纵管残留，或称之为 Gartner 管残留，这个残留一般位于卵巢冠和处女膜之间，可见于阴道或子宫壁内或壁外，有时形成囊肿。

（二）中肾小管的演变

胚胎第 9 周，无论男性或女性均保留 30 对中肾小管，到第 10 周这些小管数目进一步减少，并分为头尾两组，头端一组有 8～15 对。

在男性，头端中肾小管大部分与睾丸网相通，形成睾丸的输出管，其余头端中肾小管形成附睾附件，尾端形成旁睾和迷管。

在女性，头端中肾小管大部分与卵巢网相通，形成卵巢冠（epoophoron）。头端其余中肾小管形成泡状附件（hydatid of morgagni），尾端形成卵巢旁体（paroophoron）。

（三）米勒管的演变

在男性，胚胎第 3 个月开始退化，出生后此管头端形成睾丸附件（appendix testis），也称泡状附件，这是一个胚胎残留。末端残留形成男性子宫（精阜）。在尿生殖窦处的残留形成憩室状结构——前列腺囊。

在女性，米勒管发育成生殖器官的主要部分，此管在腹腔分为三段，头端纵行，将来发育成输卵管；中端横行，两侧管汇合后发育成子宫底和子宫体；尾端纵行，首先形成子宫阴道管，以后变为子宫颈和阴道。

以上演变过程可归纳如下：

米勒管的演变
- 女性：形成输卵管、子宫颈、子宫和阴道
- 男性：大部分消失，头端残留→*睾丸附件（泡状附件）
  尾端残留→*前列腺囊和*精阜

中肾管的演变
- 女性：头端残留→*Gartner管、*头端残留称卵巢冠纵管
- 男性：形成输精管、精囊、射精管和附睾管

中肾小管的演变
- 头端
  - 大部分
    - 女性：*卵巢冠
    - 男性：睾丸输出管
  - 其余
    - 女性：泡状附件（头端）、卵巢旁体（尾端）
    - 男性：*附睾附件（头端）、*旁睾（尾端）
- 尾端
  - 女性：*卵巢旁体
  - 男性：*旁睾体和迷管

*胚胎残留

第二节　子宫颈解剖学

子宫是一个肌性器官，外形似倒置梨形。分为底、体、颈三部分。子宫颈位于子宫最下部，呈圆锥形，是宫体与阴道的过渡地带，位于阴道穹隆上端，其端部向下突露于阴道内，被阴道鳞状上皮覆盖。由于阴道上皮翻转呈斜线形，因此前唇短于后唇。子宫颈长约2.5～3cm，横径2.2～2.5cm，前后径1.5cm。

不同年龄期宫颈长度不同。宫体与宫颈比例也不相同；婴儿期，宫颈长度是宫体长度的两倍；青春期长度相等；生育期宫体长度是宫颈的两倍；老年期宫颈出现不同程度的萎缩。阴道穹隆将宫颈分为两部分，阴道穹隆以上称宫颈阴道上部，穹隆转折以下称宫颈阴道部。宫颈上、下两部分长度基本相等。

子宫颈中央腔隙称子宫颈管，子宫颈管上至子宫组织学内口，下到宫颈外口。子宫颈管呈纺锤形，其长度个体差异较大，平均25mm。它是一个前后略扁平的狭腔，宽度（最宽处）7mm。子宫颈下方与阴道连接处称子宫颈外口，此处是宫颈鳞状上皮与柱状上皮交界处，组织学称宫颈鳞—柱交界处（squamo-columnar junction，SCJ）。这条线在妇女一生中随内分泌变动。宫颈上端与子宫腔交界口称子宫颈内口（endocervix），内口又分为组织学内口与解剖学内口。解剖学内口在上，组织学内口在下，两者之间称子宫颈峡部（isthmus of uterus）。子宫颈峡部在胎儿7个月开始出现，妊娠12周后逐渐扩展，足月时变为子宫下段（lower uterine segment），可长达7～8cm。

子宫颈管黏膜皱襞特点是形成"棕榈皱襞"，它的形成是宫颈管后壁黏膜隆起，纵行皱襞垂向外伸出许多斜形皱襞，构成下陷的裂隙和隐窝，以上结构在阴道镜下能看到像棕榈树图像而得名

（图 1-1）。这些隐窝实际是上皮凹陷形成深凿的隧道伴管道系统（图 1-2）。

子宫颈由韧带固定其位置，主要是宫骶韧带和侧韧带。前者在前面附着子宫颈阴道上部分与阴道上 1/3，向后经直肠的侧方到第 2、3 和第 4 骶椎前面。侧韧带也叫宫颈横韧带，此韧带由纤维组织和少量平滑肌组成，其中包括神经、血管和淋巴管，使宫颈维持正常位置。

子宫颈动脉来自子宫动脉的降支，沿侧韧带上缘到达子宫颈侧壁。子宫颈静脉与动脉伴行。子宫颈静脉丛和膀胱颈静脉丛之间有交通。子宫颈的淋巴引流有侧、前和后 3 个主干，侧干又分为上、中、下 3 支，子宫颈上部的淋巴液通过上支回流到髂内、外动脉之间的髂淋巴结和子宫颈旁淋巴结。宫颈中部的淋巴液通过中支回流到髂间淋巴结、髂外淋巴结和髂总淋巴结或闭孔淋巴结。子宫颈下部的淋巴液通过下支回流到臀上、臀下淋巴结及骶淋巴结或主动脉旁淋巴结。

由于子宫颈的神经来自骨盆交感神经系统的髂内、髂中和下神经丛，分布在宫颈管黏膜和宫颈阴道部分的边缘部，多数为无髓鞘神经，少数有髓鞘神经纤维走向黏膜上皮下形成神经丛。因此子宫颈的痛觉不敏感。

第三节 子宫颈组织学

子宫颈由内向外分为三层：黏膜层、肌层和外膜层。

（一）黏膜层

由上皮和固有层组成。

1. 子宫颈黏膜上皮：子宫颈不同部位被覆上皮类型不同，宫颈阴道部（宫颈外口以下）被覆无角化鳞状上皮；子宫颈管被覆柱状上皮；宫颈转化带被覆鳞、柱两种上皮。

（1）子宫颈鳞状上皮：由宫颈外口至阴道穹隆顶部，被覆无角化复层鳞状上皮。鳞状上皮由基部至表层分为 5 层：基底层（basal layer）（也称生发层）、旁基底层（parabasal layer）（也称副基底层）、中间层（intermediate layer）（也称棘细胞层）、过渡层（transitional layer）和表层（superficial layer）。为便于记忆，可将其分为 3 层：基底层（基层及旁基底层）、中间层和浅层（过渡层和表层）。

①基底层：位于基底膜上，细胞垂直整齐排列，细胞呈立方形或矮柱状单层。细胞体积较小（厚约 10μm），有相对较大的核。细胞侧面与顶部有微绒毛状突起并呈锯齿状，细胞基部有半桥粒。细胞核长梭形或卵圆形，染色较深，染色质沿核膜分布，染色质呈颗粒状，细胞核长轴与基底膜呈垂直极向。细胞质内有一些线粒体、核糖体和微丝。本层细胞呈幼稚状态，有旺盛的分裂能力，因此也称"生发层"。可单向分化为其他层鳞状上皮，向浅层移动，在创伤后起修复作用。本层免疫组化显示低分子角蛋白和组织多肽抗原（tissue polypeptide antigen, TPA）阳性表达。高分子量（表皮型）角蛋白或基底层细胞对雌激素受体也是呈阳性反应。

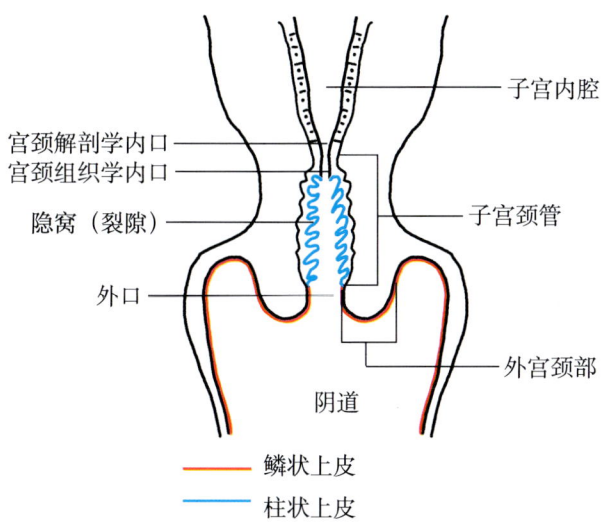

图 1-1 子宫颈解剖、组织示意图。

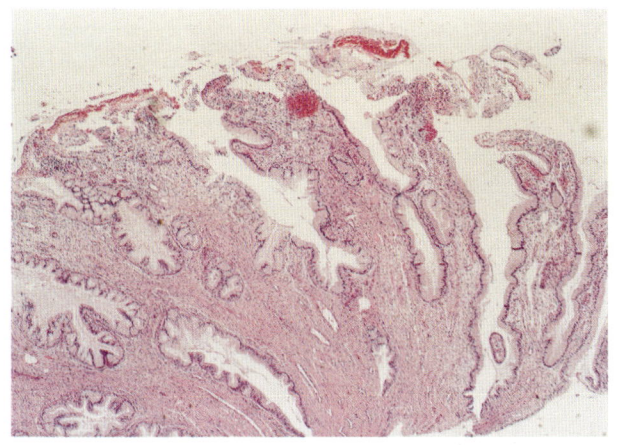

图 1-2 子宫颈隐窝。

②旁基底层：位于基底层之上，由 2～3 层细胞构成，厚约 14μm，细胞为多角形，细胞较基底层细胞大，胞质较宽，胞质嗜酸性（核糖核酸丰富），核位于中央部。细胞间隙清晰，细胞表面有较长的微绒毛和突起。细胞桥粒增多（比基底细胞多两倍）。胞质内可见线粒体、内质网和核糖体，细胞内张力微丝较多，细胞核周围开始出现糖原颗粒，是散在的 β 型糖原颗粒。此层细胞分裂活跃，生长旺盛，常成群出现在旁基底层与中间层细胞之间。

③中间层（棘细胞层）：本层约有 10 层细胞，大约厚约 100μm。细胞体积大，呈多边形，胞质宽，胞质内含糖原，细胞与细胞之间由间桥连接，细胞核呈圆形，核仁明显。细胞质形态多样，有的细胞以合成中间丝为主，有的细胞有成堆的空泡结构，细胞周边部形成的小束及极层颗粒与桥粒相连。本层细胞越向浅表则趋于扁平状。

④过渡层：此层在排卵期最厚，可达 10 层左右，厚约 80μm。细胞逐渐变成鳞状，表面微绒毛多数消失，出现许多间隙，间隙内含丝状物。细胞器减少，核糖体和内质网消失，线粒体肿胀和退行性变。有核固缩，整个细胞呈退行性改变。

⑤表层（superficial layer）：此层也在排卵时最厚，约 10 层。细胞呈鳞片状，有的细胞边缘为锯齿状，桥粒少。细胞核不规则，呈固缩状，核膜消失，核染色质呈块状，核周出现空隙，细胞质嗜酸性。扫描电镜观察：细胞多为扁平、多角，核区隆起，相邻细胞有终末条。细胞表面有微嵴，分支吻合，微嵴彼此之间的联系无特定方向，但在周边与细胞膜平行。细胞器模糊不能辨认，表层细胞排列与基底膜平行（水平极向）。正常情况下宫颈鳞状上皮无完全角化细胞。

不同年龄及内分泌状况子宫颈上皮厚度及层次分布不同。生育年龄妇女子宫颈鳞状上皮见图 1-3。

⑥朗格汉斯（Langerhans）巨细胞：在宫颈鳞状上皮内散在分布，多呈单个散在上皮内。这种细胞由 Langerhan 在 1868 年首先描述。该细胞来源于骨髓造血细胞，与免疫功能有关，类似 T 淋巴细胞的功能。其表面含有 T4 淋巴细胞抗原，是免疫系统中重要的细胞，是最强的抗原提呈细胞（antigen presenting cell），可传递病毒抗原。这种细胞的特异性标记抗体是 CD-1 及 CD-4，S-100 阳性（图 1-4）。

光镜下观察，在鳞状上皮各层可见到散在分布、胞质淡染的细胞，有时胞质透明，细胞核深染，不规则。这种细胞可被氯化金着色，故称嗜金细胞。氯化金染色时可见细胞不规则形，有树枝状突起。因此称之为树状突细胞（dendritic cell）。电镜下可见细胞有短突穿插于表皮细胞之间。核明显不规则，胞质内有特殊的膜颗粒，称之为 Berbeck、蠕虫样或网球拍样颗粒。沿子宫颈外部的基底层偶尔可见黑色素细胞。

（2）子宫颈柱状上皮：子宫颈管（子宫颈外口至内口）表面被覆单层柱状上皮（图 1-5），上皮在固有层下陷形成腺隐窝。腺体为分支管状腺，称之为宫颈腺。子宫颈柱状上皮由黏液柱状上皮、纤毛上皮细胞和储备细胞构成。

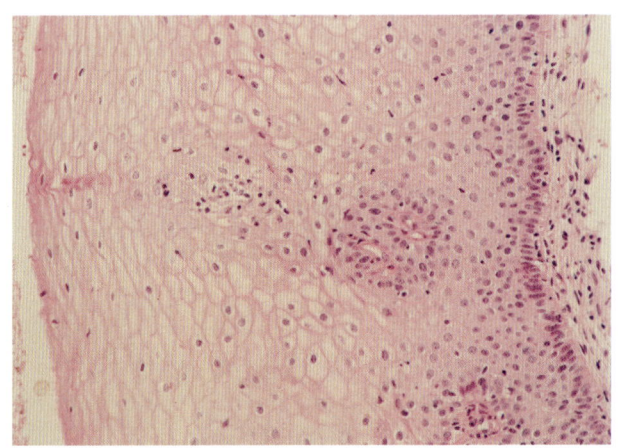

图 1-3 生育期子宫颈鳞状上皮。

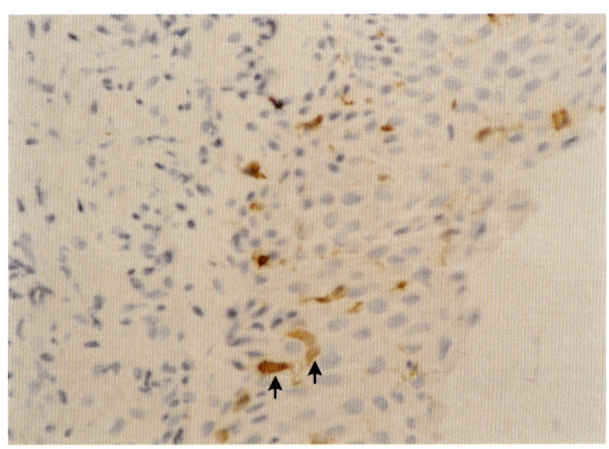

图 1-4 子宫颈鳞状上皮显示朗格汉斯巨细胞 S-100 免疫组织化学染色。

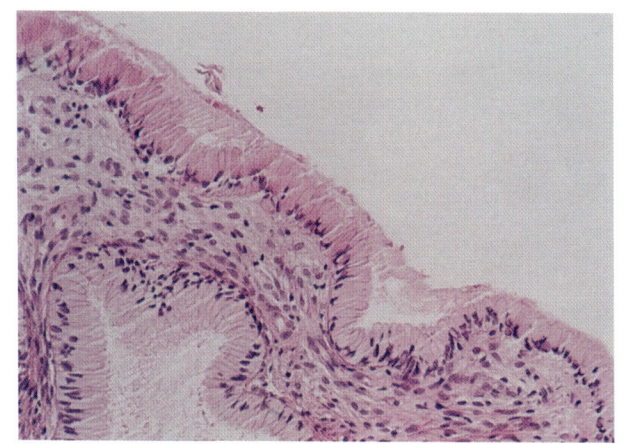

图 1-5 子宫颈管柱状上皮。

①黏液柱状上皮：此种上皮占绝大部分，细胞圆柱状，上皮底部从半桥粒附着在基底膜上。胞质呈空网状或透明状，胞质内充满黏液，主要成分为酸性黏多糖[Alcian-PAS（+）]。细胞核位于基底部，呈圆形、卵圆形或被黏液挤成"新月形"。黏液分泌细胞有周期性变化，在增生早期的分泌细胞，高尔基复合体发达，粗面内质网少，细胞有许多分泌颗粒。在增生细胞期雌激素水平高峰时，分泌活动旺盛，核被压向底部，胞质中内质网扩大，黏蛋白分泌颗粒多，颗粒电子密度低，成熟的大颗粒可以局浆或顶浆的分泌方式排出。此时胞质内还有糖原、脂滴和磷脂颗粒。Alcian 蓝和 PAS 染色呈阳性反应。在细胞内 AKP（碱性磷酸酶）增多。在分泌期，由于孕激素水平增高，上皮细胞顶浆分泌活跃，细胞逐渐变低；在排卵期，宫颈上皮分泌黏液多，黏液稀薄，黏性低，有利于精子运行。分泌晚期，细胞萎缩。

②纤毛细胞：纤毛细胞数量少，成群或单独位于分泌细胞之间，细胞表面有典型的动纤毛，胞质嗜酸性。纤毛是为适应功能而形成的一种特殊结构。由细胞质突出形成，每根纤毛的基部都有一个基础小体，由小体生出原纤维。由于细胞质的流动，可促成纤毛运动，运动有一定的方向和节律，运动时可使上皮表面的黏液向一定方向推进，有利于性细胞的运输和向阴道排出分泌物。

③宫颈储备细胞（reserve cell）：又称柱状上皮下基底细胞（subcolumnar basal cell，SBC），这是宫颈组织干细胞，具有多潜能分化的能力。在正常状态下，由于这种细胞处于静止期，因此不易见到，一般可散在孤立或数个细胞成排（图 1-6）位于柱状上皮基底部。

SBC 细胞体积较小，核相对较大，圆形或椭圆形，深染，胞质为嗜酸性，呈均匀红染或透明状。胞质含有角蛋白 7、8、18、19、14、16，这是腺上皮所具有的。近期研究表明储备细胞 CD44v5 免疫组化染色呈强阳性（图 1-7），储备细胞可能来源于间质。

当子宫颈受病原体刺激时，宫颈储备细胞可

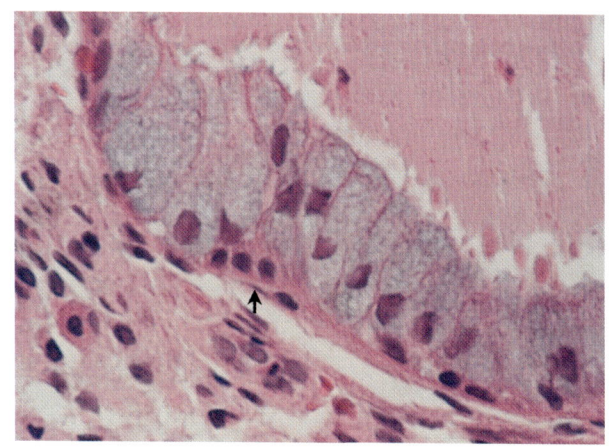

图 1-6 正常宫颈的储备细胞。

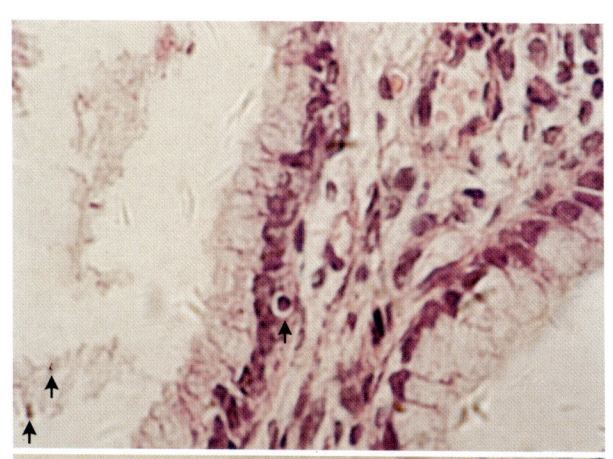

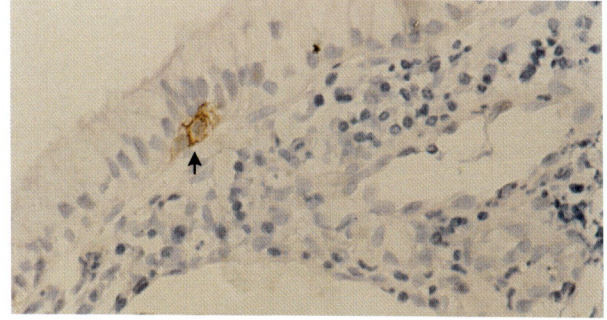

图 1-7 上：正常储备细胞（HE）；下：正常储备细胞 CD44v5。

出现明显增生现象。增生时可呈结节状隆起或呈带状、片状（图1-8）。

2．子宫颈黏膜固有层：本层主要由结缔组织构成。这些结缔组织很像间充质，细胞主要为网状细胞，呈多突星状，细胞核较大，染色质颗粒细而分散，染色浅。核内有两个或数个核仁。细胞质少，微嗜碱性。细胞突相互连接成网状，附着在网状纤维上，网状纤维没有弹性，但有很强的韧性。本层除网状细胞及纤维外，还有许多游离的细胞，属未分化间质细胞，并有大量小血管和淋巴管。

表面被覆的上皮在固有层下陷，形成腺隐窝，腺体主要为分支状管状腺。靠近宫颈外口可出现单管状腺（图1-9）。外宫颈部分固有层无腺体，逐渐向内口腺体由单管变为分支管状腺（图1-10）。在三维结构图可观察到，腺是与表面上皮相连的裂隙样系统，下陷的隐窝可以鳞化，深部呈隧道样盲管，其开口在阴道镜下可以辨认，称腺的开口。若分泌物使管道闭塞则形成Nabothian囊肿。

（二）肌层

子宫颈肌层是宫体肌层的延续，主要由平滑肌和含有丰富弹性纤维结构的结缔组织构成，平滑肌数量少，呈束散在分布于结缔组织中（图1-11）。宫颈管上部肌肉组织较多，宫颈峡部可达60%，越往下数量越少，只有10%左右。近宫颈阴道部几乎见不到平滑肌组织，此处肌层与外膜之间没有明显的界限。在峡部和宫颈内口处可见环形平滑肌，起括约肌的作用。

弹力纤维主要成分是胶原和弹力蛋白构成，弹力蛋白由两种不同的结构组成：弹力原纤维和弹力膜薄片。弹力原纤维网由与基底膜平行和垂

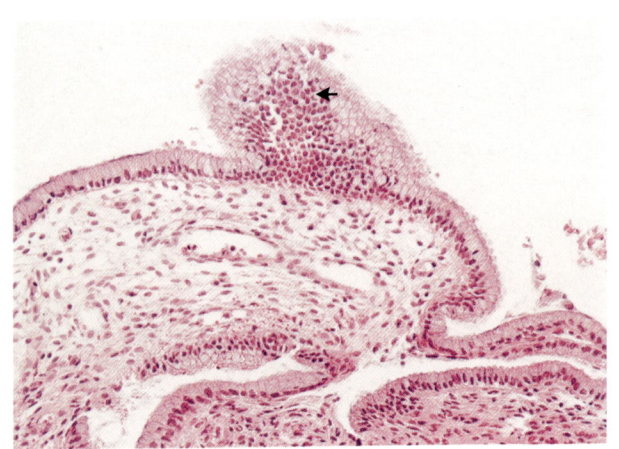

图1-8 宫颈储备细胞结节状增生。

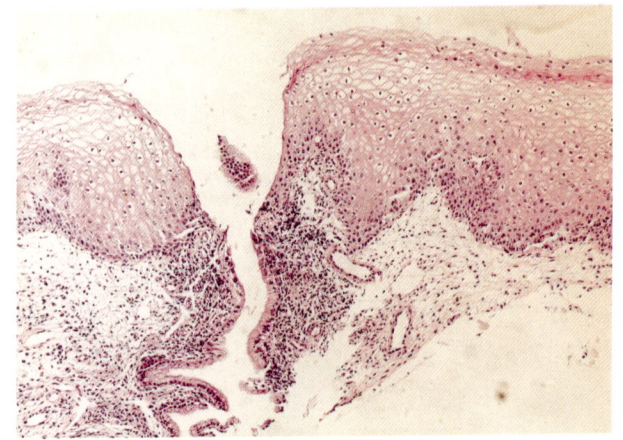

图1-10 宫颈单分支管状腺。

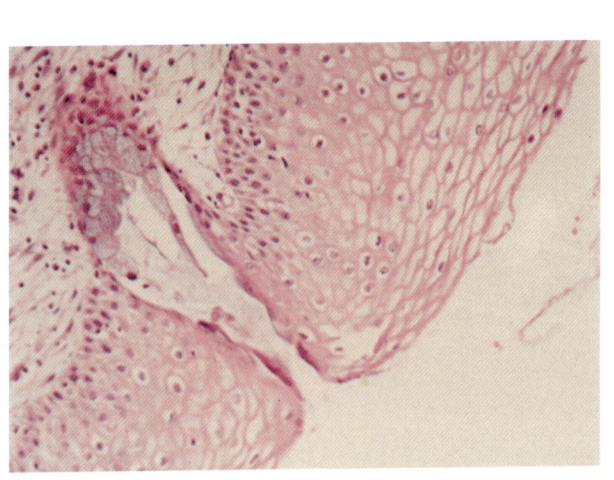

图1-9 宫颈单管状腺。

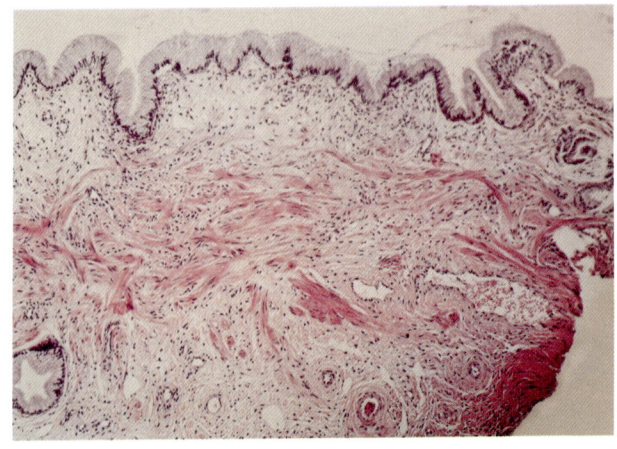

图1-11 宫颈肌层。

直的纤维组成。主要是Ⅳ型胶原。间质还分布许多毛细血管，形成毛细血管网，阴道往下呈蜘蛛状和发条状。以上是妇女生产中宫颈扩张的形态基础。

（三）外膜层

宫颈外膜由结缔组织构成，间质内主要为Ⅳ型胶原。间质分布血管及淋巴管。子宫颈间质内的血管使用阴道镜检查可以从黏膜相对较薄的部位观察到，呈血管袢结构并能看到斜行向表面呈放射状走行，在月经期及妊娠期，毛细血管数量明显增加，能看到毛细血管呈网状。

在大约1/3的女性子宫颈间质中可存在中肾管残件（mesonephric rest），由内衬一层立方上皮的小管构成，腔内可见浓稠的嗜酸性分泌物。有时在宫颈间质可见异位或化生的组织，如皮肤附属器（皮脂腺和毛囊），有时可见成熟软骨。

第四节　子宫颈转化带

子宫颈转化带（transformation zone）是一个十分重要的部位。由于它是一个基因活跃变动区，因此是许多宫颈疾病的好发部位。尤其是宫颈癌的绝对好发区。

在临床上，它是细胞学取材及病理活检的必需取材处，也是科研工作者特别关注的区域。

一、转化带的概念

"转化带"是从英文 transformation zone 翻译的。目前许多书籍中对此翻译和阐述不很一致，不少作者称之为"移行带"，有"异常移行带"等诸多称谓。英文字典中"transformation"原意是"转形"、"转化"、"变形"、"变化"，无"移行"的解释。因此译成"移行带"不够贴切，使用"转化带"比较恰当。

"转化带"与鳞—柱交界处（SCJ）是不完全相同的。SCJ在妇女一生中位置是不固定的，最早形成的这条线称最初鳞—柱交界线（original squamous-column junction，OSCJ），是位于子宫颈外口附近的环形交界线，这条线大致在胚胎30周时形成，因此也有人称原始鳞—柱交界线。胚胎末期及出生后由于生理、病理内分泌状况的变动，此线位置一直在变化，表现在SCJ位置的变动。

这种位置的变动是由于柱状上皮下储备细胞活动形成的。当储备细胞增生后化生形成鳞状上皮，此线位置上移；当储备细胞增生后化生形成柱状上皮取代鳞状上皮，此线位置可下移。有时此线可移至外宫颈，甚至移出宫颈到阴道壁。移动后的SCJ称新鳞—柱交界线（NSCJ）。新NSCJ与宫颈外口附近的OSCJ的位置之间的区域称宫颈转化带。这是宫颈干细胞活动区，基因不稳定，在内外因作用下易形成基因突变，因此是宫颈癌的好发区。

二、转化带的形态与变动

（一）转化带的形态

转化带的形态标志是SCJ。鳞、柱两种上皮直接衔接，没有互相移行的表现。连接方式有两种：鳞、柱两种被覆上皮相连呈平面状连接（图1-12）。子宫颈鳞—柱交界或鳞状上皮与一个腺体开口连接呈凹陷连接（图1-13）。这种形态在阴道细胞学检查时偶能遇到。涂片中一侧为脱落柱状上皮细胞成堆，核拥挤、重叠，胞质少，呈蓝色，境界不清，细胞核大小一致，呈圆形或椭圆形；另一侧为鳞状上皮，细胞为大多角形，平铺分布，胞质丰富，粉染，细胞核呈固缩状。两种截然不同的上皮细胞紧密相连，分界清楚，是SCJ的典型细胞学图像（图1-14）。

（二）转化带的变动

在生理与病理因素作用下，SCJ两种上皮不断变动，形成复杂的形态表现。

1. 柱状上皮取代鳞状上皮：妇女在妊娠末

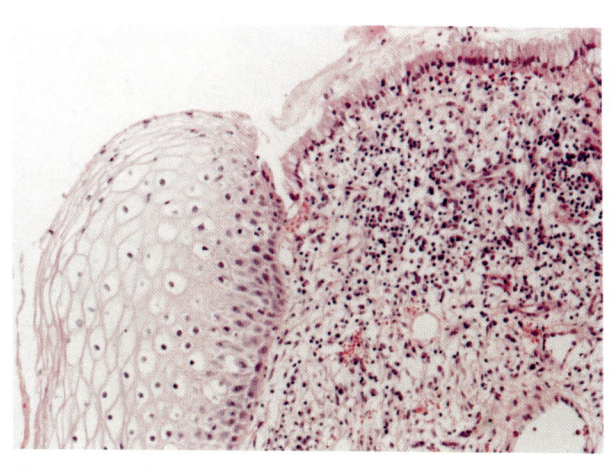

图1-12　子宫颈鳞-柱交界平面状连接。

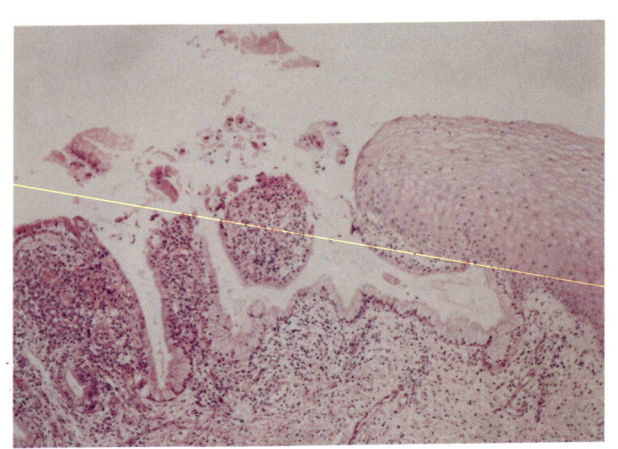

图 1-13　宫颈鳞—柱交界凹陷连接。

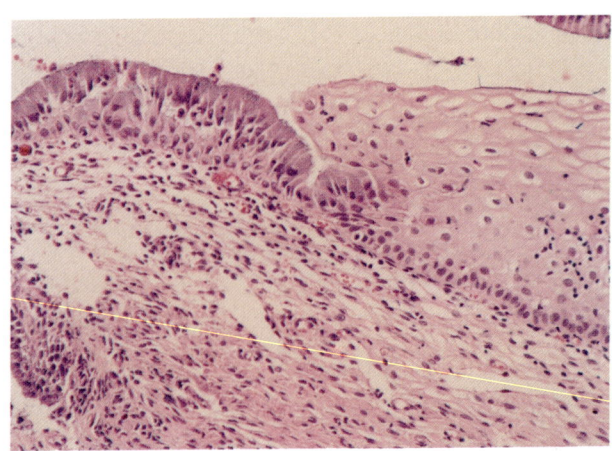

图 1-15　转化带（柱状上皮取代鳞状上皮）。

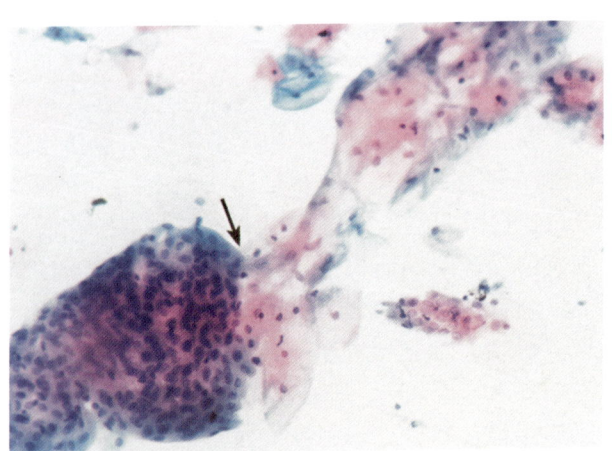

图 1-14　鳞—柱交界处细胞涂片。

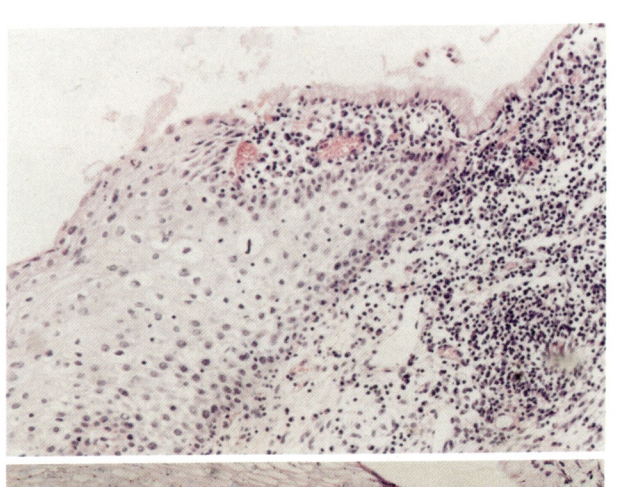

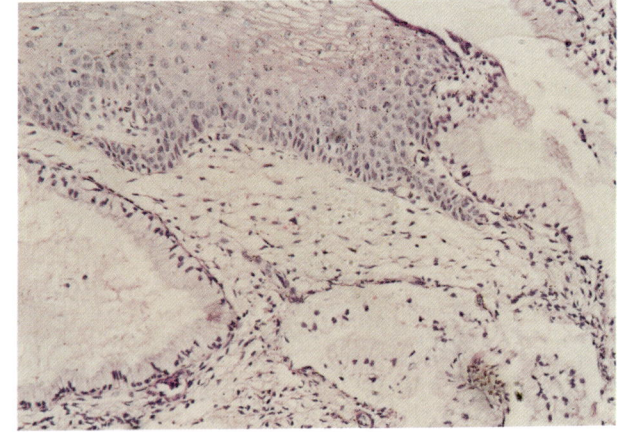

图 1-16　转化带变动（鳞状上皮取代柱状上皮）。

期，在宫颈转化带的鳞—柱交界处，柱状上皮下的储备细胞增生向鳞状上皮侧移动，取代鳞状上皮（图 1-15），使 SCJ 向下移动，因此 SCJ 可移至外宫颈或阴道穹隆部，少数可移动到更下方的阴道壁。

2．鳞状上皮取代柱状上皮：这种病变最常见的原因是老年性宫颈改变或慢性子宫颈炎。由于老年人雌激素水平下降，阴道酸性度降低。对于偏碱性的环境，鳞状上皮比柱状上皮有更强的适应能力。此时，鳞状上皮基底细胞增生伸出舌状突起取代柱状上皮（图 1-16）。宫颈柱状上皮下储备细胞也可增生，直接分化为鳞状上皮。柱状上皮被鳞状上皮顶起，形成两种上皮重叠的形态（图 1-17）。最终，柱状上皮被鳞状上皮取代，这一过程使 SCJ 上移。子宫颈管出现鳞状上皮化生，鳞状上皮化生可有各种形态，在子宫颈管柱状上皮被覆区出现灶状鳞化（也称岛状化生）（图 1-18）。岛状化生两侧均可见原来被覆的柱状上皮。有时，化生上皮与正常鳞状上皮不同，表现为各层细胞较小，分层不清楚，中层很薄，表层出现有核角化现象，称角化不全（parakeratosis）。这种化生称

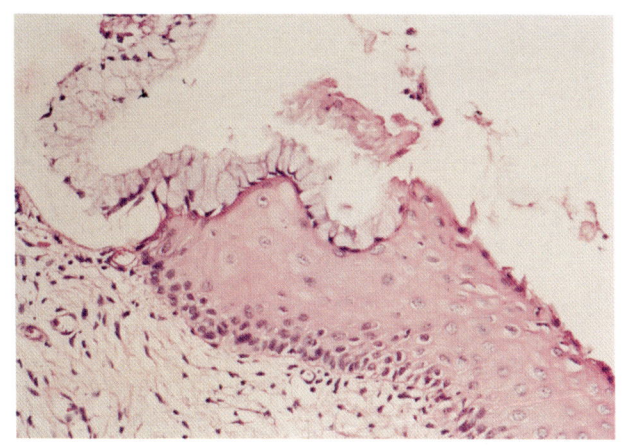

图 1-17　宫颈转化带变动。

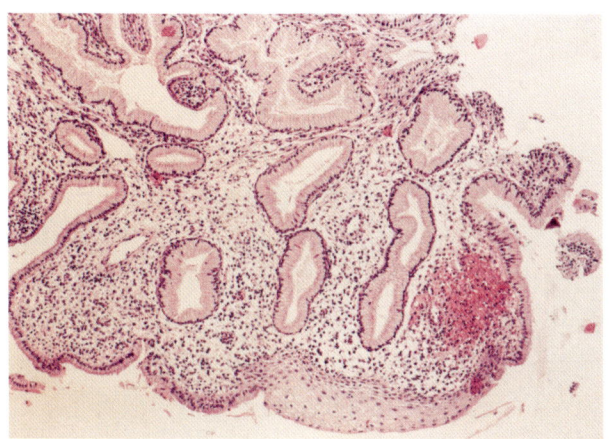

图 1-18　宫颈岛状化生。

之为"不完全化生"（incomplete metaplasia）或"不成熟化生"（immature metaplasia）（图 1-19）。

转化带部位，除经常出现化生病变外，还是宫颈对病原体最敏感的区域，是疾病的最早发源地，尤其是宫颈癌的绝对好发区，因此是子宫颈最值得关注的部位。

（赵　蕊）

第五节　子宫颈及其肿瘤的超微结构

一、子宫颈上皮的超微结构

子宫颈黏膜上皮由宫颈阴道部的复层鳞状上皮和宫颈内膜的柱状上皮所组成。此外，还可见一些特殊细胞包括朗格汉斯巨细胞、黑色素细胞等。

1. 子宫颈鳞状上皮 (cervical squamous epithelium)　鳞状上皮 (squamous epithelium) 自基底层至表层分为5层，各层上皮的超微结构具有相似性，均具有指突状细胞突起，细胞间有桥粒相连接；而其细胞核形态、胞质内细胞器的密度及其成分有所不同（图 1-20～图 1-24）。

基底层 (basal layer)：细胞呈矮柱状，胞质较少。细胞核椭圆形，核膜轻度内陷形成切迹，核膜下可见深染的异染色质分布，核仁明显。细胞质内可见较多的游离核糖体和线粒体，周边分布

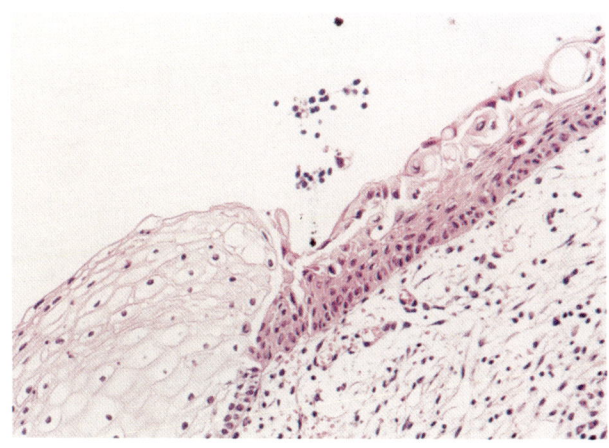

图 1-19　转化带不完全化生。

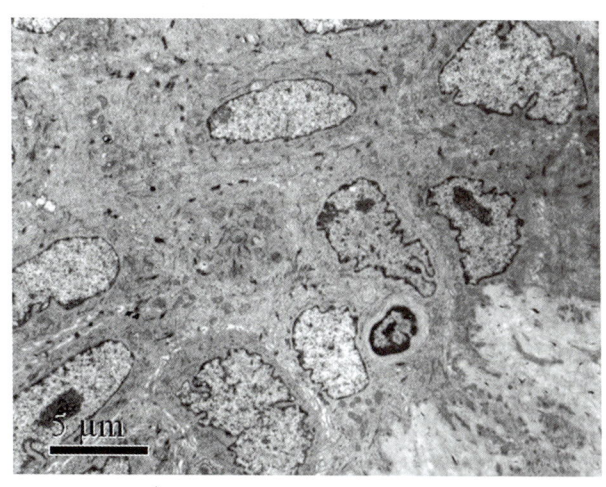

图 1-20　细胞呈多边形，核卵圆形，可见核仁。细胞之间可见丰富的桥粒。×6000

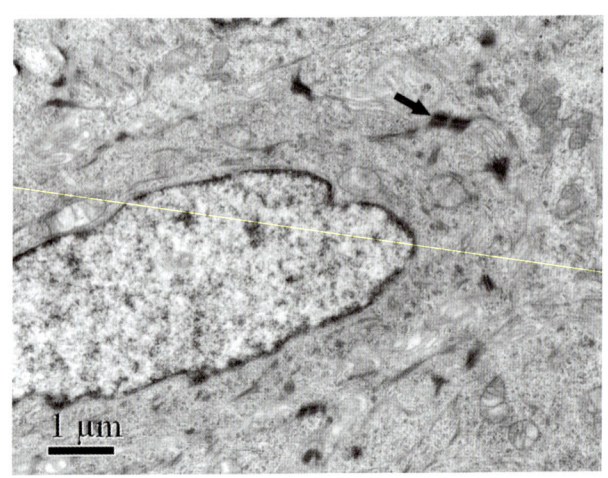

图 1-21 细胞间可见桥粒（↑），细胞质内可见丰富的张力丝（tonofilaments）。×20,000

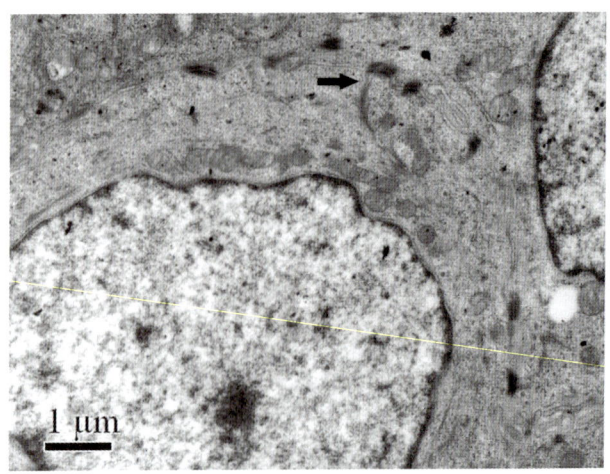

图 1-24 细胞质内张力丝与桥粒相连，形成桥粒张力丝复合体（↑）。×20,000

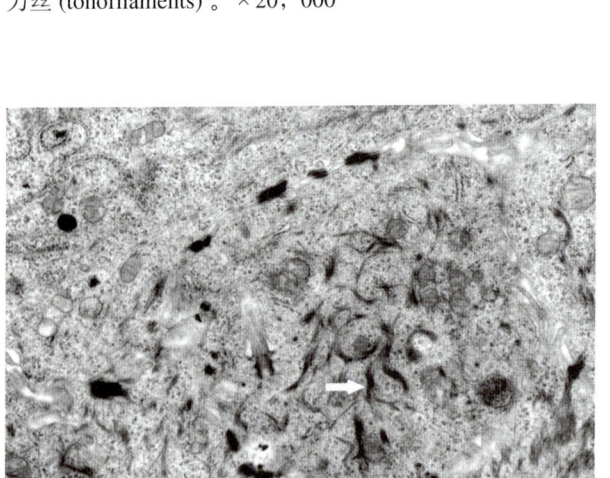

图 1-22 细胞质内可见丰富的张力丝（↑）。×20,000

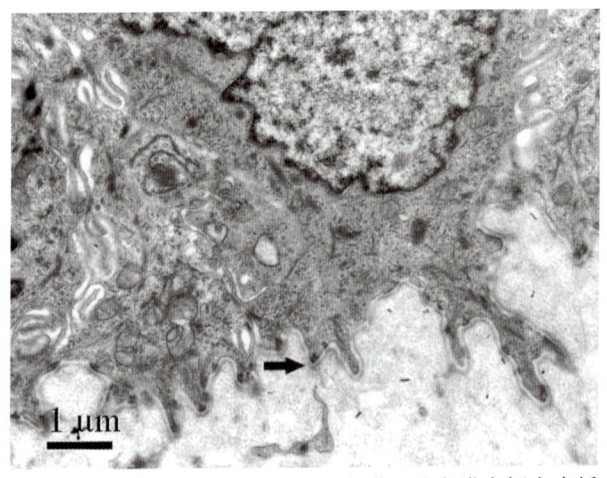

图 1-23 细胞与间质之间可见基底膜，基底膜内侧有半桥粒（↑）。×20,000

有张力丝（tonofilaments），细胞间隙可见指突状微绒毛交错分布，细胞间以桥粒相连。细胞底部可见完整的基底膜，通过半桥粒与之相连。

旁基底层（parabasal layer）：细胞为多角形，胞质较丰富。细胞核为圆形或卵圆形，常染色质细颗粒状，可见核仁。胞质内含较丰富的核糖体、线粒体和束状的张力丝，少量的粗面内质网和糖原颗粒。细胞间指突状微绒毛变短，但可见桥粒连接明显增多。

中间层（intermediate layer）：细胞呈多边形，胞质宽大。细胞核圆形，核常染色质细颗粒样，中央可见核仁。胞质内见丰富的糖原聚集成片形成糖原湖（glycogen lakes），可见线粒体、粗面内质网、核糖体和张力丝等，细胞间有丰富的细胞突起及其桥粒形成。

过渡层（transitional layer）：细胞呈长梭形或扁平状，胞质减少。细胞核卵圆形，体积固缩，核异染色质深染。胞质内可见糖原及其糖原溶解空泡，较少的张力丝和细胞器。细胞间可见短小的细胞突起和桥粒连接。

表层（superficial layer）：细胞呈扁平状，细胞核固缩。胞质内见残存的糖原池和张力丝，细胞器消失。细胞间可见短小的细胞突起和小的桥粒。扫描电镜观察：细胞呈多角形，铺砖样排列，细胞间可见闭锁堤，细胞表面形成微嵴。

2. 子宫颈柱状上皮（cervical columnar epithelium）子宫颈管被覆单层柱状上皮，由黏液柱状上皮和纤毛上皮组成，其底部可见储备细胞。

（1）黏液柱状上皮(mucus columnar epithelium)：是宫颈内膜上皮的主要细胞类型，细胞呈高柱状，排列成单层，底部通过半桥粒附着于基底膜。细胞核圆形或卵圆形，位于细胞基底部。核膜有不规则凹陷，核常染色质较丰富，可见核仁。胞质内充满大量黏液分泌颗粒，表现为电子透明的空泡状结构，少量线粒体、溶酶体等。细胞表面腺腔侧可见排列整齐的微绒毛。细胞侧面可见桥粒连接和紧密连接（图1-25～图1-32）。

（2）纤毛上皮(ciliated cell)：细胞呈高柱状，非分泌上皮，镶嵌于黏液柱状上皮之间。细胞核圆形或卵圆形，常染色质均匀细颗粒状。胞质

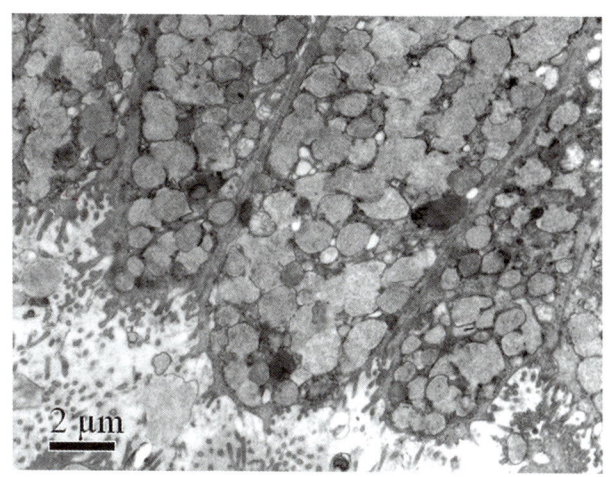

图1-27 细胞顶部分布有长短不一的微绒毛伸入腺腔。×10,000

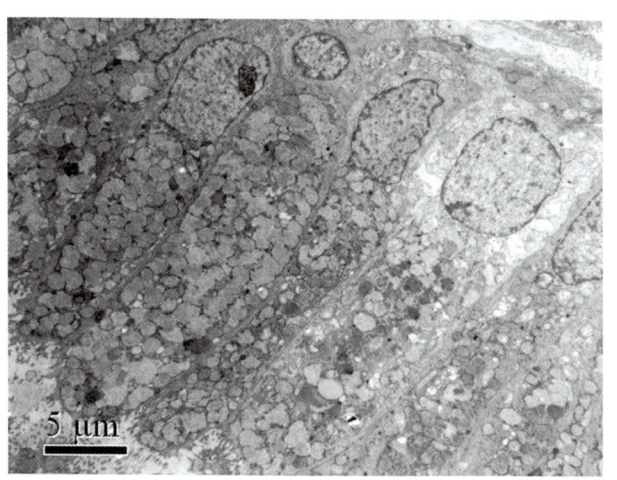

图1-25 细胞呈高柱状，排列成单层。细胞核圆形或卵圆形，位于基底部。×5000

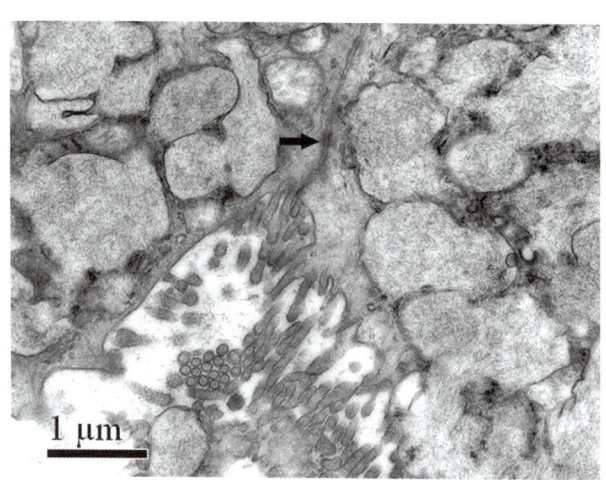

图1-28 细胞之间可见紧密连接和桥粒（↑）。×30,000

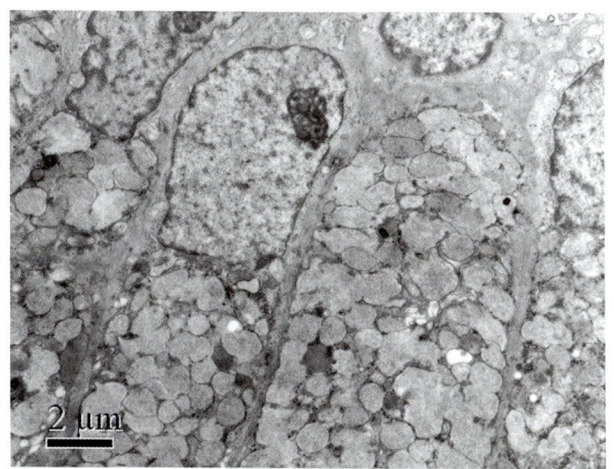

图1-26 细胞胞质内充满大量黏液颗粒，其基质呈电子透明的空泡状或絮状结构。×10,000

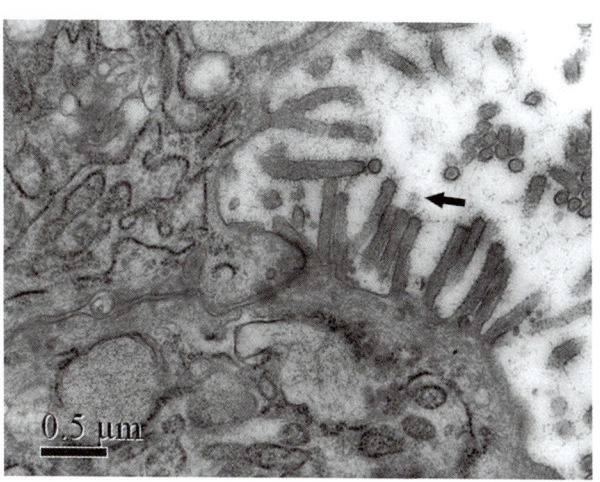

图1-29 细胞顶端的微绒毛由单层膜包绕，膜表面被覆有多糖（↑）。×40,000

内可见较多的线粒体及少量粗面内质网、核糖体和溶酶体等,偶可见纤毛根结构。细胞顶部朝向腺腔侧可见纤毛结构,内部由9+2微管组成(图1-33~图1-36)。

(3) 储备细胞(reserve cell):细胞较小,位于柱状上皮底部,与间质之间有一层基底膜相隔。细胞核圆形或椭圆形,核膜可有轻度凹陷形成切迹,核膜内侧见深染的异染色质,伴随中央浅染的常染色质。胞质内细胞器稀少,可见丰富的游离核糖体,少量的线粒体和粗面内质网等(图1-37~图1-39)。

3. 其他特殊细胞

(1) 朗格汉斯巨细胞(Langerhans cell):分

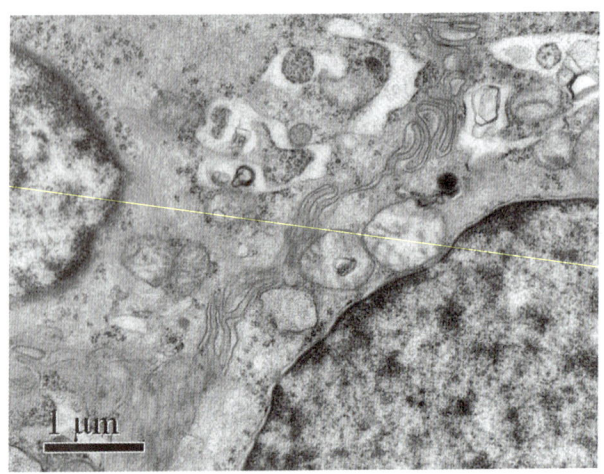

图1-30 细胞质内可见少量的线粒体及核糖体等,细胞间可见犬牙交错的突起。×30,000

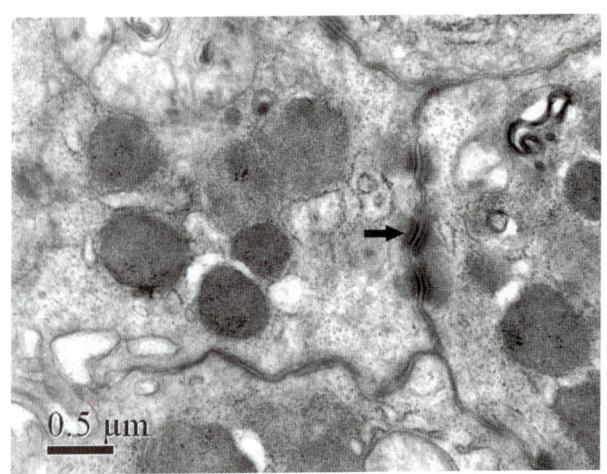

图1-31 细胞间发育良好的桥粒(↑)。×40,000

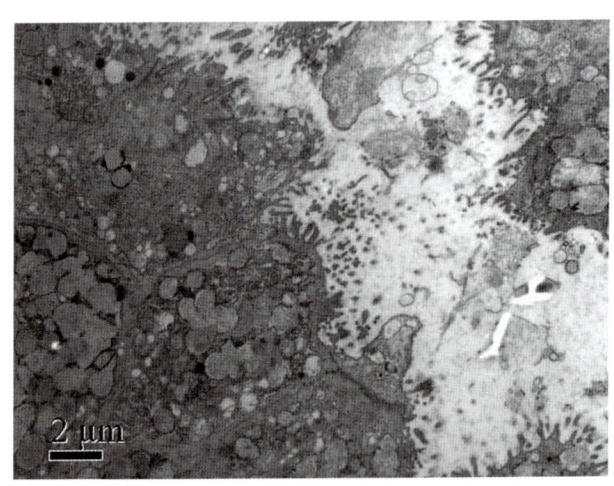

图1-33 纤毛细胞分布于黏液柱状上皮之间,细胞顶部可见微绒毛和纤毛。×8000

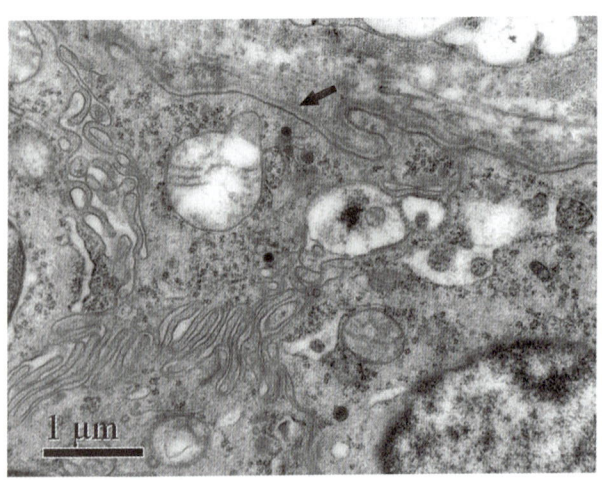

图1-32 细胞基底侧可见基底膜结构(↑)。×30,000

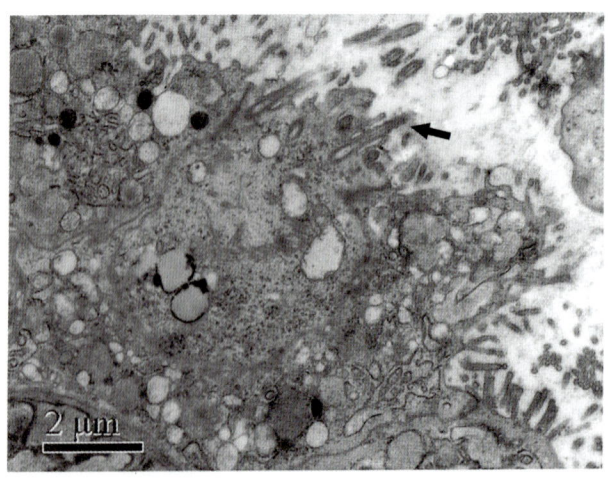

图1-34 细胞胞质内可见线粒体、少量粗面内质网和溶酶体等,表面可见纤毛(↑)。×15,000

第五节　子宫颈及其肿瘤的超微结构

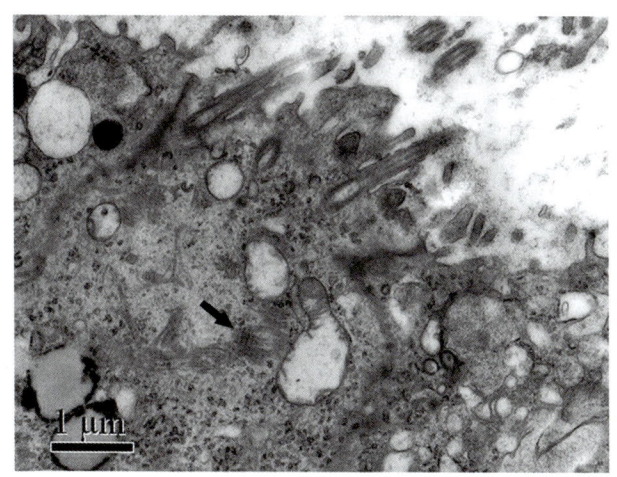

图 1-35　细胞胞质内见纤毛根结构（↑），纤毛杆伸向腺腔内。×25,000

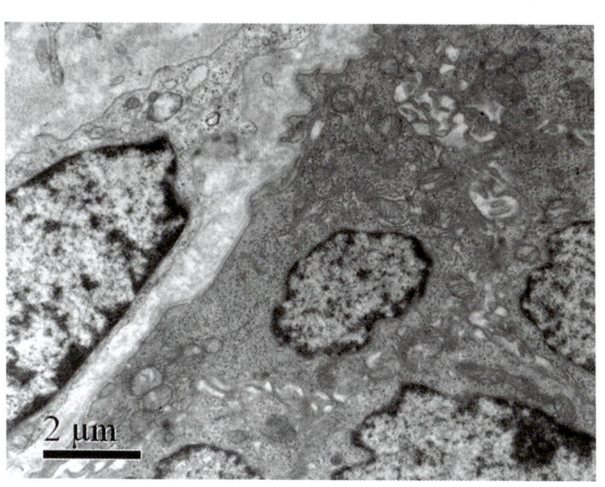

图 1-38　细胞的胞质较少，可见少量的细胞器，细胞表面可见指状突起。×15,000

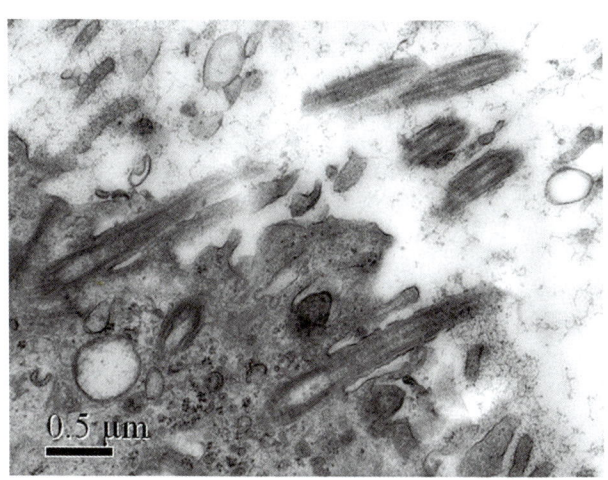

图 12-36　纤毛内可见微管结构。×40,000

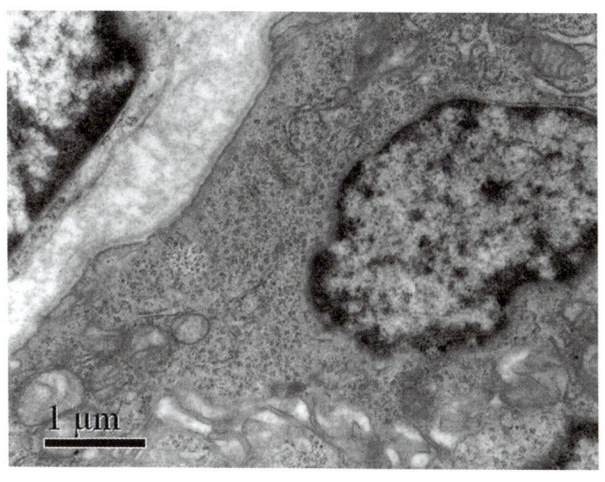

图 1-39　细胞的胞质内见丰富的游离核糖体和少量线粒体。×30,000

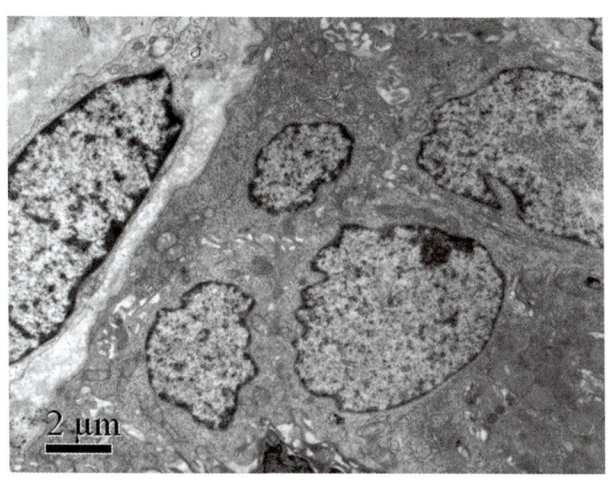

图 1-37　细胞位于柱状上皮底部，核卵圆形，核异染色质较丰富。×10,000

布于鳞状上皮细胞各层。细胞外形不规则状，细胞伸出较长的突起，穿插于鳞状上皮之间。细胞核形状不规则，核膜内陷形成深切迹。胞质丰富，可见较多的高尔基复合体、粗面内质网、线粒体和溶酶体等。其特征性的结构为 Berbeck 颗粒，呈蠕虫样或网球拍样（图 1-40～图 1-42）。

（2）黑色素细胞 (melanocyte)：多位于鳞状上皮基底层，细胞呈梭形或多边形，胞质突起较长。细胞核卵圆形，胞质内见丰富的黑色素小体和少量的细胞器。黑色素小体呈椭圆形，有膜包裹，内部基质内可见条纹样、纤维样结构，随着黑色素合成的逐步增多，黑色素小体逐步成熟，其内部的结构被黑色素颗粒掩盖（图 1-43～图 1-45）。

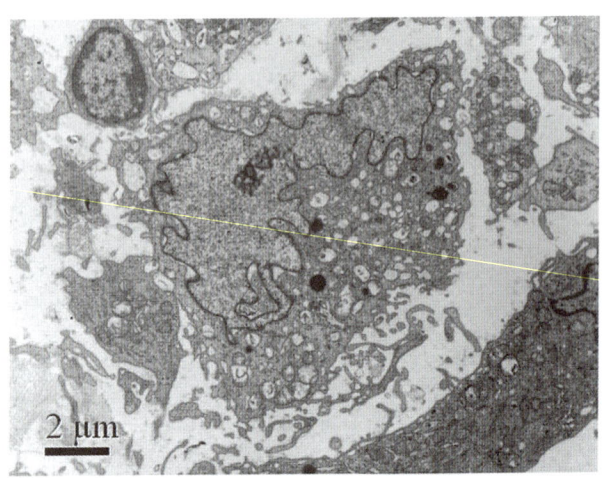

图1-40 细胞外形不规则状,细胞伸出较长的突起。细胞核膜不规则折曲内陷。×10,000

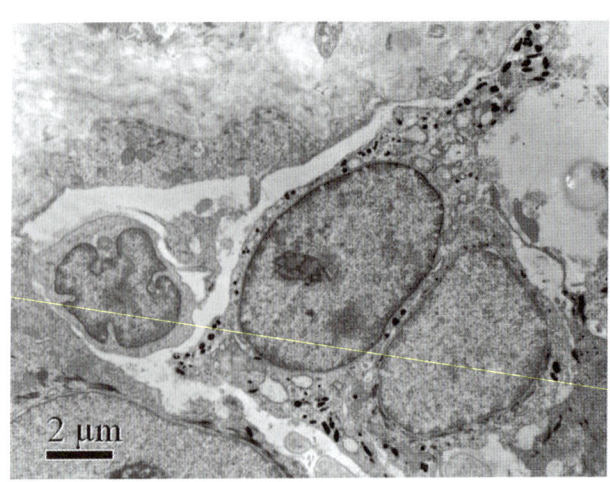

图1-43 细胞呈梭形,胞质突起较长,细胞核卵圆形。×10,000

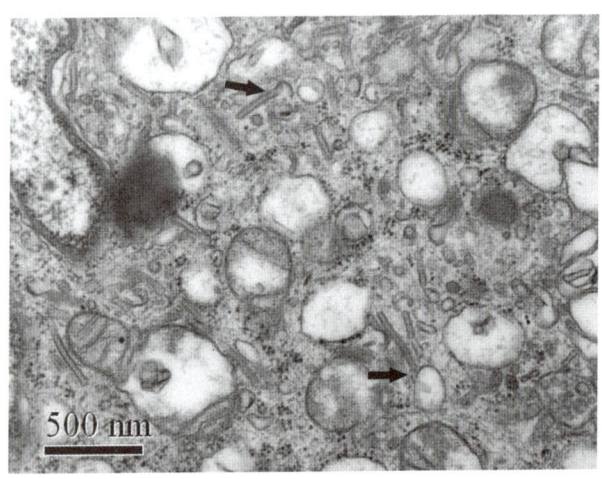

图1-41 细胞质较丰富,可见较多线粒体及扩张的粗面内质网,并可见杆状或网球拍样结构(↑)。×60,000

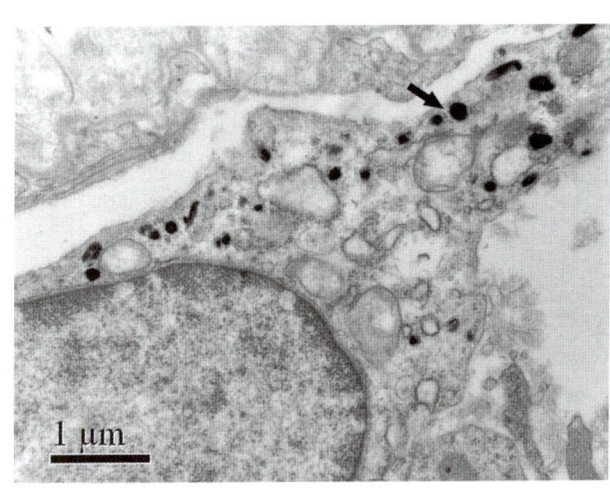

图1-44 细胞质内可见丰富的黑色素小体和少量的细胞器(↑)。×30,000

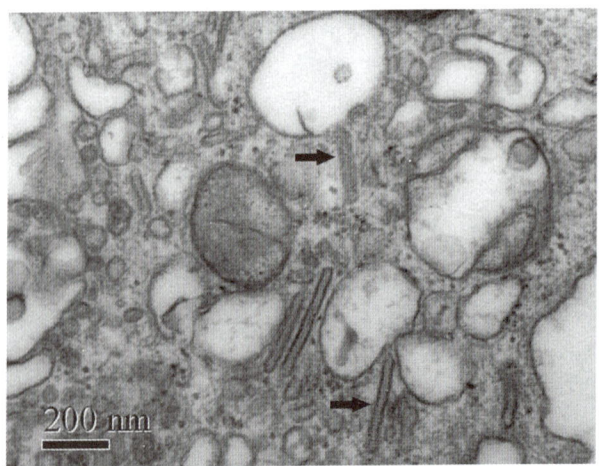

图1-42 细胞质内见杆状或网球拍样结构——Berbeck颗粒(↑)。×100,000

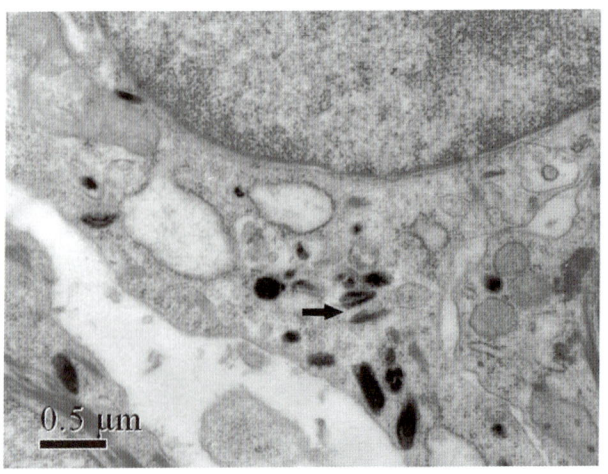

图1-45 胞质内不同阶段的黑色素小体(↑)。×40,000

二、子宫颈鳞状上皮肿瘤的超微结构

1. 宫颈鳞状上皮内瘤变（cervical intraepithelial neoplasia，CIN）

根据异型性增生上皮所占比例不等，CIN 分为三级，超微结构重点观察异型上皮的形态特点。

细胞核明显增大，核浆比例增高，核外形不规则折叠和凹陷，形成分叶状核或多核细胞。核染色质以常染色质为主，可见散在分布的异染色质团块；核仁增大、增多，可见畸形核仁。有时可见核分裂象。细胞质成分可见明显的异常。糖原数量明显减少，游离核糖体增多，部分聚集为多聚核糖体，粗面内质网明显减少，其他细胞器包括线粒体、高尔基体和溶酶体等形态和数量，与正常细胞相比无明显变化。细胞间桥粒连接减少，伴随的张力丝也减少。相邻细胞之间可见细胞表面伸出较长的绒毛状突起，基底部细胞与基底膜的半桥粒连接结构完整。

2. 鳞状细胞癌（squamous cell carcinoma）

根据肿瘤细胞的分化程度不同，鳞状细胞癌可分为高、中、低等不同分化程度。高分化鳞癌的超微结构特征与 CIN 相似。随着肿瘤分化程度降低，癌细胞的异型性更加明显。包括细胞核与胞质的比例增大、细胞核外形的不规则性、核仁的畸形和数目增多等均较 CIN 的细胞异型性程度增加。有报道鳞状细胞癌核内可见致密颗粒和染色质周颗粒增多，其形成机制尚不清楚。细胞质内糖原缺如，充满大量的游离核糖体，线粒体出现不同程度的肿胀和畸形，偶见巨大线粒体。溶酶体轻度增多，常形成多泡小体和残渣小体。细胞间隙宽窄不一，细胞表面的绒毛状突起分布其中，有的胞质突起形成空泡状结构，细胞突起彼此很少相连接，桥粒结构较少，分化越差的细胞，其桥粒连接越少。癌细胞巢的基底膜大部分平直，半桥粒减少，部分基底膜断续，可见大小不一的破口，并可见间质的成纤维细胞增生。浸润癌易见基底膜断裂，癌细胞向间质浸润性生长。癌细胞间偶见淋巴细胞浸润。

三、子宫颈腺上皮肿瘤的超微结构

1. 黏液性腺癌（mucinous adenocarcinoma）

来自宫颈的黏液柱状上皮，多数表现为中、高分化腺癌。细胞排列成大小不一的腺腔，细胞核伸长、增大，核浆比增高，胞质内可见不同密度的黏液分泌颗粒，可见中等量的粗面内质网和高尔基复合体。细胞表面的微绒毛排列紊乱，细胞之间可见连接复合体，包括接近腺腔缘的紧密连接以及缝隙连接和桥粒等。原位癌的细胞与间质交界处可见完整的基底膜，浸润癌可见基底膜断裂，上皮向间质内生长。

2. 透明细胞腺癌（clear cell adenocarcinoma）

肿瘤细胞呈鞋钉样、立方形或扁平状，围绕成腺腔。细胞核卵圆形，体积增大，核膜较光滑，核仁显著增大、增多。细胞突出的特征是胞质内丰富的糖原颗粒及其形成糖原池和溶解空泡。胞质内可见较多的线粒体、滑面内质网、游离核糖体和高尔基复合体以及少量的粗面内质网、溶酶体等。细胞表面微绒毛短小或消失，细胞间可见连接复合体包括桥粒结构。

3. 子宫内膜样腺癌（endometrioid adenocarcinoma）

肿瘤细胞呈柱状排列成紧密的腺腔，细胞核椭圆形，核膜不规则凹陷，核仁增大、增多。胞质内未见黏液分泌颗粒，可见丰富的游离核糖体、少量的线粒体、粗面内质网和溶酶体等，有时可见核旁微丝聚集。细胞表面可见较长的微绒毛，细胞间有连接复合体。

四、几种少见的宫颈肿瘤的超微结构

1. 神经内分泌癌（neuroendocrine carcinoma）

也称小细胞未分化癌。肿瘤细胞呈巢状或实性片状排列。细胞较小，细胞核卵圆形，核膜有轻度凹陷，核仁增大。胞质较少，可见丰富的游离核糖体和少量线粒体、粗面内质网等。突出特征是胞质内可见有致密核心的圆形颗粒，直径约 200～300nm，弥漫分布。

2. 恶性淋巴瘤（malignant lymphoma）

多数为 B 细胞型淋巴瘤。肿瘤细胞弥漫浸润于间质内，细胞核卵圆形，核膜内陷形成"核沟"，可见核仁。胞质较少，可见较多的游离核糖体，少量的线粒体、粗面内质网和溶酶体等。有时可见伴随有巨噬细胞、嗜酸性粒细胞分布。

3. 蓝痣和恶性黑色素瘤（blue nevus and malignant melanoma）

宫颈蓝痣是成熟的黑色素细胞在局部增生形成。黑色素细胞外形不规则，可见较长的胞质突起，胞质内充满大量黑色素小体。恶性黑色素瘤细胞排列多种多样，外形似上皮样细胞或呈梭形。细胞核圆形或卵圆形，染色较浅的常染色质丰富，中央可见巨大突出的核仁。胞质丰富，可见不同成熟度的黑色素小体，分化越低的肿瘤，黑色素小体的形态越不成熟。黑色素颗粒合成减少，严重者不能合成黑色素，黑色素小体的结构也不完整，表现为畸形的黑色素小体。

（王素霞）

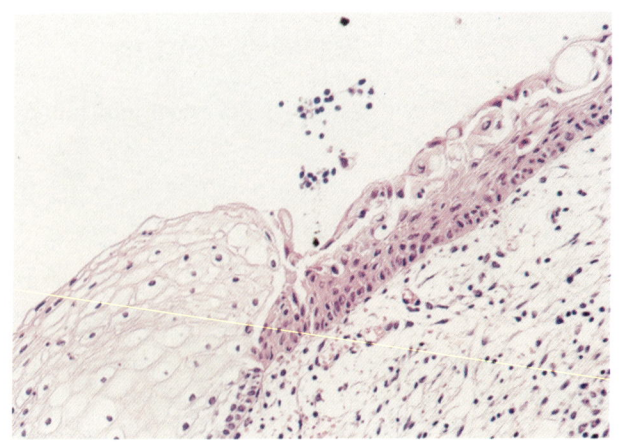

图 1-46　转化带不完全化生。

第六节　女性生殖道上皮脱落细胞的形态特点

组织学上女性生殖道上皮由两种上皮构成，阴道与子宫颈阴道部的上皮是复层鳞状上皮，子宫颈管、子宫内膜和输卵管的上皮是单层柱状上皮。宫颈鳞状上皮与柱状上皮交界处为鳞—柱上皮转化带（图 1-12，图 1-14，图 1-46），常发生两种上皮的变动，这是子宫颈癌最易和最早发生的部位。

一、复层鳞状上皮的组织结构与脱落细胞的形态特点

正常阴道和宫颈阴道部上皮为未角化型复层鳞状上皮（图 1-47），由三层细胞组成，即基底层（又称生发层）、棘层（包括深棘层和浅棘层）及表层。基底层位于上皮最深部，细胞呈立方形或矮柱状，垂直排列在基底膜上，一般只有一层，基底细胞增生时层次增加。这层细胞比较幼稚，分化低，有分裂和繁殖作用，故又称生发层。棘层细胞有棘状突起，构成细胞之间的间桥，使细胞互相连接。由深棘层到浅棘层细胞胞质逐渐变宽。表层为多层扁平细胞，与基底膜平行排列，位于上皮的表面。新生的基底细胞逐渐向浅层移动，并逐步成熟为深棘层、浅棘层和表层细胞，以补充表层细胞不断衰老和生理性脱落。当受各种致病因素的影响时，上皮可发生病理性脱落。

女性一生中不同时期和月经周期中的不同时候因体内生殖激素水平变化，使上皮厚薄不同。复层鳞状上皮在宫颈阴道涂片中的脱落细胞形态相应如下：

（一）内底层细胞

由组织学的基底层细胞脱落而来。此层细胞在正常时一般不脱落，故在阴道涂片中通常看不到，只有在上皮明显萎缩变薄、创伤、真性糜烂、宫颈溃疡、宫颈炎或基底细胞增生时才可在涂片中见到。

细胞呈圆形，大小约为中性粒细胞 4～5 倍。从萎缩性复层鳞状上皮脱落的底层细胞较小，基底细胞增生时脱落下来的底层细胞比前者大。内底层细胞是复层鳞状上皮脱落细胞中体积最小

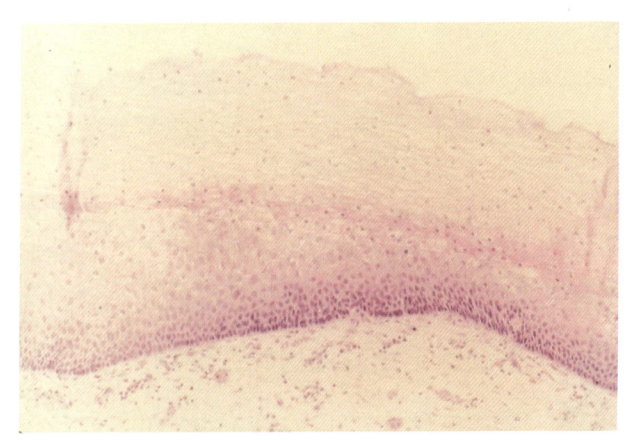

图 1-47　子宫颈复层鳞状上皮组织（HE 染色）。

的，核直径与胞质幅缘之比（核浆比）为1∶1，细胞核呈圆形，位于细胞中央，核染色质呈匀细颗粒状（图1-48～图1-53）。巴氏染色胞质呈蓝色。

（二）外底层细胞

由组织学的深棘层细胞脱落而来。细胞呈圆形或卵圆形，比内底层细胞稍大。约为中性粒细胞的8～10倍，巴氏染色胞质呈浅蓝色。胞质内可见细小的空泡，用糖原染色可证明其为糖原。外底层细胞核圆形或卵圆形，位于细胞中央，核染色质呈匀细颗粒状，核膜清楚。核浆比1∶2～1∶3（图1-48、49、50、52、53）。外

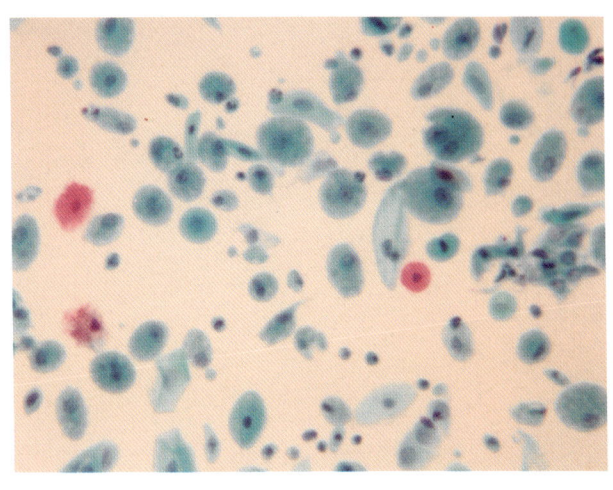

图1-50　内、外底层细胞。胞质红染底层细胞有核缩表现。（液基细胞制片）。

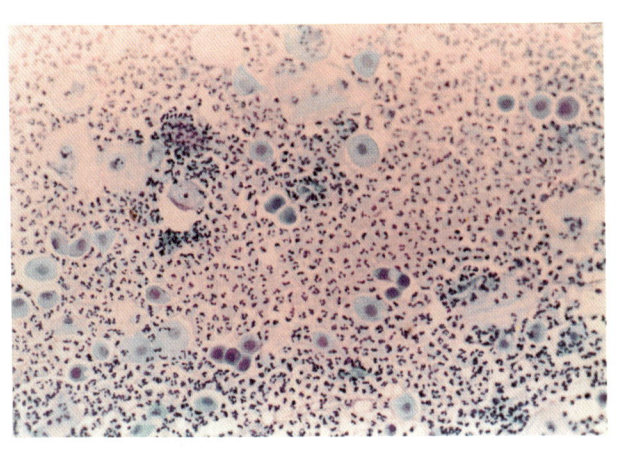

图1-48　内、外底层细胞，巴氏染色，老年性阴道炎（萎缩性阴道炎）。

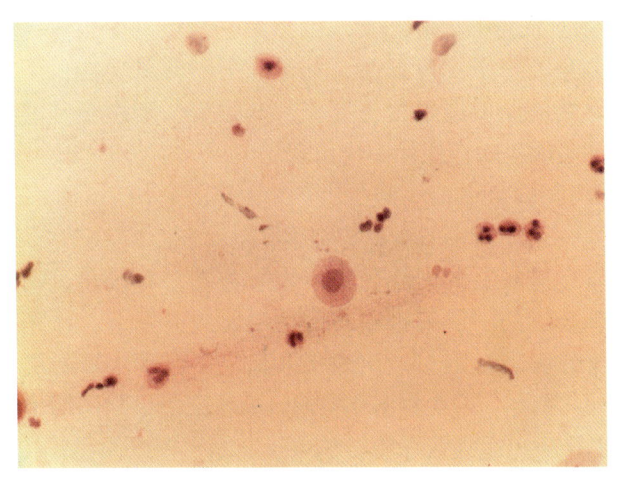

图1-51　内底层细胞，注意细胞大小与中性白细胞大小的比例。

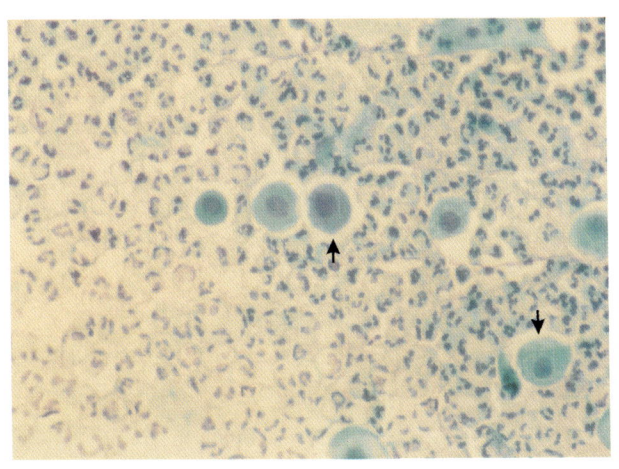

图1-49　内底层细胞、巴氏染色。底层细胞外周的空白是由于涂片后没及时固定，细胞在空气中干燥收缩，使产生细胞核相对较大的假象。故涂片后应及时固定。

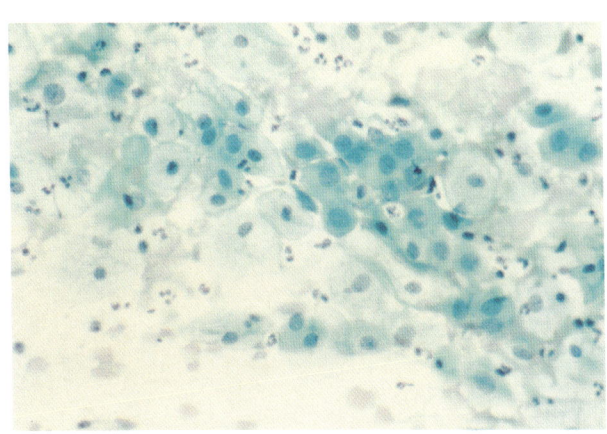

图1-52　底层及中层细胞。

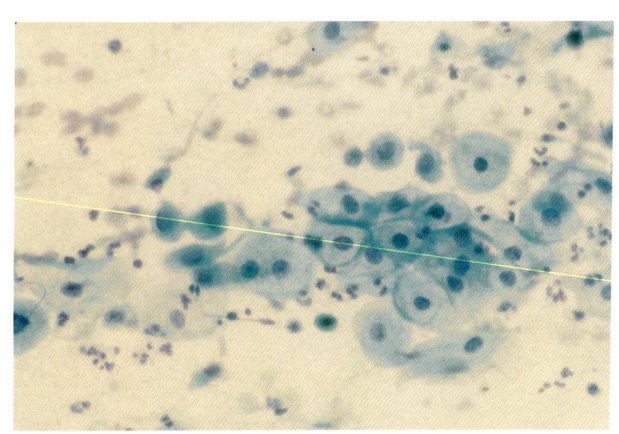

图 1-53　内底层、外底层及中层细胞。

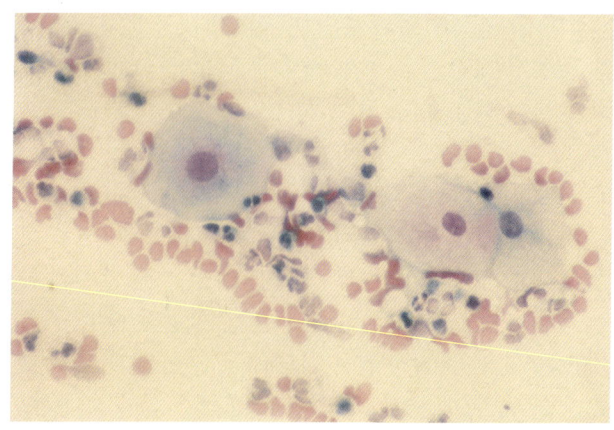

图 1-55　中层细胞。

底层细胞在年轻妇女的涂片中一般少见。当体内雌激素水平高度低落，如绝经后、卵巢功能低下导致的原发或继发性闭经、宫颈炎、糜烂和基底细胞增生时在涂片中可出现。

（三）中层细胞

由组织学的浅棘层细胞脱落而来。形状多样，靠近深棘层的细胞脱落后胞质边界常有锐角；靠近表层的中层细胞脱落后呈船形或贝壳形，体积比外底层细胞大，比表层细胞小。胞质比外底层细胞更宽，内含较多小空泡，糖原染色呈强阳性，巴氏染色呈浅蓝绿色。核位于细胞中央或偏心，核染色质呈疏松细颗粒状。核浆比约为 1∶3～1∶5（图 1-54、图 1-55）。中层细胞在雌激素中度低落，如妊娠或炎症时在涂片中出现。

（四）表层细胞

由组织学的表层细胞脱落而来。细胞大，呈多边形薄片或扁平，胞质边界常有钝角。由于细胞扁平、片状，故有时可出现细胞卷边或皱褶现象（图 1-56）。正常阴道及宫颈阴道部上皮在组织学上无表层角质层，故在正常情况下细胞涂片中无角化细胞。但当体内雌激素水平长期持续过高或子宫脱垂等因素的刺激，表层细胞可发生角化，而在细胞涂片中出现。表层细胞是鳞状上皮细胞最大的，呈多边形，薄而扁平，细胞可平铺，也可因细胞薄而扁平发生卷边，皱褶。根据细胞核的结构，即胞核和核内染色质是疏松还是致密固缩，以及巴氏染色时胞质所染颜色（染粉红色或浅蓝色），表层细胞又可分为：核疏松表层细胞（角化前细胞）、核致密表层细胞（角化细胞）和核消失的完全角化细胞。核疏松表层细胞：巴氏染色胞质呈浅绿色或浅蓝色，核中等大，核染色质疏松。核致密表层细胞：胞质红染，核染色质致密、固缩，核变小，核内结构不清，有时核的周围可见小的晕。完全角化细胞：核一般消失，胞质染红色或橘黄色，当子宫脱垂、宫颈白斑时在涂片上可出现。体内雌激素水平逐渐增高，涂片中核致密表层细胞所占百分率也逐渐增加，并可根据涂片中核致密表层细胞所占百分比，间接推断体内雌激素水平（见本章第 22 页）。表层核疏松细胞核浆比约为 1∶5～1∶10。（图 1-56～图 1-59）

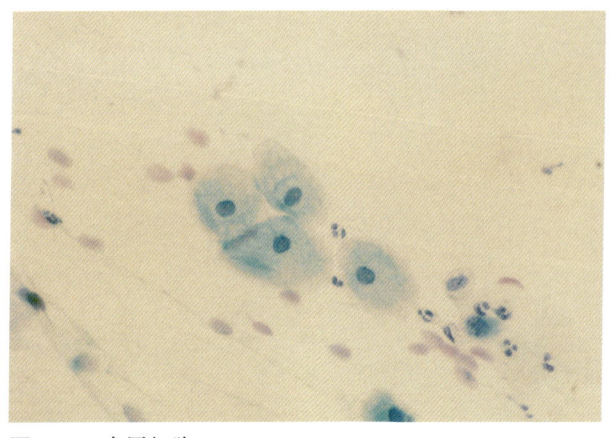

图 1-54　中层细胞 10×40。

第六节 女性生殖道上皮脱落细胞的形态特点

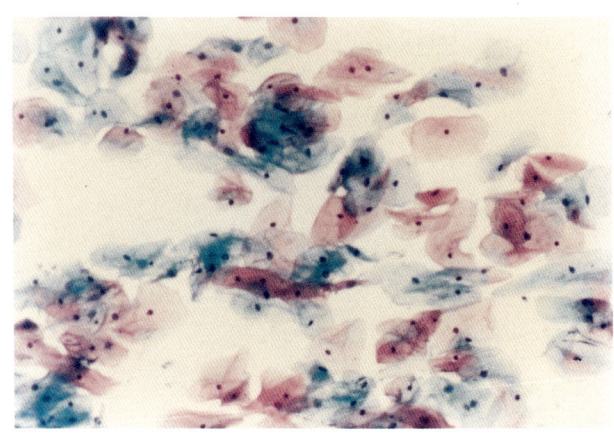

图 1-56 宫颈细胞涂片表层细胞，黄体期细胞卷边、皱褶和成堆，巴氏染色。

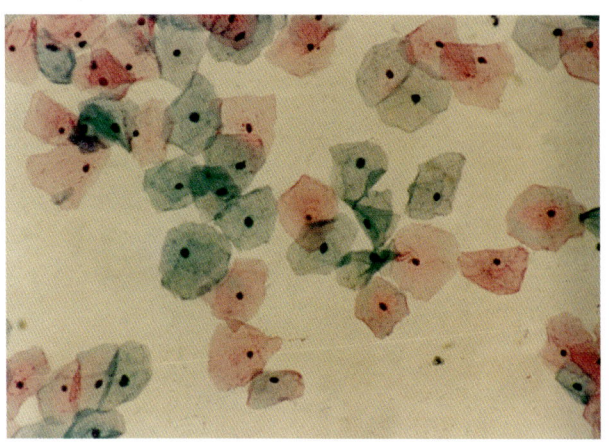

图 1-59 宫颈细胞涂片表层细胞，排卵期细胞分散，平铺。

二、柱状上皮脱落细胞的形态特点

柱状上皮细胞由子宫颈管内膜（图 1-60）或子宫内膜被覆的单层柱状上皮（图 1-61）脱落而来。在宫颈阴道涂片中的细胞形态特征相应为：

（一）子宫颈管内膜脱落细胞

可分为两型：

1. 分泌型宫颈内膜细胞（又称宫颈内膜黏液细胞或宫颈内膜分泌细胞）：其主要功能是分泌黏液，分泌情况与体内雌激素水平有关。排卵期雌激素水平升高、黏液分泌旺盛时，细胞侧面观呈高柱状，甚至顶部可隆起，有时细胞排列呈栅栏状，核在基底部，胞质富含黏液、染色浅而近于透明，细胞极面观呈圆形，核在中央。如细胞成群出现，细胞排列呈"蜂窝状"，在细胞群的周边有时仍能见到一些保持柱状形态的细胞。体内

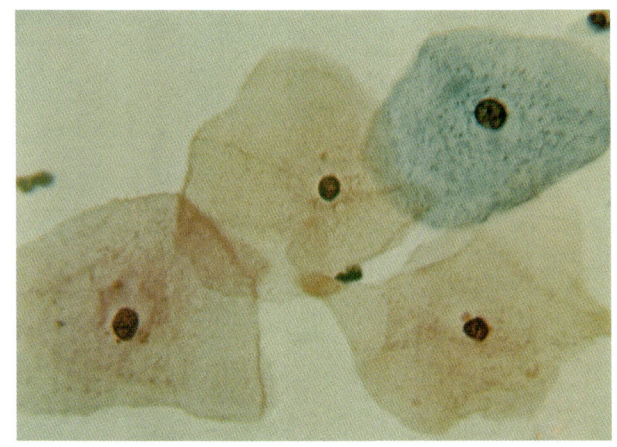

图 1-57 宫颈细胞涂片，核疏松表层细胞及核致密表层细胞，巴氏染色。

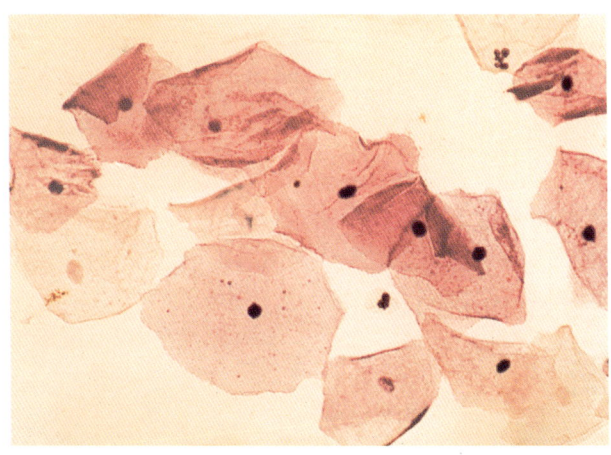

图 1-58 宫颈细胞涂片，核致密表层细胞，巴氏染色。

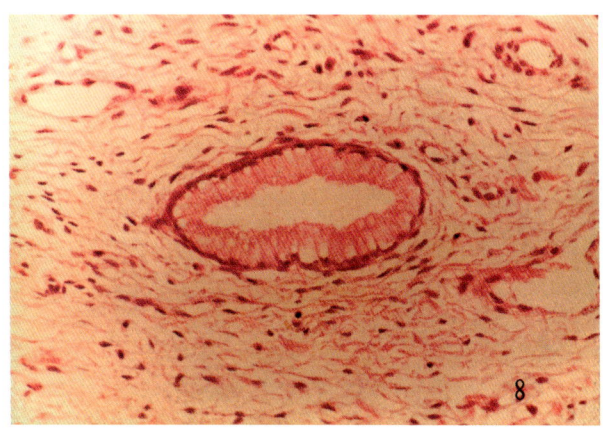

图 1-60 宫颈管内膜组织切片，示腺体及间质（分泌期），HE 染色。

雌激素水平降低、宫颈细胞黏液分泌减少时，细胞呈矮柱状。宫颈内膜细胞的大小约为白细胞的 2～5 倍。巴氏染色胞质呈浅蓝色或灰蓝色。由于胞质很易破坏，故可留下不完整的胞质及残留的裸核。柱状上皮的细胞核为圆形或卵圆形，核的大小有时稍不一致，核膜清晰，核内染色质比鳞状上皮的细胞核匀细，染色较浅（图 1-62、63、64、65、66、69）。

2. 纤毛型宫颈内膜细胞：纤毛型细胞外形可呈"倒锥"状或矮柱状。在取材新鲜、固定及时、染色好的标本中，在细胞上部游离缘可见成排的纤毛。由于纤毛很易脱落，故在涂片上不常见到。核圆形，常位于细胞基底部。核的结构特点与分泌型宫颈内膜细胞相同。胞质染色比分泌型者深，细胞边界较清楚，无分泌功能。纤毛型宫颈内膜细胞在涂片中比分泌型少见（图 1-67、图 1-68）。

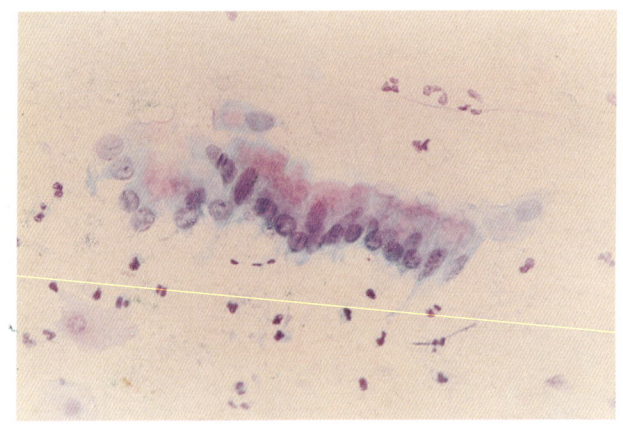

图 1-63　分泌型宫颈管内膜细胞（侧面观），巴氏染色。

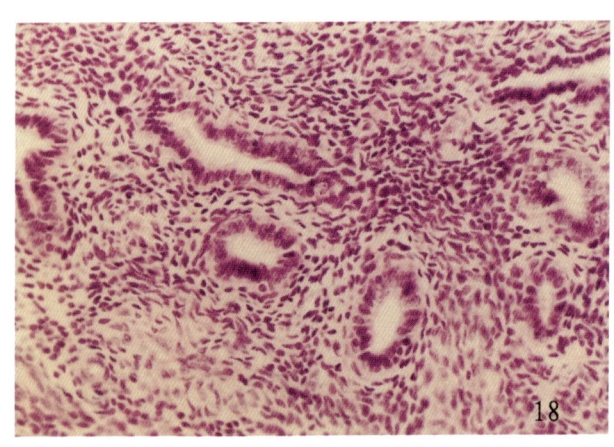

图 1-61　增殖期子宫内膜组织切片，HE 染色。

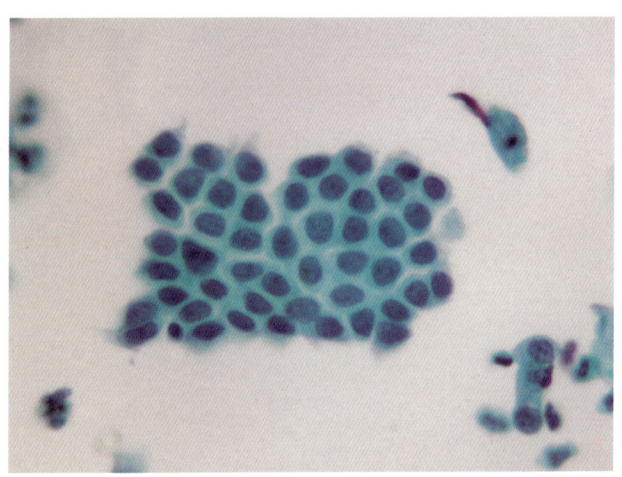

图 1-64　子宫颈管内膜细胞（极面观），液基细胞制片。

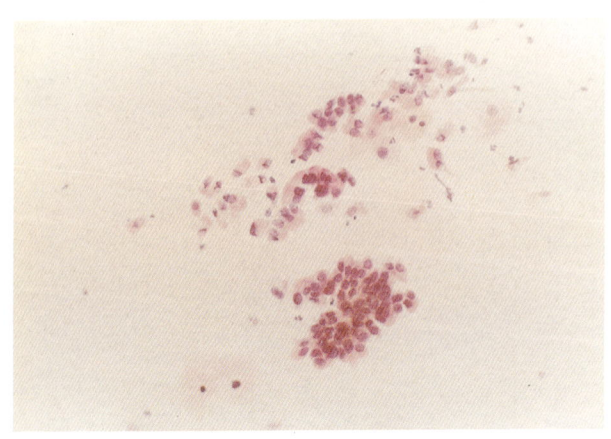

图 1-62　宫颈腺性糜烂之宫颈细胞涂片，可见成堆、成排或分散的黏液柱状上皮细胞（分泌型宫颈内膜细胞）巴氏染色。

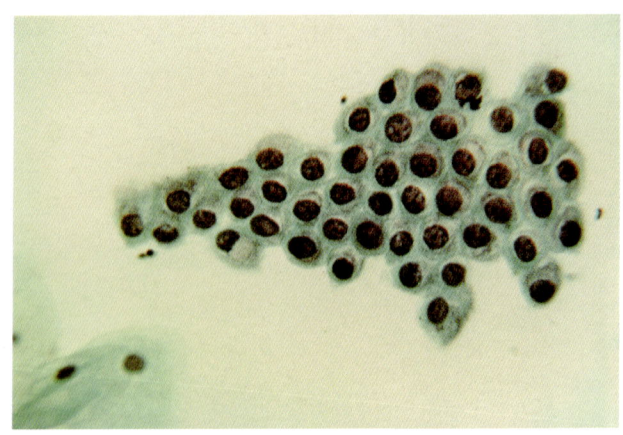

图 1-65　子宫颈管内膜细胞，排列呈蜂窝状，巴氏染色。

（二）子宫内膜细胞

也可分为分泌型和纤毛型两种，但在阴道涂片中难以区别。子宫内膜细胞比宫颈内膜细胞小，

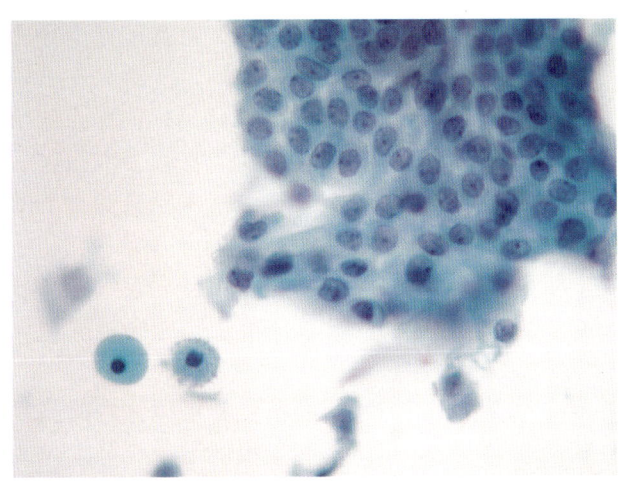

图 1-66 子宫颈管内膜细胞,注意与左下方的底层细胞比较(胞质与胞核之区别)。

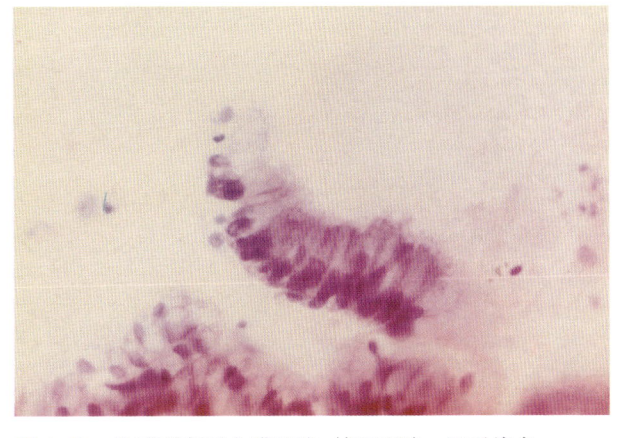

图 1-69 分泌型宫颈内膜细胞(侧面观),巴氏染色。

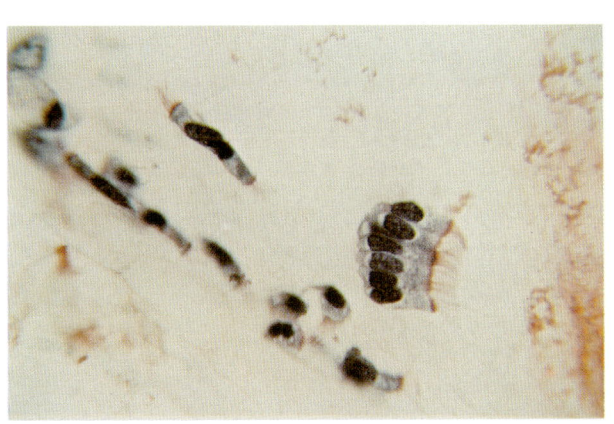

图 1-67 纤毛型颈管内膜细胞,巴氏染色。

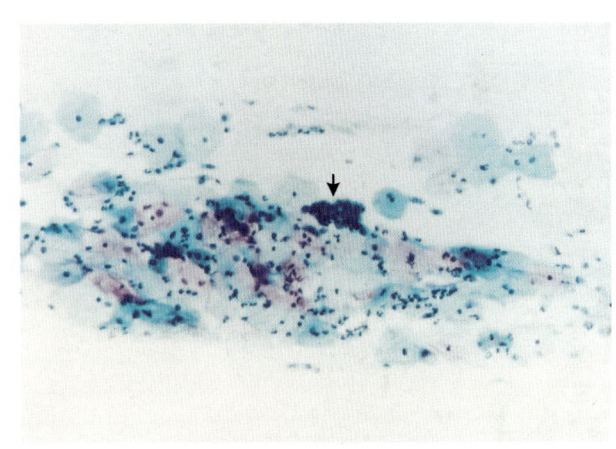

图 1-70 子宫内膜细胞(涂片中央成堆密集的细胞)月经前一天取材,巴氏染色。

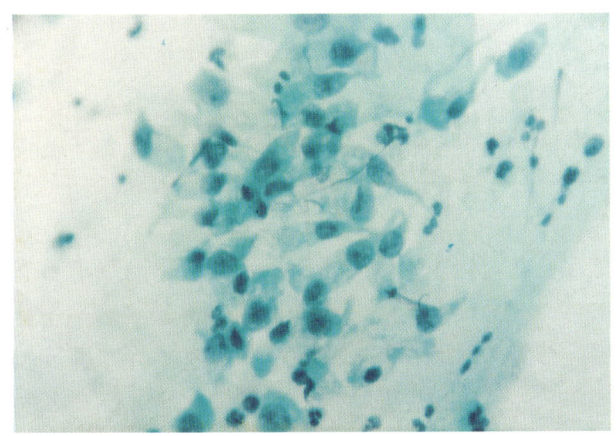

图 1-68 宫颈管内膜细胞,分泌型及纤毛型,巴氏染色。

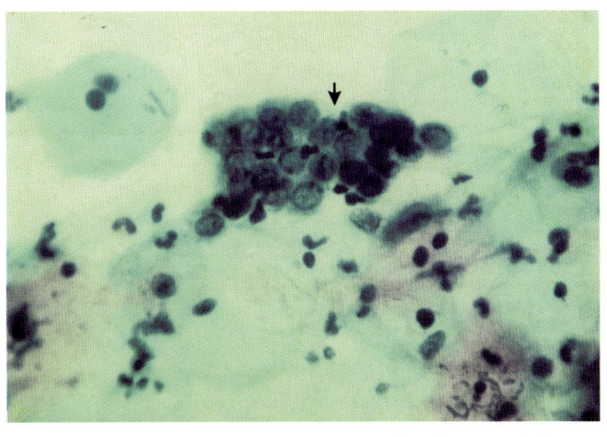

图 1-71 子宫内膜细胞(图 1-70 部分放大),巴氏染色。

脱落后胞质易于退化,往往表现为一堆互相重叠而深染的细胞核。核圆形,大小比较一致,核边界清楚,核染色质呈细颗粒状,染色较深。在成群的核的周围可见到一些染浅蓝色或粉色的胞质残影,细胞边界不清。当宫内膜细胞单个出现时,辨认常有困难(图 1-70~图 1-74)。

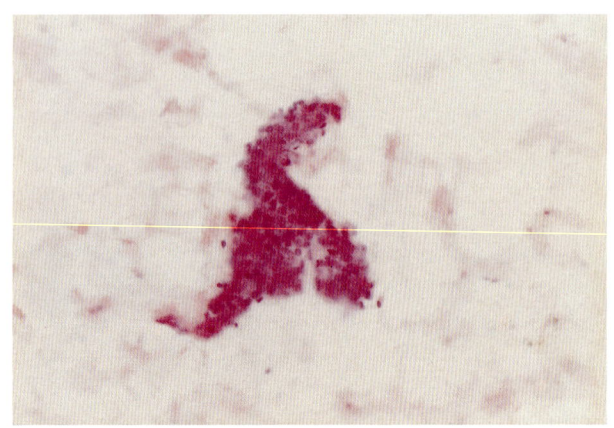

图 1-72 子宫内膜细胞，巴氏染色。

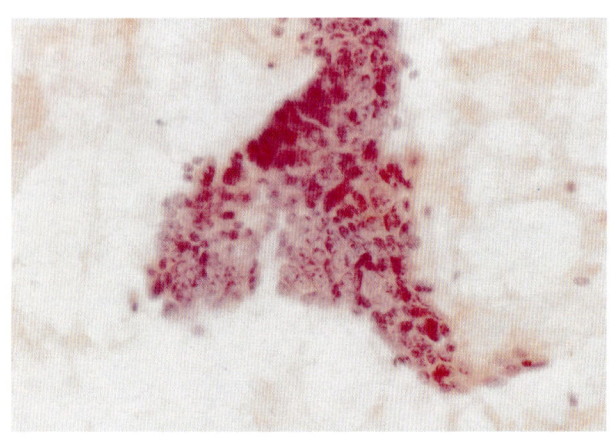

图 1-73 子宫内膜细胞，巴氏染色。

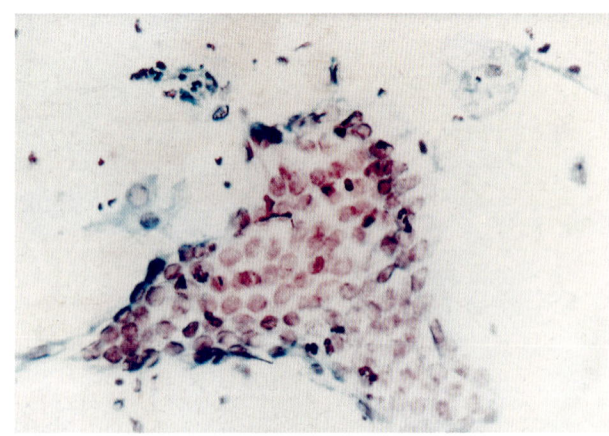

图 1-74 子宫内膜细胞，巴氏染色。

宫颈阴道细胞涂片正常上皮细胞形态比较见表 1-1。

在正常情况下，月经期、月经即将来潮或月经刚将净时，在涂片中可见宫内膜细胞。其他时候出现宫内膜细胞属异常情况，尤其是在绝经后妇女的涂片中出现，应追查原因，注意除外子宫内膜癌的可能。在产后、流产后、放置宫内避孕环、用避孕药引起突破性出血、宫腔手术操作后近期、急性子宫内膜炎、与子宫内膜病变有关的异常出血、子宫黏膜下肌瘤、子宫内膜息肉和子宫内膜癌等都可在涂片中出现子宫内膜细胞或异常的腺上皮细胞。因此，应要求临床医师提供详细病史及资料供参考。

生理情况下，阴道脱落细胞可因体内雌激素水平的高低变动而使不同层次的细胞成分发生改变。女性一生中不同阶段，如新生儿期、幼儿期、青春期、生育期、更年期、绝经期和老年期，由于卵巢功能状态不同，体内雌激素水平和鳞状上皮厚薄也不同，阴道上皮脱落细胞成分亦随之发生相应变化。同样，在月经周期不同时候，脱落细胞亦随卵巢性周期的内分泌变化而产生相应的周期性改变。在雌激素水平不同程度增高时，脱落细胞成分的改变主要表现为表层核致密细胞相应增多，如行经后期、卵泡发育至排卵前期及排卵期，均可有不同程度的雌激素水平的增高（雌激素水平影响），大体可以根据涂片中核致密表层细胞所占百分比，将雌激素影响分为轻度影响（细胞涂片中多为表层细胞，表层核致密细胞占 20% 以下）、中度影响（表层核致密细胞占 20%～40%）、高度影响（占 40%～60%）和极度影响（占 60% 以上并持续高水平）。雌激素水平长期持续极度增高是病理状态，可见于卵巢颗粒细胞瘤、卵泡膜细胞瘤、部分卵巢癌、宫颈癌和子宫内膜癌的患者；也可见于卵泡囊肿、子宫内膜腺瘤样增生及子宫肌瘤患者，应引起注意，尤其是对绝经期后妇女，更应提高警惕。Wachtel 曾指出，绝经后妇女患子宫颈癌和子宫内膜癌者有 80%～85%、患卵巢癌者有 50% 雌激素水平明显高于同等年龄而无生殖器官肿瘤者。诊断前应分析原因，注意患者是否正在接受或接受过雌激素替代治疗。

雌激素水平不同程度低落时阴道脱落细胞也发生相应变化，表现在以表层细胞、中层细胞或底层细胞为主的不同层次细胞成分的改变。例如，老年妇女雌激素水平高度低落，涂片中往往以外底层细胞为主，少量内底层及中层细胞。绝经多

表 1-1　宫颈/阴道细胞涂片正常上皮细胞形态大致比较

细胞种类		形状	大小	胞膜	胞质(巴氏染色)	排列	胞核 位置	胞核 形状	胞核 大小	胞核 染色质	核浆比
鳞状上皮	核致密表层细胞	多角形	大而扁平	清楚	粉红色	散在,平铺(排卵期)	中央	圆	很小	浓缩致密	
	核疏松表层细胞	多角形	大而扁平	清楚	浅蓝	散在,平铺,黄体期可卷边、皱褶、成堆	中央	圆,卵圆	中等	匀细	1:5~10
	中层细胞	形态多样 贝壳形、船形	中等	清楚	浅蓝	散在、平铺	中央	圆,卵圆	中等	匀细	1:3~5
	外底层细胞	圆、卵圆	约白细胞的8~10倍	清楚	蓝	散在或成堆	中央	圆	中等	匀细	1:2~3
	内底层细胞	圆	约白细胞的4~5倍	清楚	深蓝	散在或成堆	中央	中圆,卵圆	中等	匀细	1:1
柱状上皮	宫颈内膜细胞	圆形或柱状	约白细胞的2~5倍	清楚或消失裸核	浅蓝、粉红,有空泡	成群如蜂窝状,或平铺呈栅栏状	极面观核在中央,侧面观核在底部	圆,卵圆,形状相同	中等,大小不一	细粒状,染色浅	
	子宫内膜细胞	圆形或柱状	约白细胞的1~3倍	消失	浅蓝、粉红,多退化成裸核	成群、紧密,相互重叠	中央	圆,卵圆	大小一致	细粒状,染色较浓	
非上皮成分	小吞噬细胞	圆,卵圆	约白细胞的2~5倍	不太清楚	泡沫状,胞质染色不一致或浅灰色	多成群,或散在	偏心	形状不同,肾形或卵圆形等	比较一致	染色较浅	

年后妇女雌激素水平极度低落,涂片中以内底层细胞为主。

雌激素水平低落有两种表示方法:

第一种:雌激素水平轻度低落——阴道细胞涂片以表层核疏松细胞为主;雌激素水平中度低落——阴道细胞涂片以中层细胞为主;雌激素水平高度低落——阴道细胞涂片以外底层细胞为主;雌激素水平极度低落——阴道细胞涂片以内底层细胞为主。

第二种:雌激素水平轻度低落——在阴道细胞涂片的上皮细胞成分中萎缩型底层细胞占20%以内;雌激素水平中度低落——阴道细胞涂片的萎缩型底层细胞占20%~40%;雌激素水平高度低落——阴道细胞涂片的萎缩型底层细胞占40%~60%;雌激素水平极度低落——阴道细胞涂片的萎缩型底层细胞占60%以上。

用阴道涂片来检查体内雌激素水平或间断连续观察雌激素水平波动情况,应强调需从阴道侧壁上1/3处取材,取材前不能有阴道冲洗、无性生活、无阴道炎、未用坐药。如有阴道炎应治疗后再取材检查。宫颈细胞涂片不宜用作雌激素水平测定,因宫颈易发生炎症。但宫颈和阴道上皮均受雌激素的影响,故无宫颈、阴道炎症时宫颈细胞涂片也能在一定程度上反映体内雌激素水平,所以宫颈细胞防癌检查时同时注意雌激素水平,也有临床参考价值。如雌激素水平与年龄或月经周期不符,应在报告中注明。

孕酮有抑制上皮角化和促进上皮细胞脱落的作用,排卵前及排卵期阴道上皮受雌激素影响而增生、增厚和出现表层核致密细胞。排卵后,黄体分泌雌、孕激素,受孕酮作用而发生"退行变化"和脱落,涂片中表层核致密细胞数量迅速下降。因细胞脱落增多,表层细胞表现为细胞卷边、皱褶、成堆,似"秋风卷落叶"。孕酮只能使底层细胞分化发育到中层细胞。

男性激素及肾上腺皮质激素的作用与孕酮类似。

(周美梅)

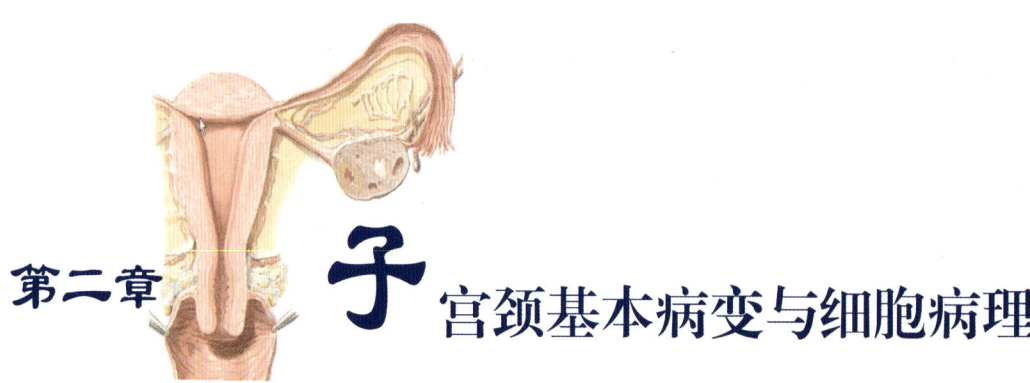

第二章 子宫颈基本病变与细胞病理

第一节 子宫颈上皮萎缩

一、萎缩的概念

萎缩（atrophy）是指发育正常的器官或组织发生体积缩小。体积缩小是指实质细胞数量减少，其间质可出现填充性增生。在亚细胞水平上，是指其细胞器体积或数量减少，细胞核多倍体程度降低，细胞内自噬泡显著增多，细胞内残体增多。萎缩器官功能下降。

萎缩的原因有生理性也有病理性。生理性萎缩是生命过程的正常现象。子宫在生育后萎缩及老年性萎缩都是生理性萎缩。因疾病行双侧卵巢切除、长期雌激素低下均可引起子宫萎缩。

二、萎缩的发生与发展

子宫颈鳞状上皮是全身上皮中对激素最敏感的部位之一。宫颈上皮厚度与各层之间的比例随年龄而变化，生育期妇女上皮最厚，以中层细胞为主，其厚度占全层厚度1/2以上。随年龄增高，一般妇女在40岁之后宫颈上皮可出现不同程度的萎缩。其萎缩由中层细胞开始，表现为细胞层次减少，中层细胞体积缩小，胞质变窄，核相对密集（图2-1）。

萎缩继续发展，中层细胞消失或残留很少，表层与旁基底层直接相连（图2-2）。病变进一步发展，旁基底层萎缩，使宫颈表层与基底层相连，上皮很薄上皮层内可有微血管长入（图2-3）。最后上皮全层萎缩，基底层失去柱状细胞的形态，为扁平或立方形。其他各层无法辨认，宫颈表面仅残留数层扁平或立方上皮，胞质很窄，核小、结构不清，上皮脚消失，上皮呈平直状，完全失去鳞状上皮的特点（图2-4）。

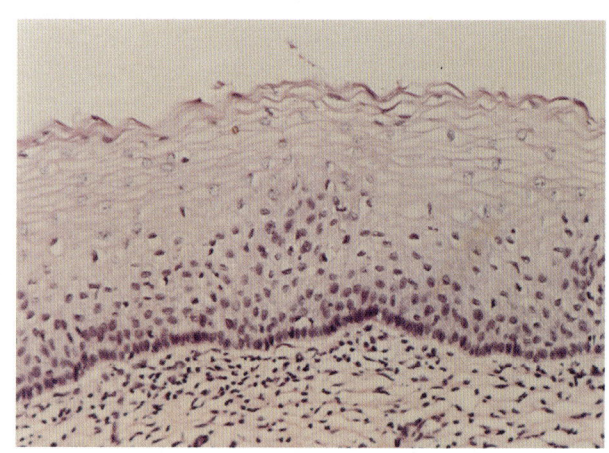

图 2-1　子宫颈上皮早期萎缩（50岁妇女）。

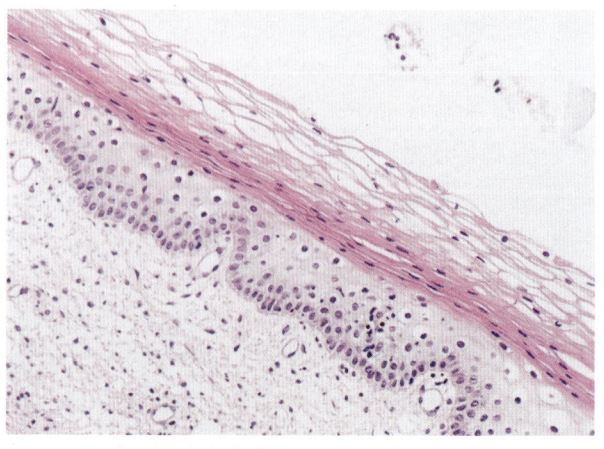

图 2-2　子宫颈上皮中期萎缩。

第二节 子宫颈上皮水变性及坏死

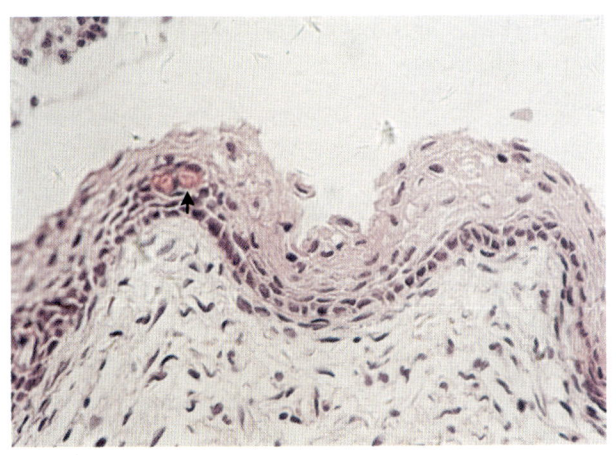

图 2-3 子宫颈上皮晚期萎缩。

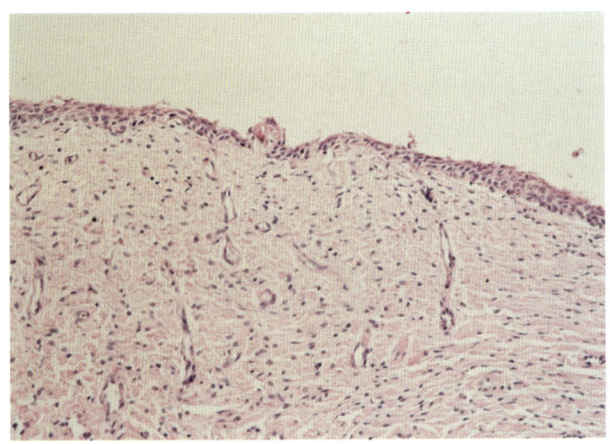

图 2-4 宫颈上皮晚期萎缩。

宫颈萎缩在脱落细胞学方面表现很容易观察到，细胞呈片状分布，一致的底层细胞样，上皮细胞呈单一圆形，胞质染色深浅不一，细胞核小或呈固缩状（图 2-5）。

一、宫颈上皮水变性

（一）病因

这种病变在宫颈组织学检查中十分常见，是组织细胞损伤的早期阶段。当原因去除后，绝大多数可以恢复正常，少数病变严重时，进一步形成坏死。

造成水变性的原因很多，组织缺血、缺氧、物理、化学因素刺激及生物性病原体感染等都可以在宫颈上皮出现这种病变。其中，最常见的病因是病毒感染，尤其常见于 HPV 感染。当病毒通过整合进入宿主 DNA 后，扰乱细胞功能，首先损伤细胞膜及其他细胞质膜。使细胞膜依赖能量的钠泵活性下降，导致细胞内钠潴留和钾向细胞外弥散。钠潴留使细胞内水分增多，形成细胞内水肿及内质网扩张。

（二）子宫颈上皮水变性的病理表现

子宫颈上皮常见的水变性，是在胞质内出现含糖蛋白的水滴，在制片过程中，水及蛋白溶解。因此在胞质内出现大小不等的空泡。病变发生在宫颈管柱状上皮内时，空泡整齐排列在细胞底部（图 2-6）。细胞核被挤到游离面，柱状上皮细胞体积增大，外形饱满。水变性发生在鳞状上皮时，细胞体积增大，细胞由多边形变为圆形，胞质淡染、稀疏或形成多数大小不等的空泡，有时整个细胞呈空泡状，核漂浮在空泡中（图 2-7）。此时，脱落细胞中鳞状上皮细胞体积增大，外形变圆，

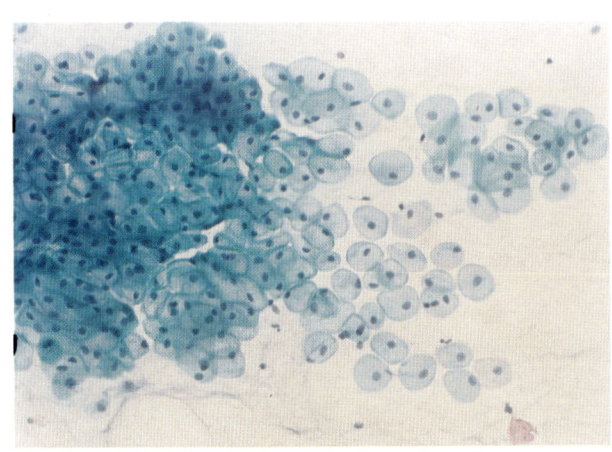

图 2-5 萎缩的脱落细胞表现。

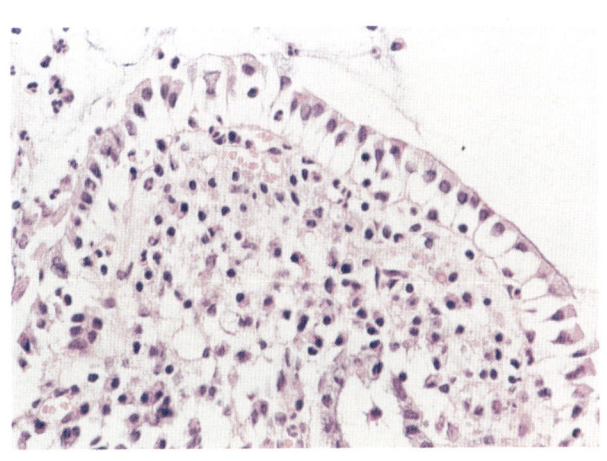

图 2-6 柱状上皮水变性。

胞质呈蓝色、红色或嗜双色。胞质出现大小不等的圆形空泡（图2-7）。有时水变性严重时，全层上皮绝大多数细胞弥漫性水变性，可使鳞状上皮分层结构消失，上皮呈疏松网状（图2-8）。

超微结构观察，水变性时细胞膜上出现空泡，微绒毛粗钝、扭曲，细胞连接松散；线粒体肿胀和疏松及空泡化，出现破裂、融合；内质网扩张及糖原颗粒溶解、丢失，微小空泡融合为大空泡。

二、宫颈上皮坏死

坏死（necrosis）是指活体内局部组织细胞的死亡。细胞死亡的形态改变主要在细胞核。细胞核DNA非特异性崩解表现为核固缩、核碎裂及核溶解三种形式。当死亡的细胞脱水时，染色质凝聚，细胞核变小，嗜碱性增强称核固缩。核固缩后核膜破裂，染色质崩解为小块，称核碎裂。当细胞坏死时，处于pH降低的条件下，使DNA酶活化，水解过程加速，使原来嗜碱性变为嗜酸性，造成细胞核溶解。与此同时，细胞膜破裂崩解，细胞内容物溢出，胞质中酶释放，坏死细胞被自身的酶消化自溶。由于坏死细胞糖原丢失，蛋白质变性，嗜酸性增强，与伊红染料亲和力增加，因此坏死细胞呈粉染无结构状。继细胞坏死之后，间质胶原纤维肿胀、解聚，被酶消化而崩解，使整个组织变为一片无结构粉染物质。其代谢停止，功能丧失。坏死灶与周围组织境界清楚，边缘有炎性反应带与健康组织隔开。

由于坏死组织的含水量不同，病原体性质各异。引起坏死的两个基本过程（蛋白质变性和酶性消化）强度不同。根据坏死后的形态分为两种：

（一）液化性坏死（liquefaction necrosis）

子宫颈鳞状上皮内经常见到这种病变。早期病变呈小灶状，病灶内残留重度水变性细胞，可见细胞轮廓及淡染细胞核，胞质内充以空泡。与这些变性细胞相邻的是液化性坏死细胞，胞质崩解为液化空泡，大部分细胞核溶解，少数细胞可见核碎裂及核固缩。这是由变性发展为渐进性坏死的过程（图2-9）。病变进一步发展，坏死组织很快被酶分解，变为含蛋白的液体，在上皮层内出现境界清楚的囊腔，腔内充满液体及坏死细胞的碎片（图2-10）。这些坏死组织及周边渗出的细胞可释放各种水解酶，水解酶的作用使坏死组织溶解液化，经淋巴管及血管吸收。细胞碎片由吞噬细胞搬运，清除后的液化性坏死灶形成囊腔，腔内已无坏死物质，只残留稀薄的组织液，囊周

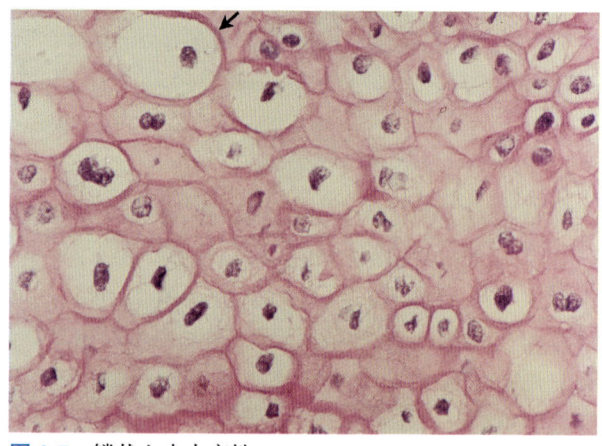

图2-7　鳞状上皮水变性。

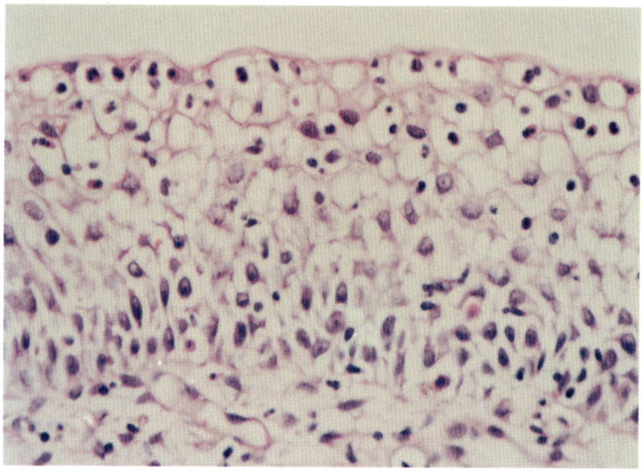

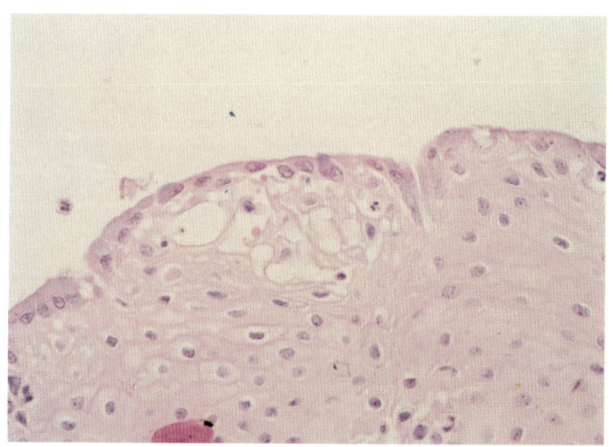

图2-8　宫颈上皮弥漫性水肿。

图2-9　宫颈鳞化上皮早期液化性坏死。

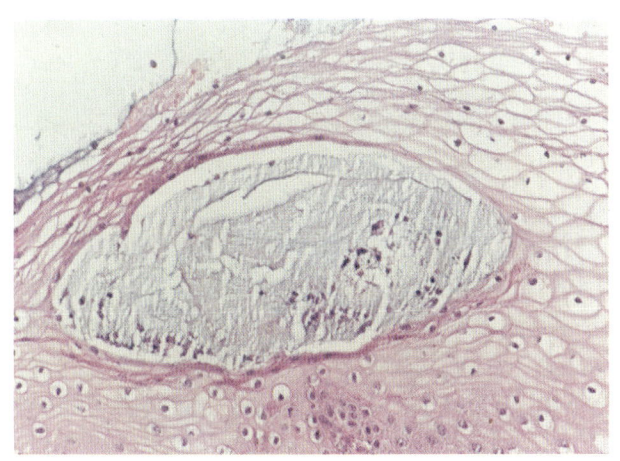

图 2-10 宫颈表皮内液化性坏死（液化囊腔形状）。

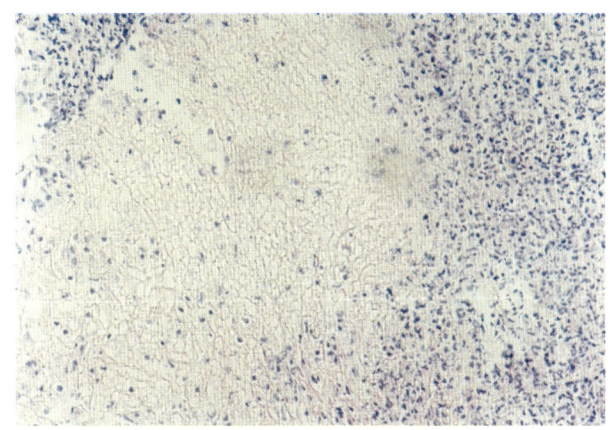

图 2-12 宫颈梅毒凝固性坏死。

边有一薄层纤维性囊壁，这种囊腔作为坏死结局长期存在（图 2-11）。

（二）凝固性坏死（coagulation necrosis）

子宫颈这种坏死主要见于结核病及梅毒。由于病原体产生强烈的细菌毒素，使坏死组织局部酸中毒，造成结构蛋白变性。同时使细胞内的溶酶体酶变性及失活，阻断其自溶过程，造成坏死组织灰白色干燥凝块状，有时保留坏死组织的模糊轮廓。显微镜检查，原组织结构消失，呈现一片无定形、颗粒状、网状粉染物质，核的变化主要出现核固缩及核碎裂（图 2-12）。这种坏死的结构一般由吞噬细胞搬运，有时渗入坏死灶的炎性细胞溶解坏死物，使其疏松，最终由不完全再生修复。

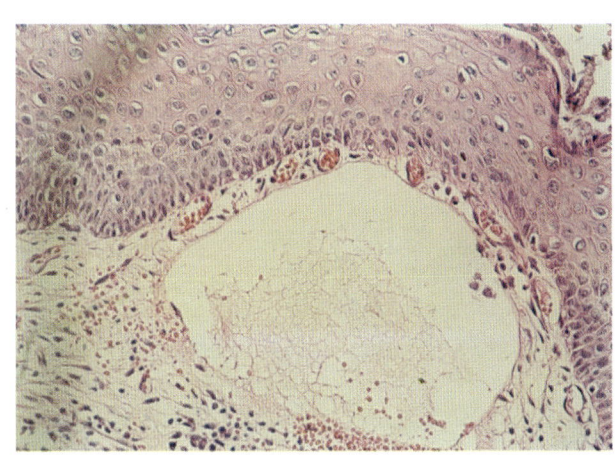

图 2-11 陈旧液化性坏死囊腔形成。

第三节 子宫颈上皮再生与修复

子宫颈是生殖道的门户，经常受到各种损伤造成缺损，机体具有修补缺损的能力，称为修复（repair）。修复是通过再生（regeneration）实现的。

再生分为生理性与病理性两种。生理性再生指机体根据生理需要进行更替，由新生的同种细胞不断补充，始终保持原来组织的结构与功能。子宫内膜周期性脱落是一种生理性再生的典型表现，病理性再生是指致病因子造成组织缺损，为修复缺损进行的再生过程。病理性再生分为完全再生与不完全再生两种。

人体不同组织细胞具有不同的再生能力，这种能力是生命进化中获得的。一般来说，低等动物再生能力强，组织细胞分化程度越高，再生能力越低。人体各种组织细胞再生能力有很大差别。细胞功能复杂，不易伤害的组织再生能力弱。幼稚组织比成熟组织再生能力强。再生能力受许多细胞因素及其他因素调控。根据细胞增殖周期的稳定程度，人体组织再生能力分三类：不稳定细胞、稳定细胞、永久性细胞。

一、子宫颈上皮完全再生

子宫颈鳞状上皮再生属于不稳定细胞，在单位时间里进入细胞周期进行增殖的细胞数量多，再生能力很强。由于损伤刺激，宫颈上皮释放多肽类生长因子及化学介质，作用于同类细胞或同胚层幼稚细胞（干细胞），以横向分化产生新细胞，完成修复过程。鳞状上皮基底细胞是表皮特异性干细胞。当组织损伤后边缘部残留的鳞状上皮基底层细胞伸出舌状突起，覆盖缺损面（图2-13），形成与原来上皮相同的结构和形态，称"完全再生"。间质损伤由肉芽组织增生，纤维性愈合为瘢痕。

柱状上皮与腺上皮都属于不稳定细胞，有较强的再生能力，两者再生情况完全相同。被覆柱状上皮损伤后，由上皮下的储备细胞增生形成柱状上皮覆盖缺损，增生柱状上皮早期可成复层（图2-14）。经过上皮的改建过程变为单层柱状上皮，完成修复过程。腺上皮细胞虽有较强的再生能力，但其再生情况取决于有无基底膜破坏。当损伤破坏腺体基底膜时，腺体再生困难。子宫颈腺体属于构造比较简单的管状腺。当残存部分腺体时仍然可完全再生。子宫颈管腺分支比较复杂，损伤严重时再生困难，一般为不完全再生修复。

二、子宫颈上皮不完全再生

损伤较深时，实质细胞与间质细胞均出现缺损，靠肉芽组织进行修复。肉芽组织（granulation tissue）由新生薄壁血管以及增生的成纤维细胞构成，伴有炎细胞浸润。肉眼表现为鲜红色、颗粒状、浸润的鲜嫩肉芽。镜下可见大量由内皮细胞增生形成的实性细胞索及扩张的毛细血管，对着创面垂直生长，并以小动脉为中心，形成许多袢状弯曲的毛细血管网。新生毛细血管的内皮细胞体积较大，呈肥胖梭形或椭圆形，向腔内突出，数量很多。在毛细血管周围有许多新生的成纤维细胞及大量炎性渗出物（图2-15）。早期渗出物以中性粒细胞为主，稍后可出现巨噬细胞、浆细胞、淋巴细胞等。巨噬细胞及中性粒细胞能吞噬细菌及组织碎片，这些细胞破坏后释放出各种蛋白水解酶，能分解坏死组织及纤维蛋白。

肉芽组织中一些成纤维细胞的胞质中含有肌细丝，这些细胞除有成纤维细胞的功能外，同时有平滑肌细胞的收缩功能，因此应称其为肌成纤维细胞（myofibroblast），这些细胞与肉芽组织和瘢痕的收缩有直接关系。成纤维细胞能产生基质及胶原。早期基质较多，随时间增长，胶原越来越多，使瘢痕组织越来越硬越韧。

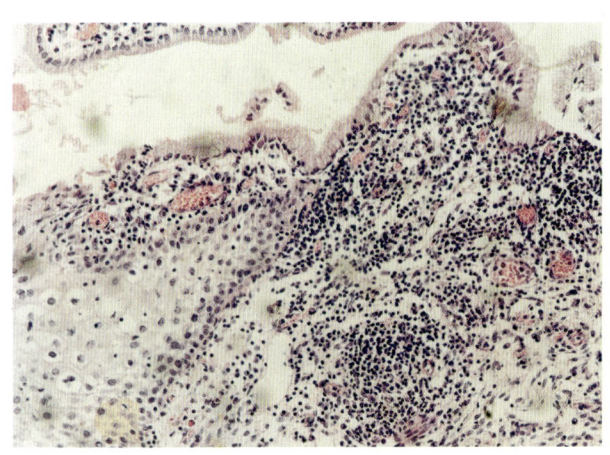

图2-13 宫颈鳞状上皮修复。

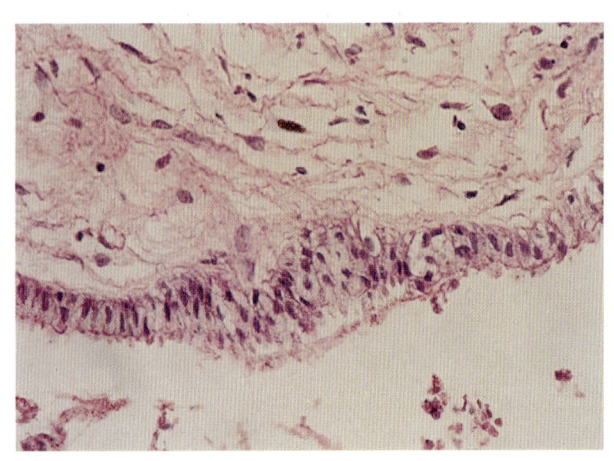

图2-14 宫颈柱状上皮修复。

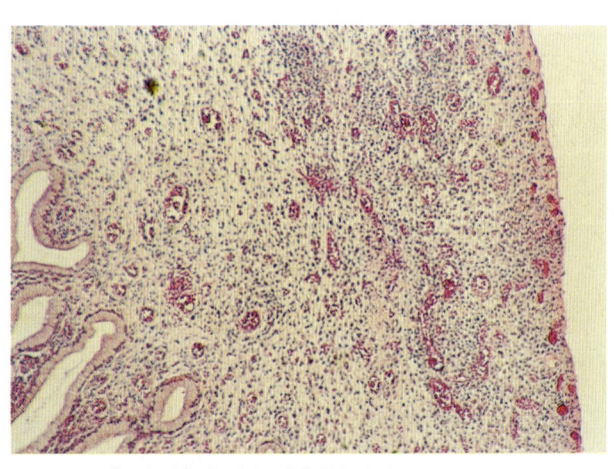

图2-15 宫颈不完全再生（肉芽组织）。

第四节 子宫颈上皮增生

增生（hyperplasia）是指细胞通过直接或间接细胞分裂，使其实质细胞数量增多、细胞体积增大的一种病变。在亚细胞水平上，增生并不伴有或仅伴有轻度功能物质增多。

一般情况下，增生是因局部产生生长因子增多、细胞生长因子受体增多或特殊细胞内信号通路被激活，这些因素激活细胞内基因，这些基因主要是细胞周期调节基因和生长因子及其受体。激素也能引起生长因子的作用，并引起各种细胞基因的转录。

除永久性细胞外，多数成熟组织都具有一定的增生能力。幼稚细胞、组织干细胞增生能力最强，子宫颈最易引起增生的细胞是柱状上皮下的储备细胞及鳞状上皮基底细胞。

引起增生的原因很多，如各种生物性致病因子、内分泌变动、物理及化学因子刺激等。

在绝大多数情况下，增生属良性病变范畴，少数增生出现基因改变时，有向恶性发展的趋势，此种增生细胞出现异型性，称非典型性增生（atypical hyperplasia），是特别值得注意的交界性病变。

一、鳞状上皮增生

这种增生多见于外宫颈部与宫颈转化带的鳞状细胞侧。由于病因不同，形态学不完全相同，根据病变部位及性质分为三类。

（一）一般鳞状上皮增生

此病变多见于宫颈感染性疾病或子宫脱垂长期摩擦，也可由口服避孕药或内分泌变化引起。

由宫颈感染引起的增生病变呈弥漫分布，各层细胞轻度增生，核稍大，染色质呈颗粒状，上皮及间质大量炎细胞浸润（图2-16）。

当子宫脱垂或子宫积脓、长期慢性刺激时，引起鳞状上皮增生，主要表现为表层增厚，出现异常角化与角化不全。基底层向深层发展，上皮脚增长，向深部延伸，出现假上皮瘤样病变。

有些口服避孕药的妇女，子宫颈表层可出现角化不全，表层及中层上皮内大量空泡形成（海绵形成），表面细胞为长梭性平行排列，类似不

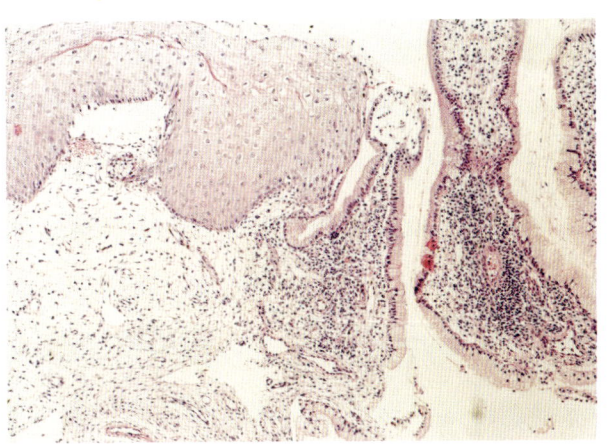

图2-16 宫颈炎性增生。

全角化。有人认为这是宫颈损伤的修复现象。也称宫颈假性角化不全（pseudoparakeratosis）（图2-17）。

（二）鳞状上皮基底细胞增生

基底细胞正常时是一层立方或矮柱状上皮，核呈长梭形，整齐排列于基底膜上，核与基底膜呈垂直极向。当基底细胞增生时，可表现为单纯数量增加，由一层变为三层以上。基底细胞形态变化不大（图2-18）。有时，基底细胞增生时形态发生改变，由柱状变为多边形，胞质增宽，核呈圆形，核位于细胞中央（图2-19）。这是基底细胞增生同时分化为旁基底细胞的表现。这种现象多由雌激素增高引起。以上增生细胞异型性不明显，属于良性基底细胞增生。

老年人在萎缩宫颈基础上可发生两种基底细胞增生。

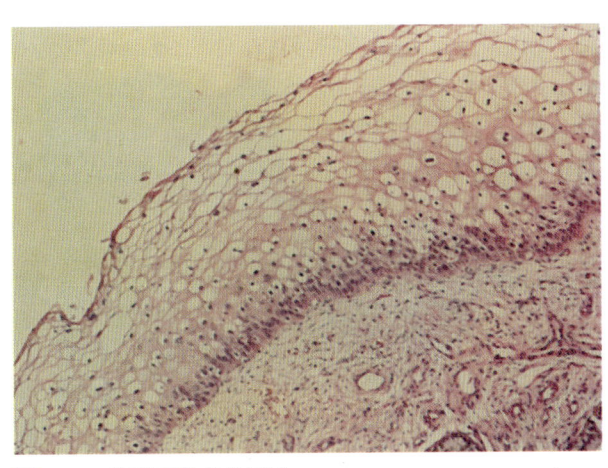

图2-17 宫颈假性角化不全。

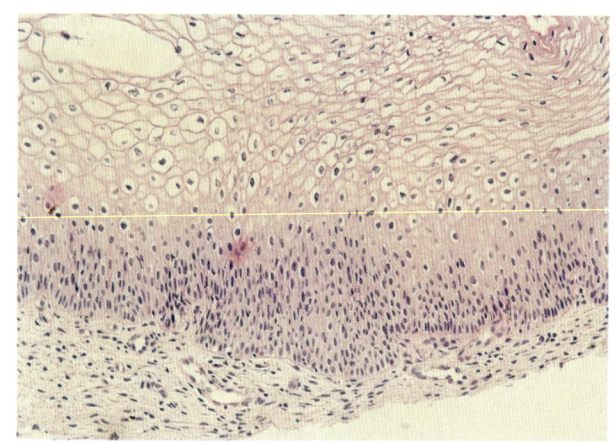

图 2-18　子宫颈基底细胞增生。

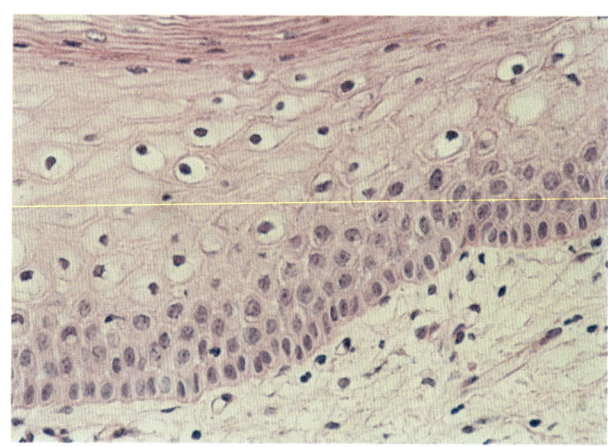

图 2-20　子宫颈退行性增生。

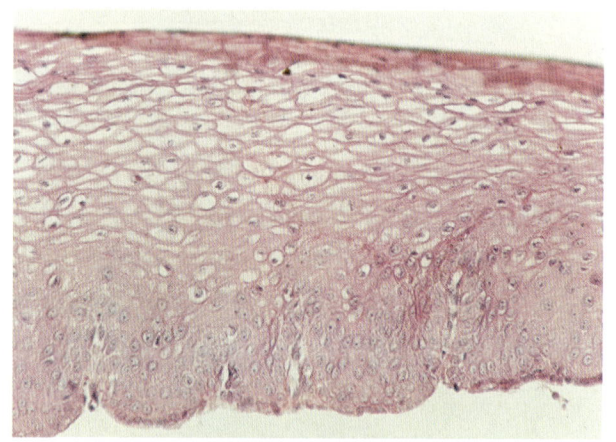

图 2-19　宫颈鳞状上皮旁基底细胞增生。

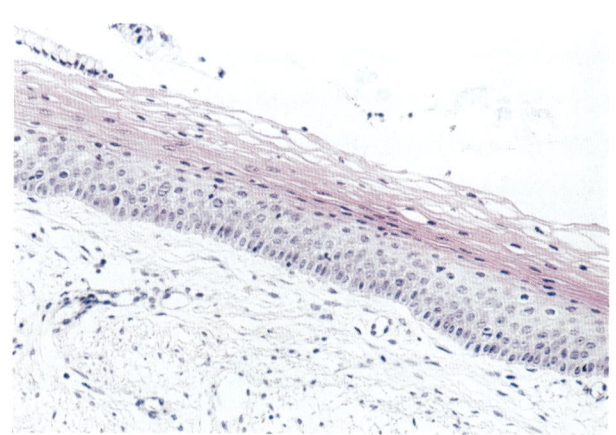

图 2-21　宫颈鳞状上皮基底细胞退行性增生。

1．宫颈退行性增生（retroplasia）：在萎缩变薄的鳞状上皮中，可见基底细胞与旁基底细胞数量增多，体积增大，占上皮1/2以上。核浆比例以核为主，核染色质增多，核仁明显（图2-20）。增生基底层直接与表层相接，中层消失（图2-21）。

2．意义未明的基底细胞异常（basal abnormalities of uncertain significance，BAUS）：上皮基底细胞增生呈多层，细胞排列紊乱，极向消失。增生的细胞体积增大，大小不等，核增大明显，核染色质增多，大小不等，核浆比例以核为主。核内出现空泡及病理性核分裂象（图2-22）。这种增生由于出现组织及细胞异型性及核异质细胞（dyskaryosis cell）需注意随访以防恶变。

（三）鳞状上皮异型增生

这类病变使用的名称很多，如：非典型增生（atypical hyperplasia）、间变（anaplasia）、结构不

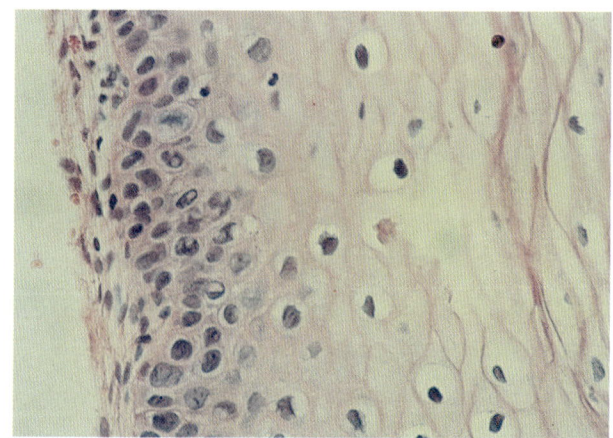

图 2-22　意义未明的基底细胞异常。

良（dysplasia）、上皮内瘤变（CIN）等。这是一种多病因，界于良、恶性之间的形态学诊断术语。其诊断标准没有完全统一。从原创上这个诊断必

须具备的基本条件是出现细胞异型性，由细胞异型性构成组织异型性才能诊断。细胞异型性是指增生细胞与其来源的正常细胞相比不相似的程度（差异）。差异大表示分化差，异型性明显，恶性度高。相反，差异小，分化高，恶性度低。

鳞状上皮异型增生多数由幼稚细胞开始，早期在基底细胞出现异型细胞，这种细胞与原基底细胞出现差异，失去其单层柱状、整齐极性排列的特点。由低分化异型细胞取代。这些细胞排列紊乱，层次消失，细胞增大，核增大明显，核浆比例以核为主。核染色质增粗，呈颗粒状，核膜增厚，核分裂象增多，可出现异常病理性核分裂。异常增生上皮与正常上皮之间形成一条清楚的分界线，称Schiller线。这条线有时呈斜行（图2-23），有时呈垂直（图2-24），是由于增生上皮生长速度、分化程度不同构成的形态区别。有时萎缩上皮也可出现异型增生，变薄的上皮完全失去原上皮层次，细胞呈不分化梭形基底细胞样幼稚状态，增生细胞核深染，结构不清，核分裂象多（图2-25）。

二、柱状上皮增生

柱状上皮增生比鳞状上皮少见，易发生于宫颈转化带鳞—柱交界处的柱状上皮侧。发生原因与鳞状上皮增生有相关性，也有人认为与口服避孕药有关。

柱状上皮增生首先出现储备细胞增生，然后变为柱状上皮，增生柱状上皮呈息肉样隆起于表面增生上皮，分化良好（图2-26）。有时柱状上皮与储备细胞同时增生，形成伸出性结节状形态（图2-27）。有时柱状上皮与储备细胞弥漫性增生，表面形成乳头（图2-28）。少数情况下，柱状上皮增生出现异型性，这种病变腺上皮仍为单层，细胞体积增大，大小不等，核增大，呈多形性，核染色深，有核仁。但上皮内核分裂象少（图2-29）。

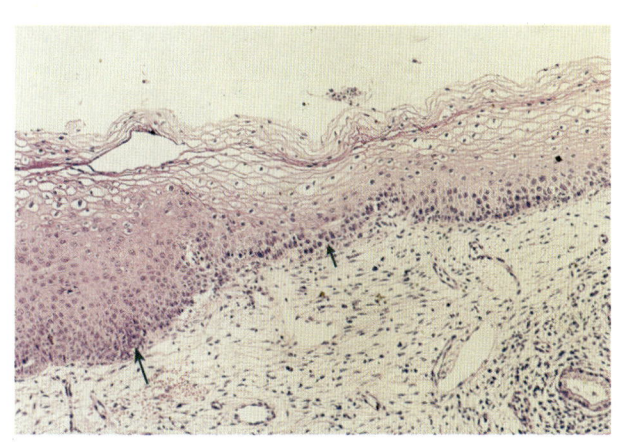

图2-23 宫颈Schiller线（斜行）。

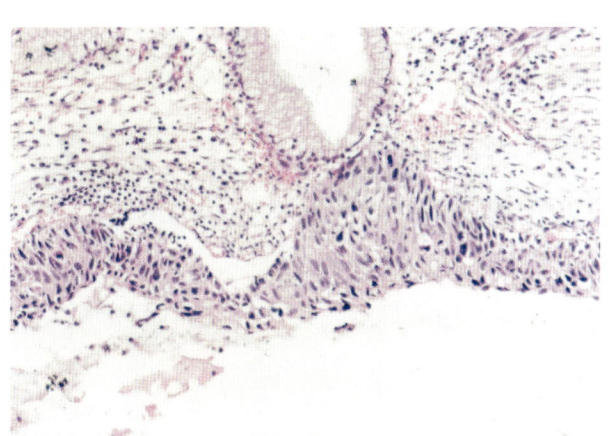

图2-25 宫颈萎缩上皮异型增生。

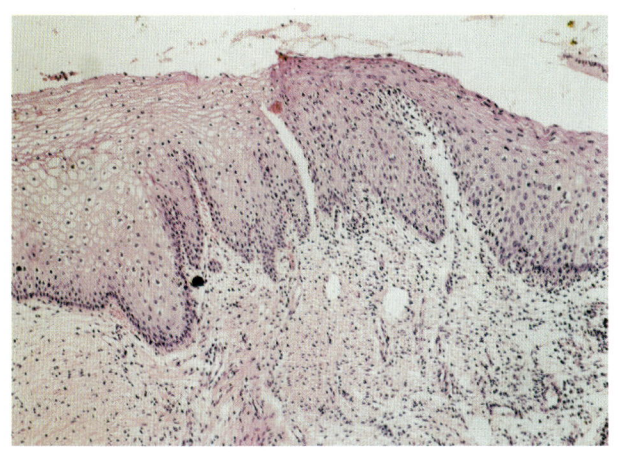

图2-24 宫颈Schiller线（垂直）。

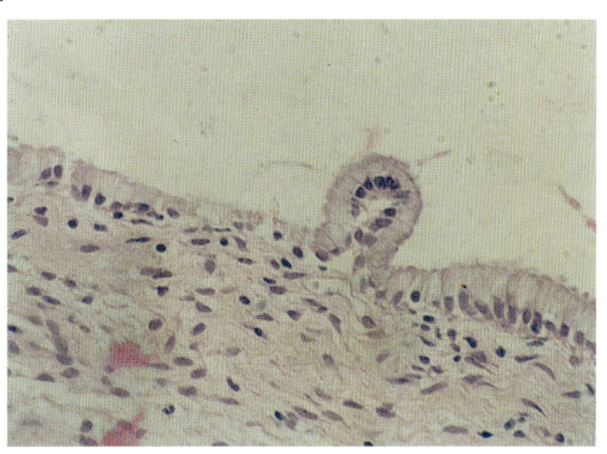

图2-26 宫颈柱状上皮息肉样增生。

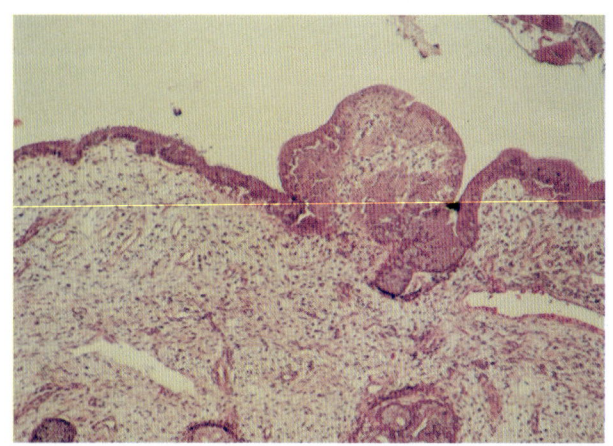

图 2-27 宫颈柱状上皮结节状增生。

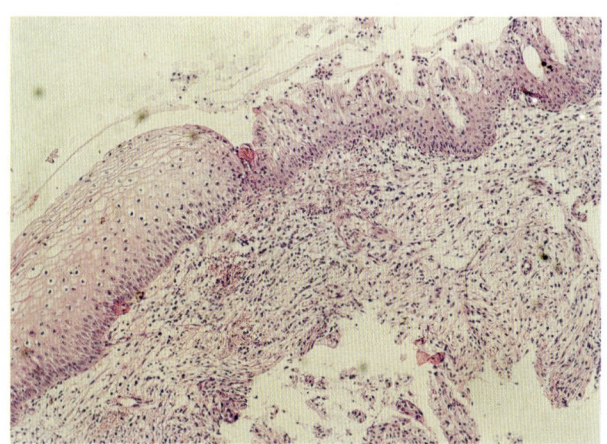

图 2-28 宫颈柱状上皮乳头状增生。

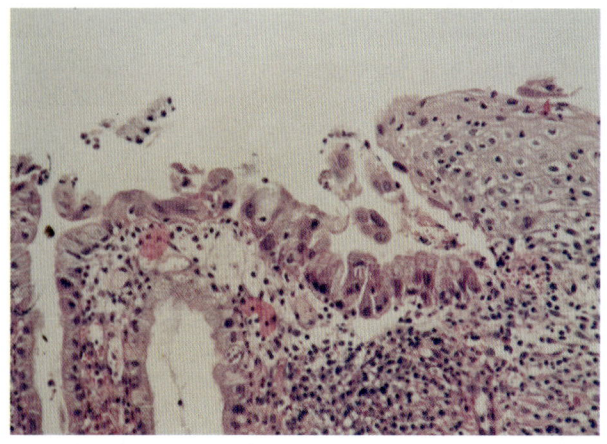

图 2-29 转化带腺上皮异常。

腺癌的早期表现需要进一步积累材料。在细胞学检查时注意与宫颈腺癌区别。

三、宫颈储备细胞增生

储备细胞是宫颈组织干细胞，对各种刺激十分敏感，因此宫颈各种疾病均可见到不同程度的储备细胞增生。储备细胞增生后形态可不相同。可呈片状、带状及弥漫状分布（图2-30）。大致可归纳为四种基本形态：大细胞型、小细胞型、透明细胞型及梭形细胞型。

被覆上皮大细胞型储备细胞呈片状增生，向表面隆起，储备细胞连成片，胞质较宽，境界不清，核圆形或椭圆形。核染质呈细颗粒状（图2-31）；小细胞型储备细胞增生在被覆上皮呈结节状，在腺体可呈弥漫分布。此种细胞小，圆形，胞质窄，很像淋巴细胞。在脱落细胞中，细胞小，

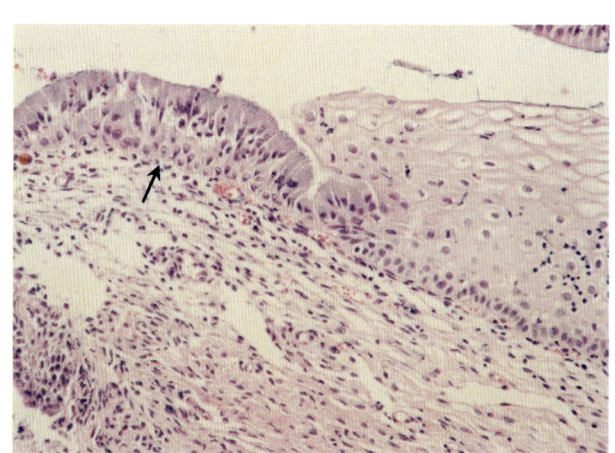

图 2-30 宫颈转化带储备细胞增生。

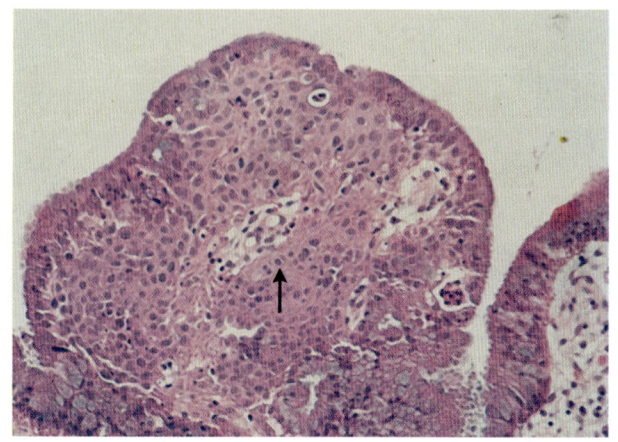

图 2-31 宫颈储备细胞结节状增生。

这种病变达不到腺体异型增生—原位腺癌的标准。目前WHO把这种病变命名为"腺上皮异常"（glandular atypia）。这种上皮既然出现了腺上皮异型性，说明有向恶性发展的趋势，是否属于原位

染色深，胞质窄（图 2-32、图 2-33）。透明细胞型：增生细胞成片状分布，胞质呈透明、空泡状，核圆形或三角形，核染色质位于空泡中心（图 2-34）。梭形细胞型：一般分布于腺体周围，增生

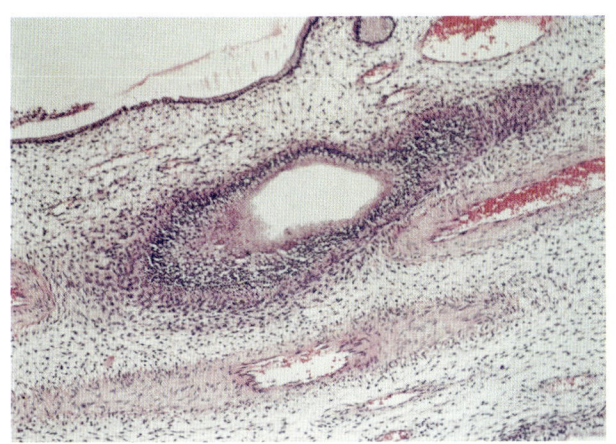

图 2-32　宫颈弥漫性小细胞型储备细胞增生。

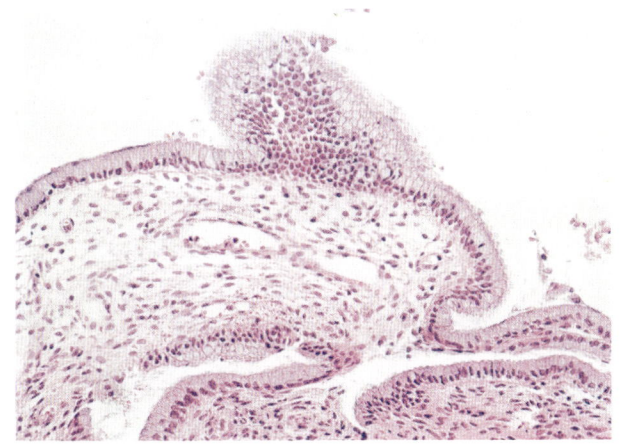

图 2-33　小细胞型储备细胞增生。

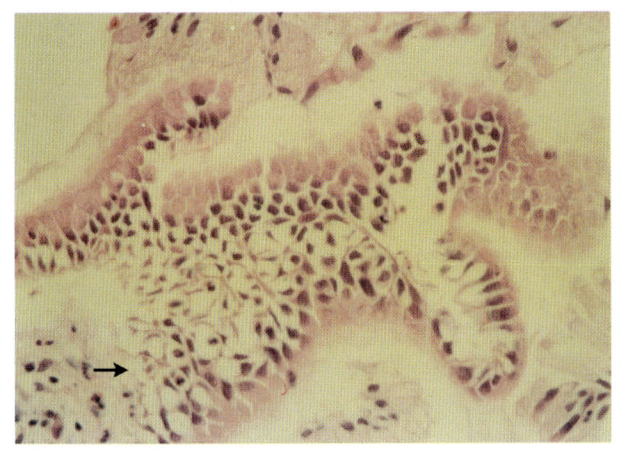

图 2-34　透明细胞型储备细胞增生。

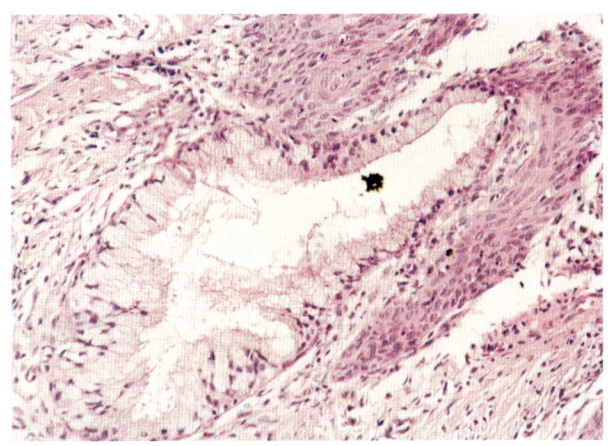

图 2-35　宫颈梭形细胞型储备细胞增生。

细胞与间质相连，细胞呈梭形，束状排列，胞质境界不清，细胞核长梭形或椭圆形。细胞排列与基底膜呈平行极向，此种细胞很像成纤维细胞的栅栏状排列（图 2-35）。储备细胞的多形性是多潜能分化的表现。

第五节　子宫颈上皮化生

一、化生的概念

化生（metaplasia）是一种细胞分化的转向，表现为一种成熟组织取代另一种成熟组织的过程。这种取代过程是在环境变动或某种机能需要时发生的。

化生分为"直接化生"与"间接化生"两种。前者一般发生在间叶组织中，这种组织本身没有固定的分化方向，不需要幼稚细胞增生，直接转变组织类型。如结缔组织可以直接化生为骨组织。"间接化生"一般发生在上皮组织中，必须通过上皮组织中的幼稚、多潜能细胞（干细胞）增生与转变类型的过程。如子宫颈与呼吸道柱状上皮可转变为鳞状上皮；肾盂移行上皮也可转变为鳞状上皮。

二、化生的病因

引起化生的原因很多。最常见的是生物性病原体引起的炎症及内分泌变动。化生从原始意义上是机体的一种保护性适应过程，可增加局部抵抗力，但组织化生改建并不完全，使组织功能降

低,防御能力削弱,造成病理性损害。更重要的是,化生是幼稚细胞活动,基因变动属于异常病理性增生,可引起恶性改变,对此病变应引起重视。

三、化生发生的部位及调控

化生病变可发生在许多部位,米勒上皮尤为常见。子宫颈是最易发生处,因此宫颈化生十分活跃。化生分为生理性与病理性两种。生理性化生是由于生理变动引起的改变,这种变化自胚胎后期开始,大约在胚胎30+周时,中胚层米勒管柱状上皮与内胚层起源的尿生殖窦鳞状上皮碰接融合于子宫颈外口内侧,形成最初的鳞—柱交界线(OSCJ)。妊娠末期,这条线发生变动。绝大多数柱状上皮下移至外宫颈或阴道穹隆,这种改变即所谓"先天性糜烂",胎儿出生至青春期前,鳞—柱交界线变化不大。当首次妊娠时,由于内分泌变动,柱状上皮被鳞状上皮取代,化生开始形成,此时鳞状上皮化生区与柱状上皮交界处形成新鳞—柱交界线(NSCJ)。这种不断化生给这个区域带来基因不稳定性,使遗传基因改变,干细胞活跃增生,重新程序化。因此造成转化带不稳定,转化带是宫颈疾病原发区,尤其是宫颈癌的好发部位。

化生是在基因调控下进行的,一般规律是由低分化向高分化进行,不能逆转。例如:宫颈柱状上皮取代鳞状上皮称腺性糜烂,经过一定时间这些柱状上皮可以转为鳞状上皮,称糜烂表皮化。

四、宫颈鳞状上皮化生的类型

(一)一般鳞状上皮化生(成熟性鳞化)

简称鳞化(squamous metaplasia)

1. 组织学:最为常见,多见于慢性子宫颈炎。好发部位在子宫颈转化带,可在被覆柱状上皮及腺上皮发生。早期,化生处及边缘可见储备细胞增生,形成类似基底细胞的一层长梭形细胞,这种细胞单层分布位于化生基底部,这些细胞进一步增生分化形成多边形中层细胞。此时表层尚未形成,由原来被顶起的柱状上皮覆盖表面(图2-36)。

宫颈腺上皮鳞化与被覆鳞状上皮相同。首先由基底膜附近储备细胞增生,变为复层,进一步分化中层,切面上形成三角形化生灶,表面尚残留原柱状上皮(图2-37)。

化生进一步发展,化生鳞状上皮分化逐渐完善。基底层、中层、表层形成,表面原柱状上皮消失。这种在被覆柱状上皮中出现孤立的化生灶称"岛状化生"(图2-38)。腺体化生可呈弥漫片

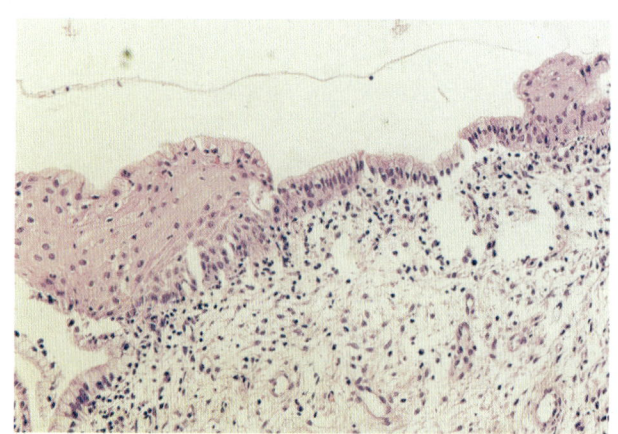

图 2-36　宫颈被覆柱状上皮早期化生。

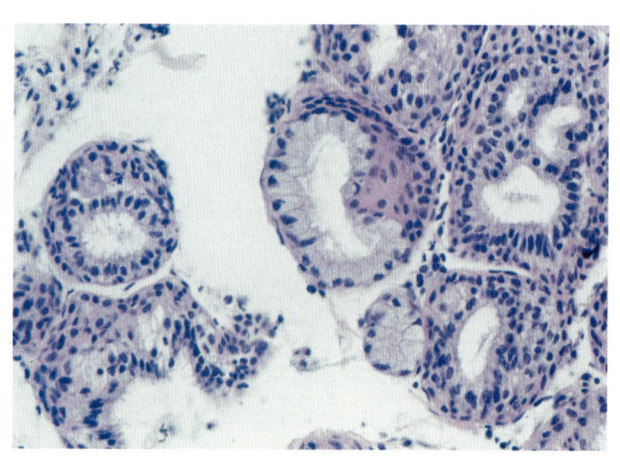

图 2-37　宫颈腺上皮早期鳞化。

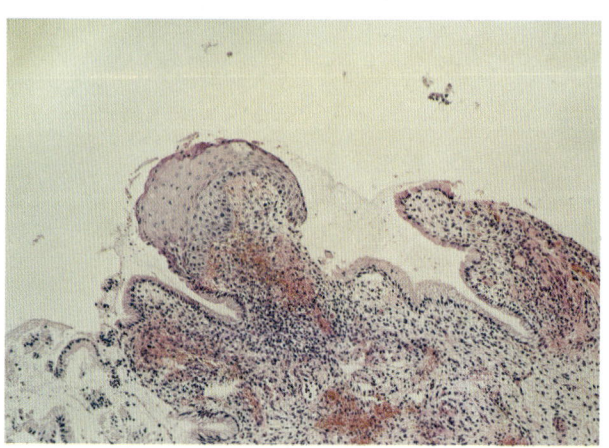

图 2-38　宫颈管上皮岛状化生。

状分布，化生灶由分化良好的鳞状上皮构成（图2-39），逐渐向腺腔内发展，最后整个腺体被鳞化取代，腺腔消失（图2-40）。或形成一个狭窄的小腔，腔内可见脱落的原柱状上皮（图2-41）。

腺体局限性化生，由于各层增生比例不同，形态上有许多变化。增生上皮在腺体一侧形成结节性突起伸入管腔，原被覆柱状上皮被包裹在中心部，称结节状化生（图2-42）。有时化生上皮以中层细胞为主，有蒂，周边为化生上皮，中心有间质的轴心，这种上皮与间质同时增生，形状颇似息肉，因此称息肉样化生（图2-43）。有时化生上皮以表层为主，主要为角化及角化前细胞构成，其他层次上皮细胞呈萎缩状，因形成突向管腔表层为主的角化细胞呈平行层状排列。胞质透明，核呈固缩状，有些细胞无核，外形像桑椹，故称之为桑椹状化生（moruloid metaplasia）（图2-44）。

当鳞化发生在单管状腺时，整个腺体被分化较好的鳞状上皮取代，失去原腺体的形态与功能（图2-45）。这种鳞化由于细胞之间松散及距离表层近、活动度大、管道平直等因素十分容易脱落积存在于腔中（图2-46）或排出体外，在阴道细

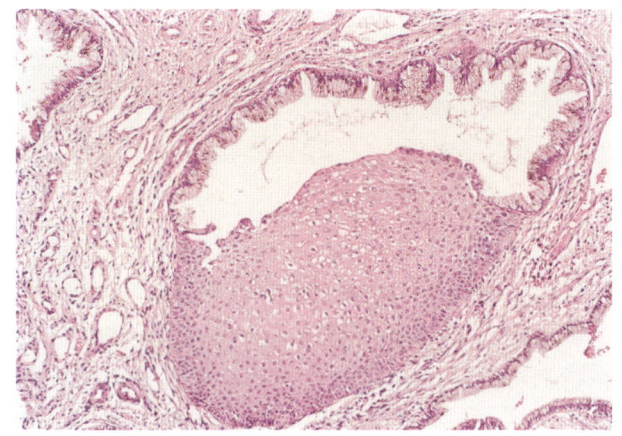

图 2-39 宫颈腺上皮鳞化。

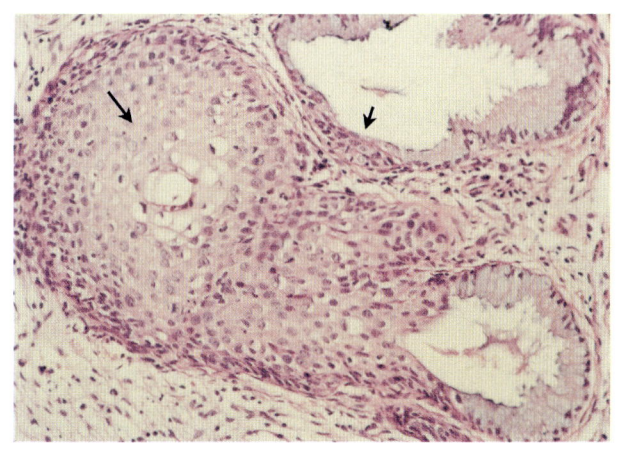

图 2-40 宫颈腺上皮鳞化。

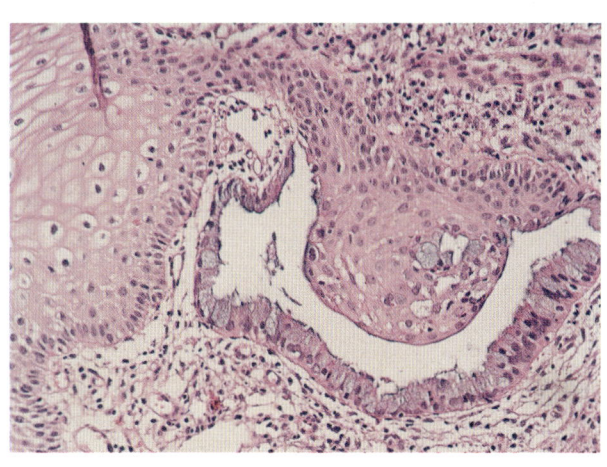

图 2-42 宫颈腺上皮鳞化（结节状）。

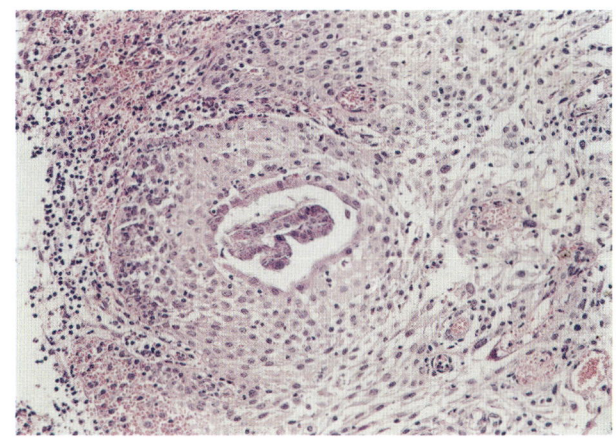

图 2-41 宫颈腺体鳞化。

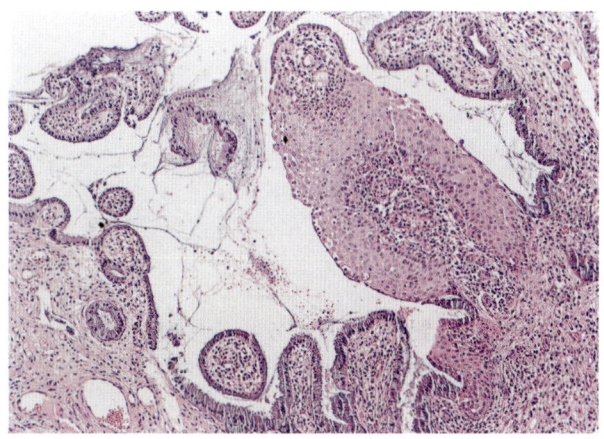

图 2-43 宫颈腺上皮鳞化（息肉状）。

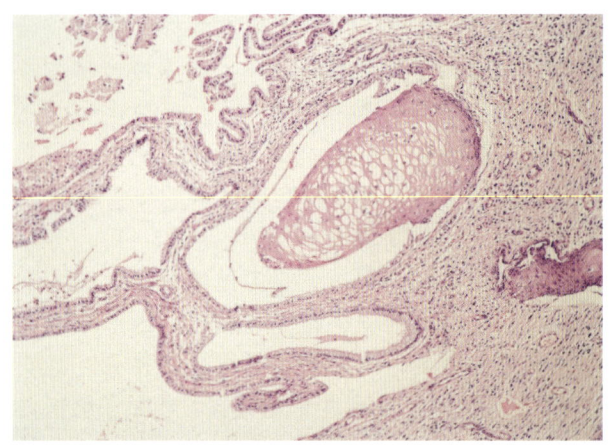

图 2-44 宫颈腺上皮鳞化（桑椹状）。

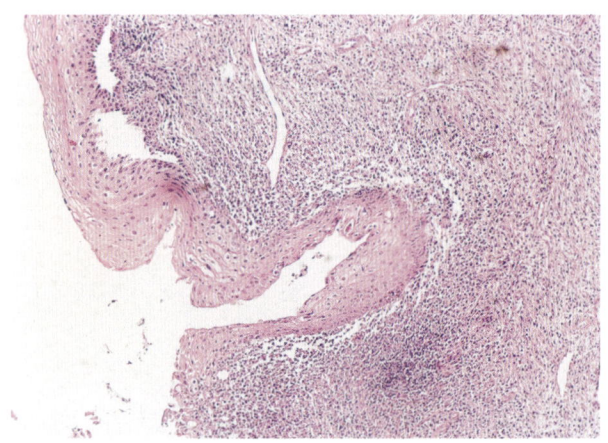

图 2-45 宫颈单管状腺鳞化。

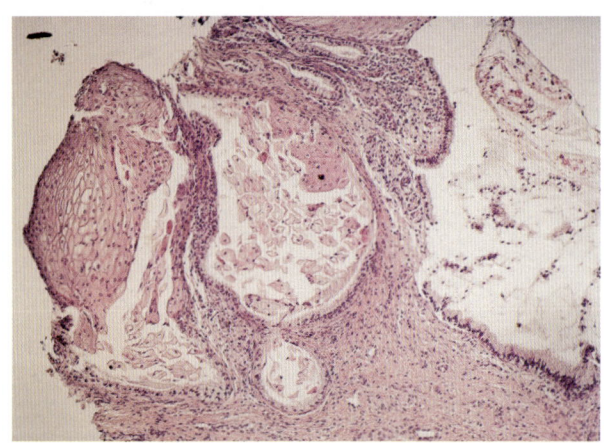

图 2-46 宫颈单管状腺鳞化（鳞化细胞脱落）。

胞学检查中，出现成堆分布的各层细胞集中区，其中基底层细胞核稍大，核深染；外底层嗜双相染色，核轻度增大，这种各层鳞状上皮集中区、细胞轻度不成熟性是典型鳞化的图像（图2-47）。

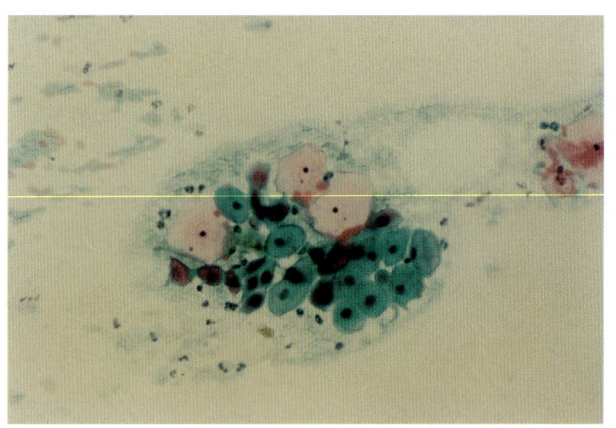

图 2-47 宫颈鳞化脱落细胞。

2. 细胞学：目前公认宫颈鳞状上皮化生是柱状上皮下的储备细胞（reserve cell）增生并向鳞状上皮分化形成的。有关储备细胞的来源尚无统一意见，认为可能来源于间质细胞、鳞状上皮细胞基底细胞或血液中的组织细胞。我们倾向于前者。

正常情况下，储备细胞数量很少，存在于柱状上皮下。在炎症、感染、理化因素或内分泌激素刺激下，储备细胞增生。

储备细胞增生时，细胞多成群出现，可彼此相连，细胞小（比内底层细胞更小），圆形或胞体较长，胞质少，巴氏染色中染成蓝绿色，浆内有细小空泡，核偏位，染色质匀细（图2-48、图2-49）。其周围常有不少化生细胞。

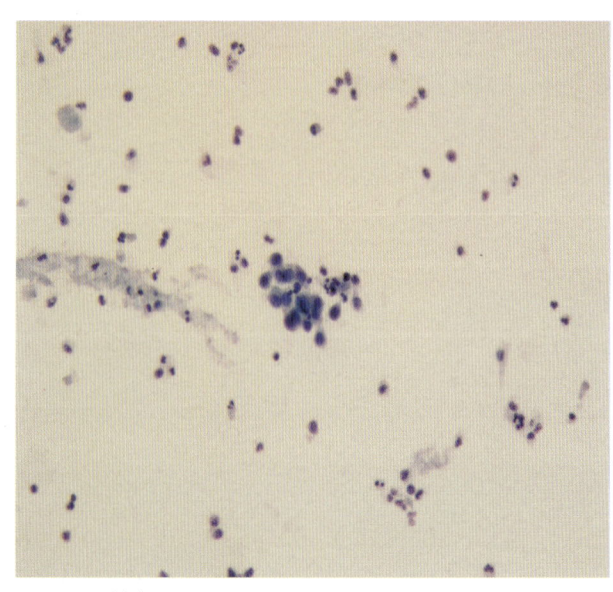

图 2-48 储备细胞增生。

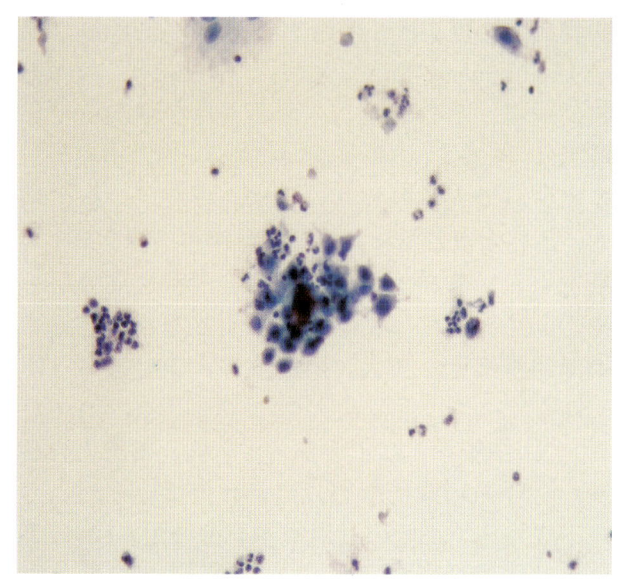

图 2-49　储备细胞增生。

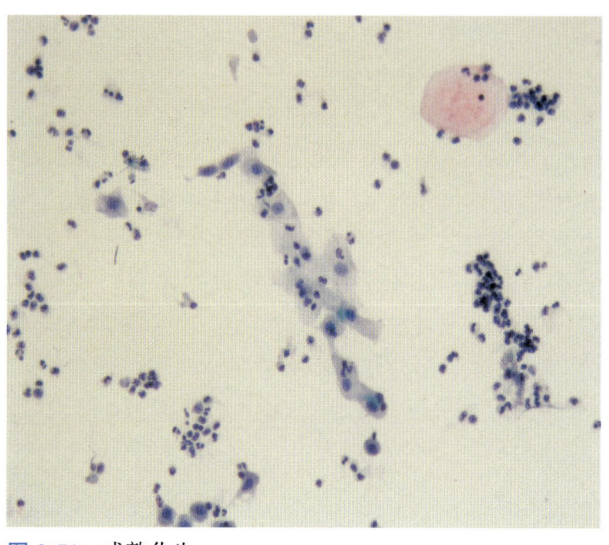

图 2-51　成熟化生。

成熟化生细胞学表现：与正常鳞状细胞难以区别，但细胞略小，胞质多形性，多突起，且有小空泡，染成蓝色或粉红色，核可稍大（图 2-50、图 2-51）。

（二）宫颈不完全化生

1．组织学：不完全鳞化（incomplete metapalsia，IM）也称不成熟化生（immature metaplasia），最好不使用"不成熟"的名词，以免与一些恶性倾向的病变混淆，或认为这类病变是成熟化生的幼稚阶段，一定会发展为完全鳞化。在实际情况下，这种化生不一定会发展为鳞化，也不属于普通鳞化的早期阶段，是鳞化的一种类型。

不完全化生易发生在转化带鳞—柱交界处的柱状上皮侧。形态特点是柱状上皮下储备细胞受刺激后，分化为鳞状上皮基底层细胞，这种细胞在化生区发育不良，细胞较小，排列松散，进一步只形成少数类似中层的细胞（中层分化不良），很快形成表层，表层很薄，呈现发育不良，因此这种化生不发育成完全的具备明确分层的鳞状上皮，或好像由储备细胞直接形成少量表层细胞（图 2-52）。这种化生的特点是上皮薄，各层均出现发育不良的现象，表层细胞不良角化比较明显。

2．细胞学：细胞多为圆形或卵圆形，胞质见突起，染成深蓝色，边界清，核小，染色质匀细，

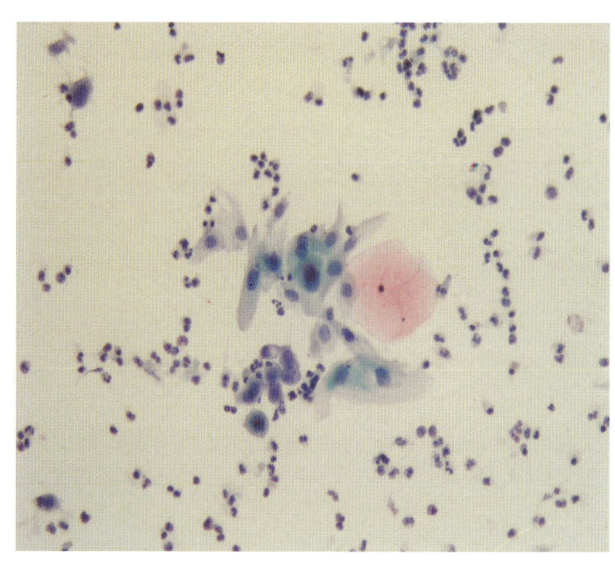

图 2-50　成熟化生。

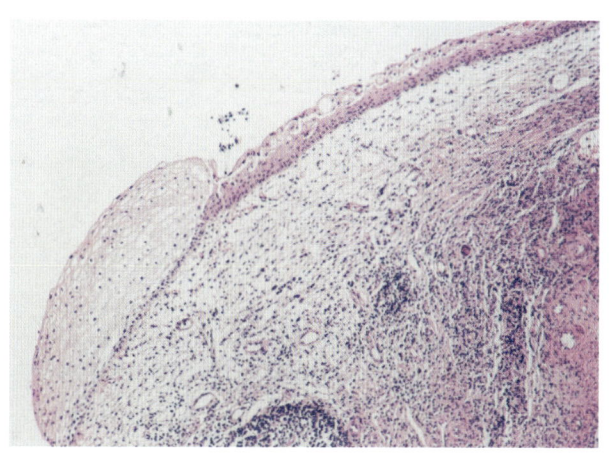

图 2-52　宫颈转化带不完全化生。

似外底层细胞。胞质内有空泡（图2-53、图2-54）。

（三）宫颈非典型化生

1. 组织学：子宫颈非典型化生（atypical metaplasia，AM）是在化生同时，出现组织及细胞异型性（分化不良）。从组织结构与细胞形态上与正常鳞状上皮出现差异。这种化生早期也从上皮及腺体基底部开始，储备细胞分化不良，在腺基底膜附近出现较小的不分化细胞，染色深，结构不清楚，由这些不分化的细胞增生，向腺腔内蔓延，早期形成三角形化生区，化生的细胞大小不等，无分层结构，细胞核增大，大小不等，形状不规则，这些细胞比较幼稚，使用PCNA（proliferating cell nuclear antigen）染色呈强阳性（图2-55）。说明细胞呈幼稚、不分化状态。非典型性在细胞核变化最明显，核增大，核浆比例以核为主，核大小不等，核染色质增大呈颗粒状，集中在核膜下，核仁增大，出现多核仁及异常核分裂象增多（图2-56）。

有时，非典型化生完全失去鳞状上皮分层结构，全层被分化不良的梭形细胞被覆，这些细胞类似幼稚细胞，核大，染色质多，核分裂多（图2-57）。

2. 细胞学：在不成熟化生阶段，细胞生长活跃，对外界刺激很敏感，当刺激持续存在时，有些不成熟化生细胞可发展成不典型增生。Elson等也用动物模型证实了这一点。如进一步进展可癌变。细胞学表现为成群出现的化生细胞中核的大小不一，核增大，为正常中层细胞核的3～3.5倍，染色质有轻度增加（图2-58）。不典型鳞状上皮化

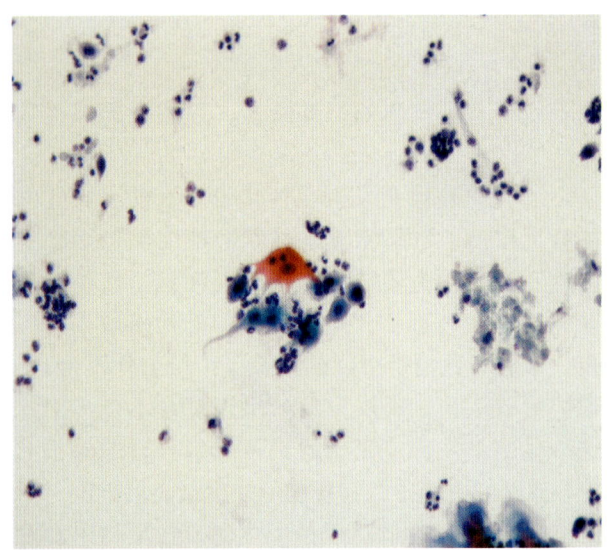

图2-53 不成熟化生。

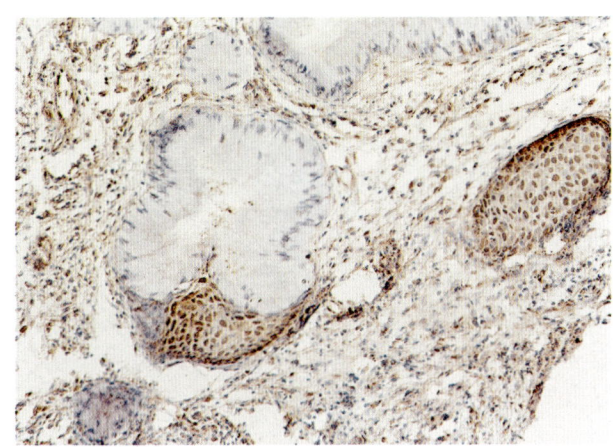

图2-55 宫颈腺上皮非典型化生（PCNA免疫组化染色）。

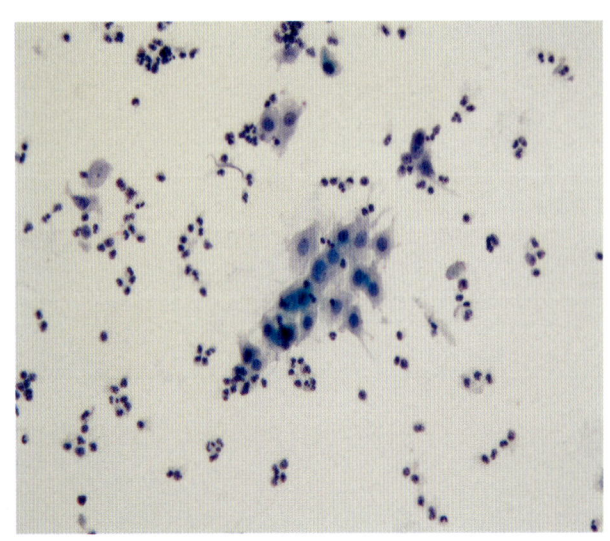

图2-54 不成熟化生。

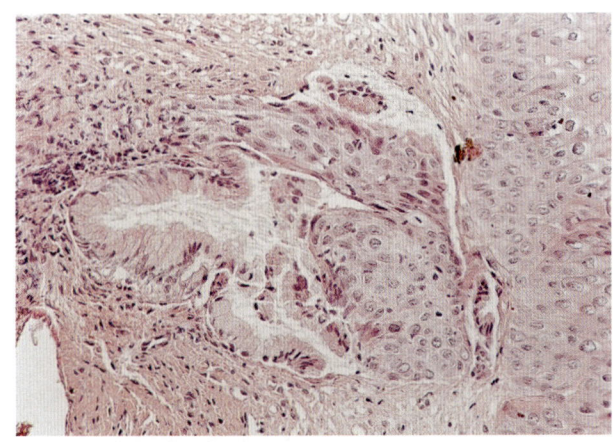

图2-56 宫颈腺非典型化生。

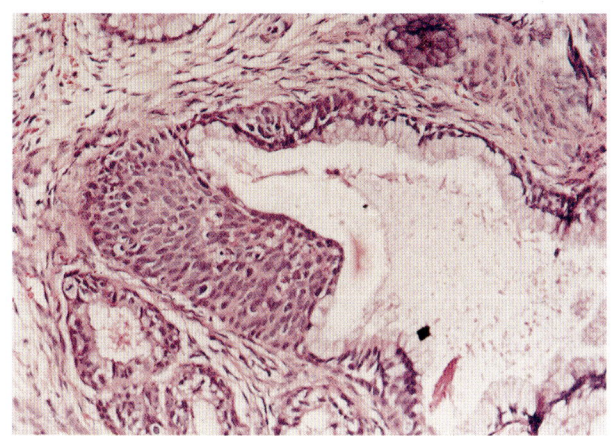

图 2-57　宫颈腺上皮非典型化生。

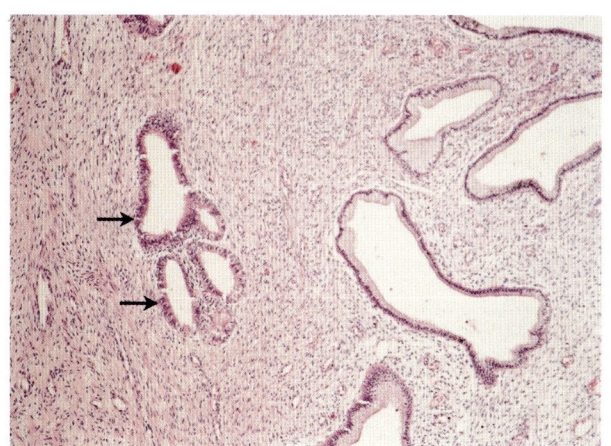

图 2-59　子宫颈腺体输卵管上皮化生。

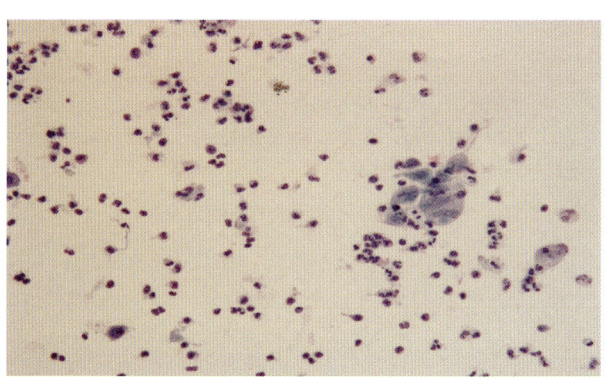

图 2-58　不典型化生。

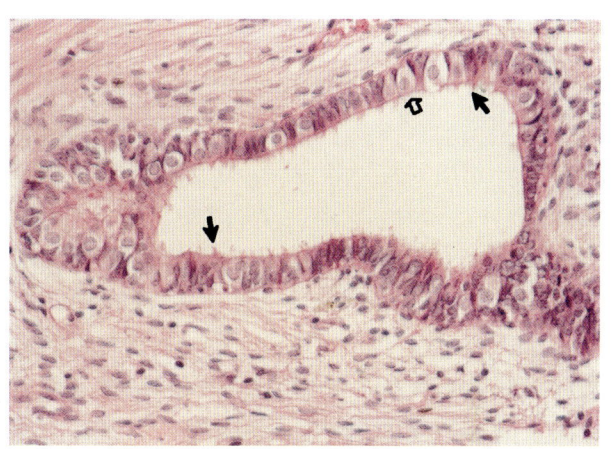

图 2-60　宫颈腺体输卵管上皮化生。

生在 TBS 系统中属于 ASC。

需要注意以下三组的鉴别诊断：

1. 储备细胞与子宫内膜细胞：子宫内膜细胞胞质更少，常成团出现，排列紧密，染色质呈颗粒状，可与间质细胞同时出现。

2. 不成熟化生与 CIN：CIN 细胞多形性明显，染色质深染，可见核分裂象；而不成熟化生细胞核规则。

3. 化生细胞与修复细胞：修复细胞常成片出现，合体细胞样排列，似有极性，细胞大，胞质丰富，核大，染色浅淡，核仁大而明显。胞质内常见中性粒细胞浸润。

五、宫颈上皮少见类型化生

（一）输卵管上皮化生（tubal metaplasia）

在化生的少见类型中，这是最为多见的一种，因为宫颈上皮与输卵管上皮同起源于米勒管。相互之间化生是容易理解的。化生腺体呈丛状或簇状分布于原宫颈间质内（图 2-59）。有时这种化生同时出现子宫内膜化生，称宫颈输卵管—子宫内膜样化生（tubo-endometrioid metaplasia）。这种化生可形成囊腔。腺化生后与输卵管上皮相同，可见纤毛细胞、分泌细胞、分泌后细胞及上皮下储备细胞（图 2-60）。

（二）肠上皮化生（intestinal metaplasia）

是一种十分罕见的化生，其特点是上皮细胞内出现杯状细胞及亲银细胞。

（三）非典型嗜酸性细胞化生（atypical oxyphilic metaplasia）

这种化生也很少见，文献中描述的特点是化生腺被嗜酸性、胞质丰富的立方形及多边形细胞取代。胞质内有空泡，细胞核出现不同程度异型性，核大、深染，呈分叶状，或多核但无核分裂。

（赵　蕊　李香菊）

第六节 子宫颈、阴道异常细胞学

一、宫颈、阴道细胞涂片中常见的异常上皮的细胞形态特征

宫颈和阴道上皮的组织病理变化同样可反映在其脱落细胞的形态变化上，认识阴道脱落细胞的病理变化，达到细胞病理学诊断的目的，是细胞学发展的方向。20世纪70年代以来，不少细胞学专家在细胞学诊断中曾指出不同疾病表现的变化，如炎症、化生、癌前病变、上皮内瘤变及癌的细胞病理变化。脱落细胞的病理变化及其在涂片中的形态表现与组织病理变化的形态特征是相应的，因此，观察细胞病理变化必须掌握一定的组织病理学知识，才能较准确地进行疾病诊断。

女性生殖道器官的一些疾病主要表现在上皮细胞多种多样的异常变化，简称其为不正常（abnormalities）。宫颈阴道涂片中的病理性细胞，包括变性、坏死细胞、变形细胞、鳞状上皮化生细胞、核异质细胞、异常角化细胞、储备细胞及癌细胞等，统称为不正常上皮细胞或异常上皮细胞（abnormal epithelia cells），它可直接或间接反映疾病的病理性质，是细胞病理诊断的基本形态。不同的异常上皮细胞可出现在不同的炎症性疾病、增生性疾病、癌前病变及癌瘤的细胞涂片中。现介绍几种常见的异常上皮细胞的形态特征。

在辨认过程中，最重要的是应注意鉴别其属良性改变、可疑恶性或是恶性改变。

（一）变性、坏死上皮细胞

变性上皮细胞是细胞尚未完全死亡，核与胞质尚存在，可见核肿胀、染色浅；胞质空泡形成，染色浅而色泽不鲜艳。坏死上皮细胞则发生核固缩、核碎裂、核溶解及胞质溶解，甚至形成裸核。变性、坏死上皮细胞最多见于急性炎症、炎症糜烂或宫颈浸润癌继发感染等（图2-61～图2-70）。

（二）核异质细胞（dyskaryosis）

核异质细胞的含义是指细胞核的异常，其病理变化主要出现在细胞核，细胞核变化可较轻或较重，而胞质可无改变或只有轻度变化。它是细胞病理涂片中常见的一种异常上皮细胞，属于非典型细胞可发生在鳞状上皮或腺上皮细胞。可出

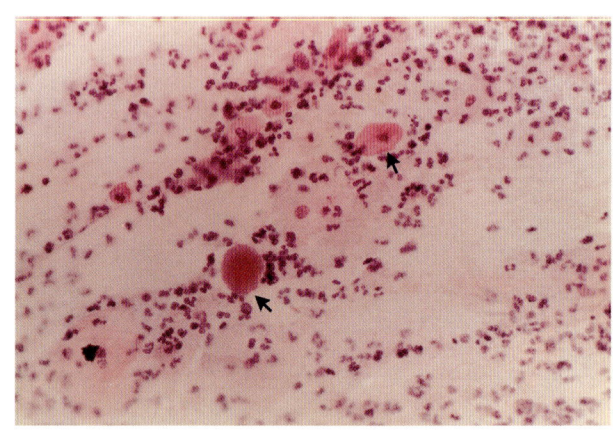

图 2-61 分别示细胞变性、坏死的各种表现。宫颈细胞涂片，上皮细胞有炎症表现，背景有大量白细胞，箭头示核溶解及核固缩。

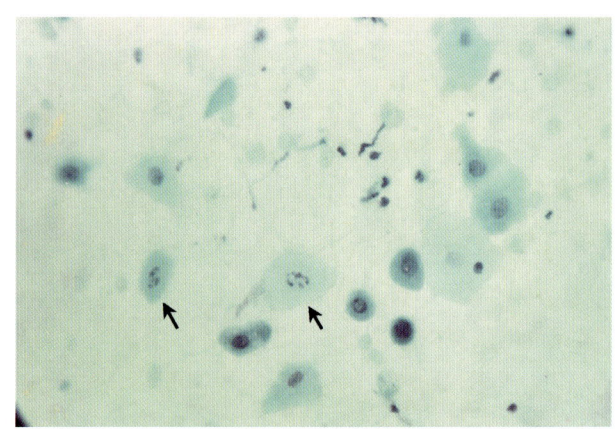

图 2-62 宫颈细胞涂片，示核碎裂，巴氏染色。

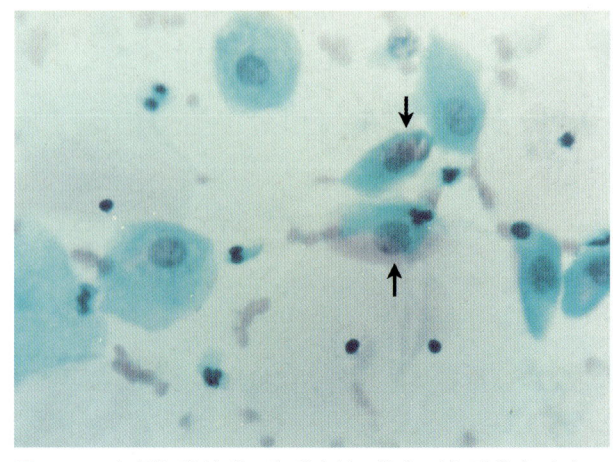

图 2-63 宫颈细胞涂片，胞质变性，染色不匀及染色改变，巴氏染色。

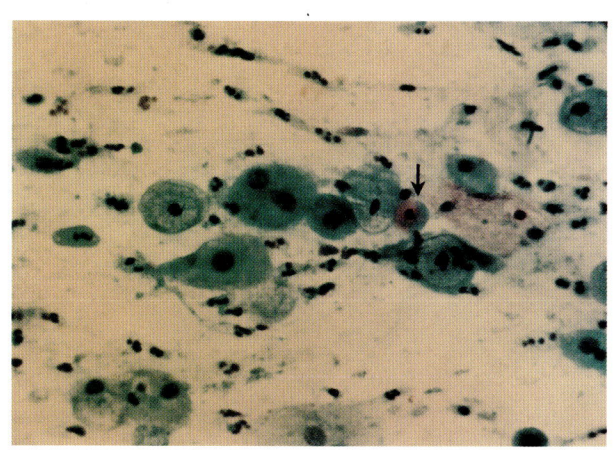

图 2-64　老年性阴道炎，核固缩及胞质染色改变，巴氏染色。

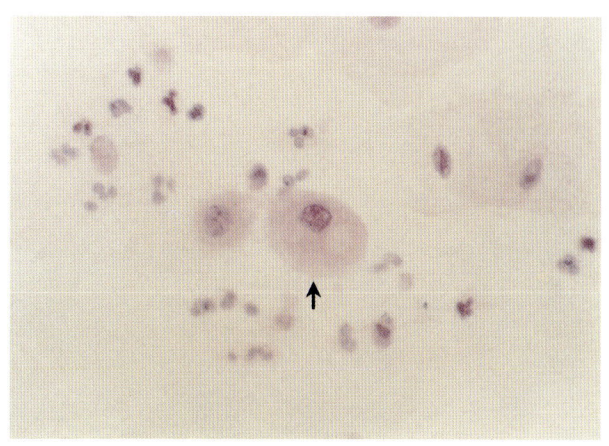

图 2-67　宫颈细胞涂片，胞质空泡样变，巴氏染色。

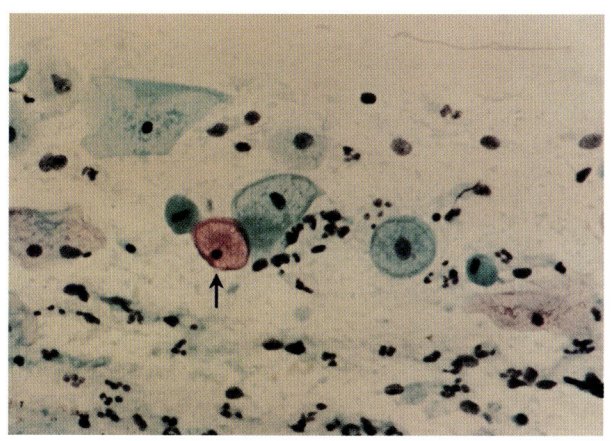

图 2-65　老年性阴道炎，核固缩及胞质（染色）嗜酸性改变，胞质空泡样变性，巴氏染色。

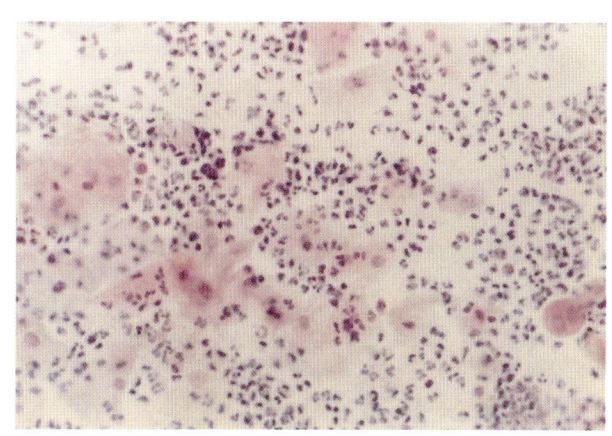

图 2-68　宫颈细胞涂片，上皮细胞炎性表现明显，背景白细胞多、细胞染色不鲜艳、边界模糊，巴氏染色。

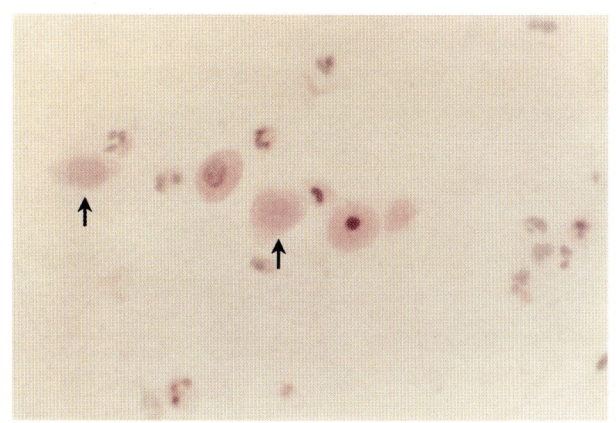

图 2-66　宫颈细胞涂片，核溶解，巴氏染色。

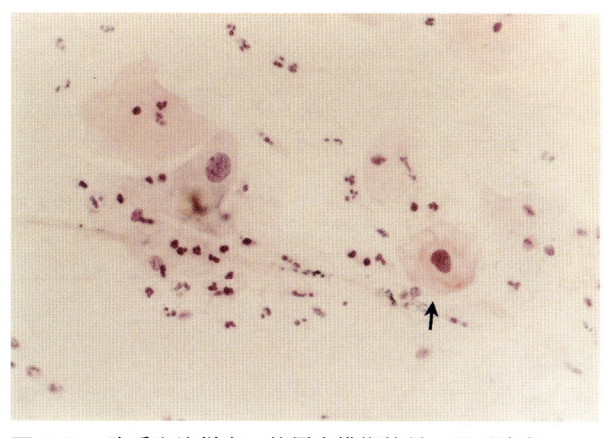

图 2-69　胞质空泡样变，核周有模糊核晕，巴氏染色。

现在很多增生性疾病或病变中，最常见于上皮非典型增生、化生或基底细胞增生；轻度核异质亦可见于炎症。Graham 指出：核异质细胞，即核虽有某些恶性现象，但核大小与胞质比例没有改变，细胞仍有适量胞质。

核异质细胞的形态特征主要表现为细胞核增

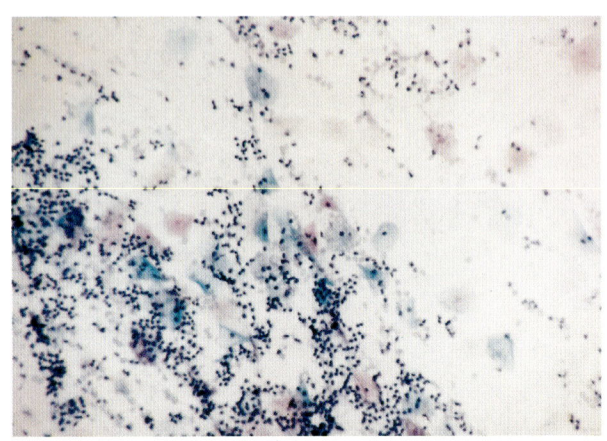

图 2-70　阴道炎，上皮细胞边界不清、染色不鲜艳，胞质变性，背景白细胞多。

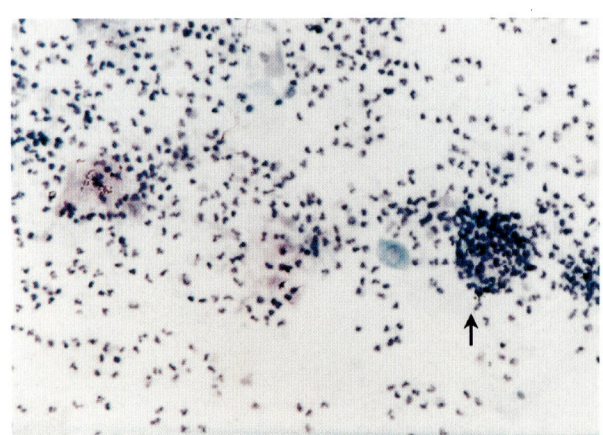

图 2-71　宫颈细胞涂片，见成堆白细胞吞噬坏死上皮细胞（↑）。

多见于癌前病变，又有人称为癌前核异质细胞。底层细胞重度核异质常是癌或 CIN 涂片中的伴随现象，应引起注意，仔细寻找有无癌细胞（图 2-72～图 2-78）。

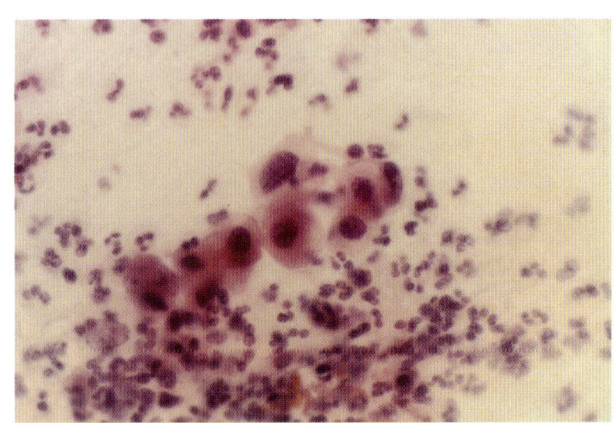

图 2-72　宫颈细胞涂片，底层核异质细胞，巴氏染色。

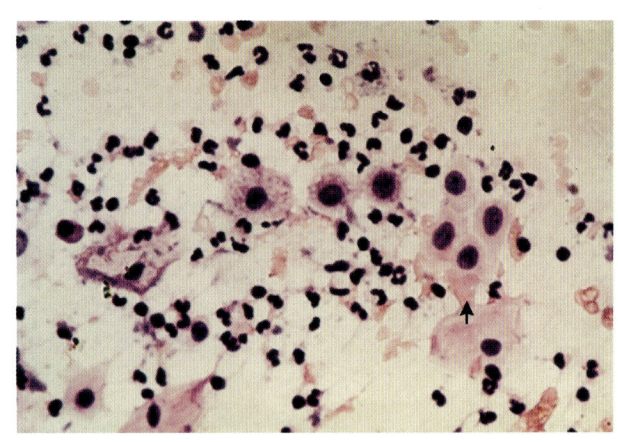

图 2-73　宫颈细胞涂片，图右可见数个底层核异质细胞，巴氏染色。

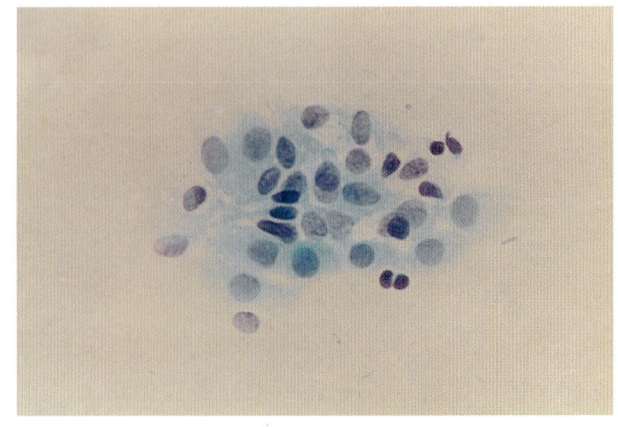

图 2-74　宫颈细胞涂片，HSIL，组织病理诊断 CIN Ⅱ，巴氏染色。

大，形状不规则，可有双核，核染色稍深，染色质颗粒大小不等，分布稍不匀。核膜一般改变不明显，少数也可见到细胞核边缘明显不整齐。细胞核的这些变化表示增生活跃和出现非典型性，但没有明显的癌细胞核的恶性特征。

核异质细胞的胞质除出现空泡或轻度染色改变外，一般变化不大，胞质仍较丰富，核浆比例大致近于正常。核异质细胞的胞质和细胞形状常保持原来的底层、中层和表层细胞的形态，故根据细胞外形可分底层核异质细胞、中层核异质细胞及表层核异质细胞。

根据核异形的程度又可分为轻度和重度的核异质细胞。轻度核异质细胞多见于炎症，细胞核增大，可有双核，但一般无多核，经过治疗即行消失，称炎性核异质细胞。重度底层核异质细胞

第六节 子宫颈、阴道异常细胞学

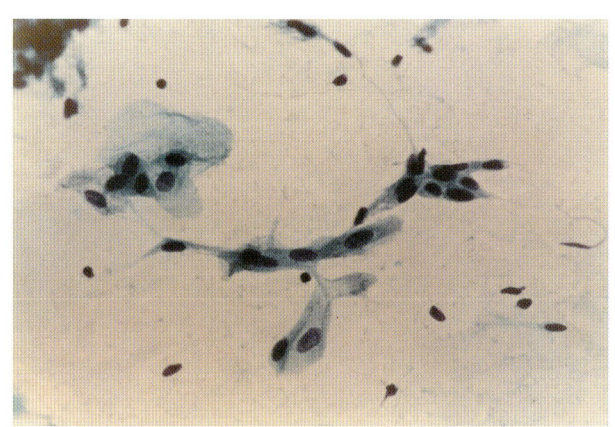

图 2-75 宫颈细胞涂片，表层及中层核异质细胞，巴氏染色。

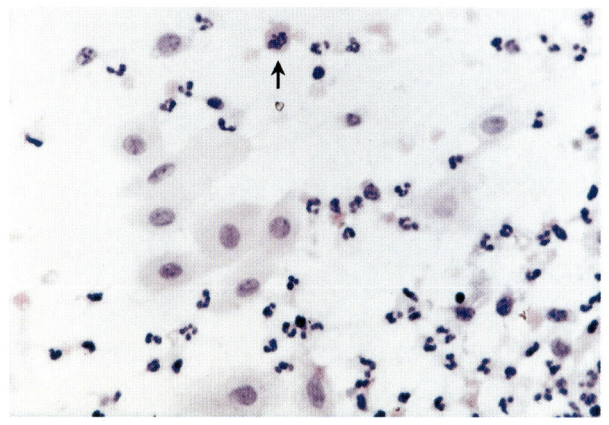

图 2-78 宫颈炎细胞涂片，箭头示核分裂（此现象在细胞涂片中很少见）巴氏染色。

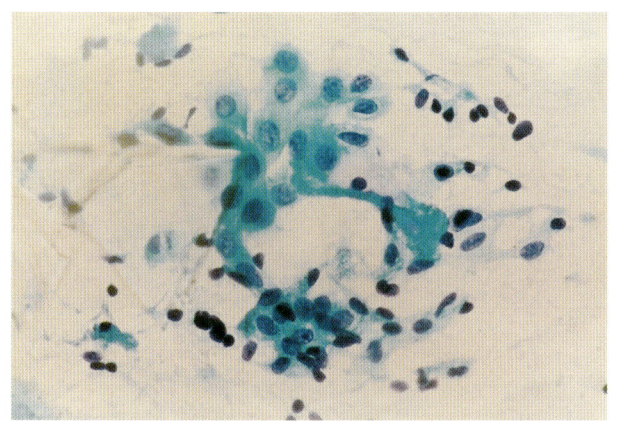

图 2-76 宫颈细胞涂片，HSIL，组织病理诊断为 CIN Ⅱ，巴氏染色。

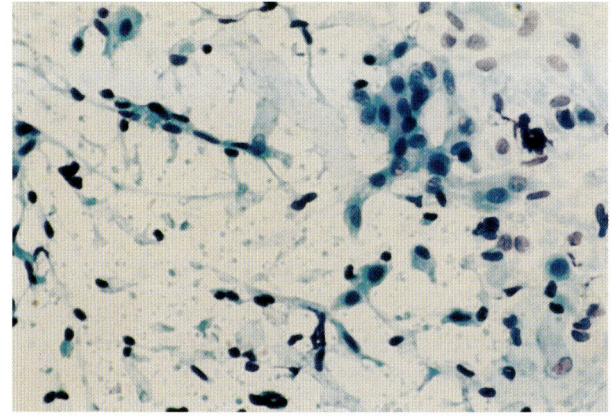

图 2-77 宫颈细胞涂片，HSIL，可疑癌，组织病理诊断为 CIN Ⅱ，巴氏染色。

附：非典型鳞状上皮细胞和非典型腺上皮细胞

在 TBS 分类中不采用"核异质细胞"的名词，而是采用非典型鳞状上皮细胞和非典型腺上皮细胞，摘录 Solomon 及 Nayar 编写的"子宫颈细胞学 Bethesda 报告系统（第 2 版，2004 年）一些叙述，供读者参考。

非典型鳞状细胞（ASC）这一类别的判读意见是对整个标本，而不是对单个细胞而言。它包括与致瘤型人乳头瘤病毒（HPV）感染无关的改变（或与 HPV 感染有关的改变——编者注）和瘤变，也包括那些提示可能有潜在宫颈上皮内瘤变（CIN）的所见，以及极少数的癌。

（一）非典型鳞状细胞

定义：非典型鳞状细胞是指提示为鳞状上皮内病变的细胞改变，但从质量和数量上又不足以做出明确判断。

有问题的细胞判读为非典型鳞状细胞需要具备三个基本特点：①鳞状分化，②核浆比增高，③轻度核深染，染色质成块，不规则、模糊不清，或者为多核。可以同一涂片上明确的正常形态细胞作为对照，以判断非典型鳞状细胞的判读是否有根据。细胞核的异常形态是判读非典型鳞状细胞的先决条件；然而，如见到与 HPV 感染有关的胞质改变。如强嗜橘黄细胞（角化不全）和核周晕（挖空细胞化），提示要仔细寻找可作为判读 ASC 和 SIL 充分依据的细胞。

2001 年 TBS 分类要求对所有 ASC 的判读结果应划分为"意义不明确的不典型鳞状细胞"（ASC-US）或"不除外高级别鳞状上皮内病变的不典型鳞状细胞"（ASC-H）两类。

ASC-US 指那些提示为 LSIL 或为不确定级别的 SIL 的改变。

ASC-H 是指那些细胞学改变提示为 HSIL 的少数 ASC 病例（估计 < 10%）。只有意义不明确而又非常怀疑为 HSIL 的标本才使用 ASC-H 这一名称，以区别大多数非典型鳞状细胞（ASC）。归类为 ASC-H 的病例可提示潜在的 CIN Ⅱ 或 CIN Ⅲ，其阳性预测的价值较 ASC-US 更高，但比明确诊断为 HSIL 预测 CIN Ⅱ 或更严重病变的价值要低。它真实反映出细胞病理学家对这些标本无法作出精确和可重复判断的状况。

1. 非典型鳞状细胞、意义不明确（ASC-US）

标准：

核面积大约为正常中层鳞状细胞核的 2.5 ~ 3 倍。

核浆比轻度增高。

核轻度深染，染色质分布或核形不规则。

核异常伴随胞质的强嗜橘黄色改变（"非典型角化不全"）。

涂片中正常形态的中层细胞为评估细胞核大小及形态是否符合 ASC-US 标准提供了恰当的对照。典型的 ASC-US 细胞具有表层或中间层鳞状细胞的大小和形状。一些圆形或椭圆形细胞大小约为表层细胞的 1/3，也就是近似于大的化生细胞或小的中间层细胞。这些细胞可能也被归类为 ASC-US，并提示可能为 CIN Ⅰ 或 CIN Ⅱ。

当细胞有感染或变性改变、空气干燥造成的细胞核增大和其他人工假象时，判断标本是无上皮内病变或恶性病变（negative for intraepithelial lesion or malignancy，NILM）还是 ASC-US 是很困难的，此时应考虑患者的年龄和病史，如果认为以前标本与现在做出判读结果有关，就应显微镜下复查其当初的标本。

2. 非典型鳞状细胞、不除外 HSIL（ASC-H）

ASC-H 中，细胞常稀疏，可见到以下图形：

（1）核/浆比高的小细胞："非典型（不成熟）化生"

标准：

细胞常单个出现，或呈 < 10 个细胞的小片；偶尔在常规涂片上，细胞可以"成串"排列在黏液中。

细胞大小等同于化生细胞，其核大约较正常细胞核大 1.5 ~ 2.5 倍。核浆比接近 HSIL 的细胞。

在判断标本是符合 ASC-H 还是 HSIL 时，若出现核的异常如核深染、染色质不规则、核形异常且灶性不规则，都倾向于 HSIL。

（2）"密集成片型"

标准：

为有核的密集细胞的微小团块，核极向可消失或分辨不清。

浓稠胞质，多角形细胞，细胞小片的轮廓清晰锐利，一般考虑为鳞状细胞而不是腺细胞（子宫颈管）分化。

液基涂片：ASC-H 细胞非常小，胞核仅为中性粒细胞核的 2 ~ 3 倍大小。

（二）非典型腺细胞

定义： 子宫颈管腺上皮细胞显示细胞核的非典型性程度明显超出反应性和修复性改变，但又缺乏明确的子宫颈管原位腺癌和侵袭性腺癌的特点。

1. 非典型子宫颈管细胞：非特异性

标准：

细胞呈片状或带状排列，细胞排列轻度拥挤，核重叠。

核增大，为正常子宫颈管细胞核的 3 ~ 5 倍。

细胞核的大小和形状轻度不一致。

细胞核轻度深染。

可见核仁。

核分裂罕见。

胞质尚丰富，但核浆比（N/C）增高。

细胞界限清晰。

液基涂片：细胞团多呈圆形，细胞密集重叠，呈三维结构，很难看清细胞团中央的单个细胞。

2. 非典型子宫颈管细胞：倾向于肿瘤

定义： 细胞形态学无论在量和质上均不足以判读为子宫颈管原位腺癌或侵袭性癌。

标准：

异常细胞排列呈片状、条带状，核拥挤、重叠。

偶见细胞呈菊蕊团或羽毛状排列。

核增大，染色质稍增多。

偶见核分裂。

核浆比升高，胞质量减少，细胞边界不清。

液基涂片：细胞团增厚，可呈三维结构，复层排列的细胞遮盖住团片中央部分细胞核的细节。

3. 非典型性子宫内膜细胞

标准：

细胞团小，每团为 5～10 个细胞。

核与正常子宫内膜细胞相比轻度增大。

核染色稍深。

可见小核仁。

胞质少，偶有空泡形成。

细胞边界不清。

液基涂片：核染色过深更明显。核仁更突出。

注意：在液基涂片中，良性脱落的（脱卸/月经期）子宫内膜细胞核的多形性比在传统涂片中更明显一些，这可能是由于在月经期液基涂片中去掉了红细胞、炎症和细胞碎片的影响，使得退变的子宫内膜细胞看得更清楚。这种情况可能过度判读为"非典型性"。

一旦判读为"非典型(性)腺细胞"（AGC）后，要尽可能区分，以确定来源（来自子宫颈管或子宫内膜）。如果其细胞来源不能确定，将使用广义的"腺的"术语。非典型子宫颈管细胞若有倾向于肿瘤的迹象时，应进一步注明。非典型性子宫内膜细胞一般不进一步说明是否倾向于肿瘤，因为鉴别困难而且可重复性差。

（三）变形细胞

常在炎性增生、化生、宫颈上皮内瘤变（CIN）或癌时出现。这些细胞的形态特点是外形不规则，可见蜘蛛状、蝌蚪状、梭形或纤维形等变化；细胞核稍增大，大小略不等，染色较深，核浆比例核仍不超过 1∶1。有时可因形状不规则、核稍大及染色较深而误认为恶性细胞，区别在于核无恶性特征，核浆比例仍不超过 1∶1（图 2-79～图 2-89）。

（四）鳞状上皮化生细胞

主要见于宫颈腺性糜烂区增生的腺体发生鳞状上皮化生时，是由柱状上皮下增生的储备细胞向鳞状上皮分化、成熟而形成鳞状上皮。完全成

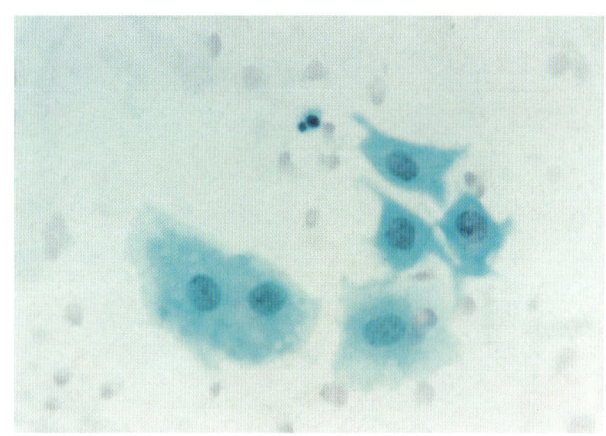

图 2-80 宫颈鳞状上皮变形细胞，巴氏染色。

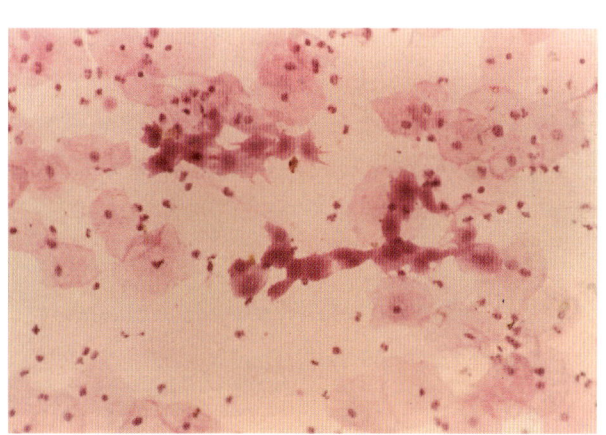

图 2-81 宫颈鳞状上皮变形细胞。

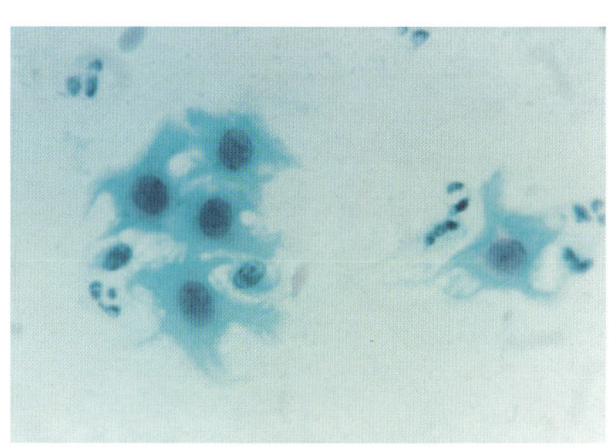

图 2-79 宫颈鳞状上皮变形细胞，巴氏染色。

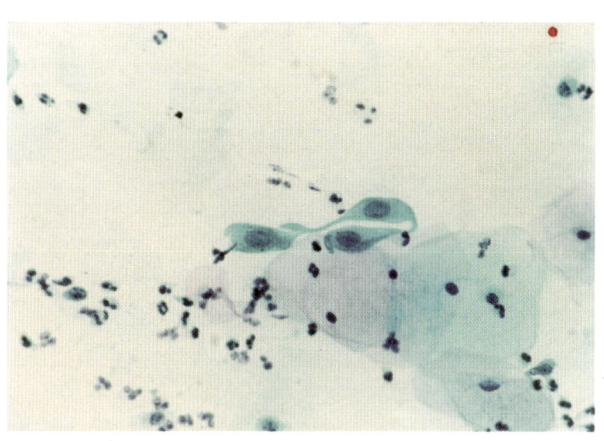

图 2-82 宫颈鳞状上皮变形细胞。

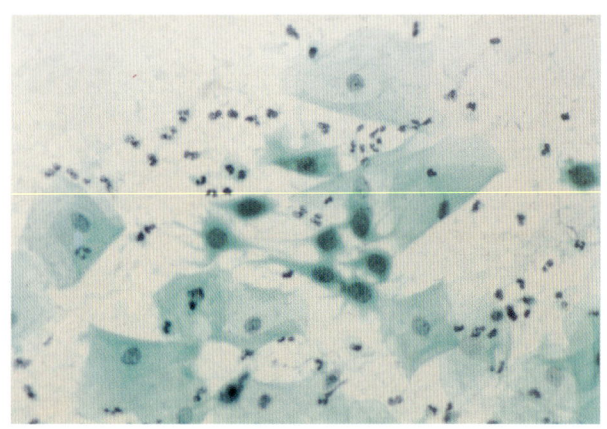

图 2-83 宫颈细胞涂片，鳞状上皮变形细胞，巴氏染色。

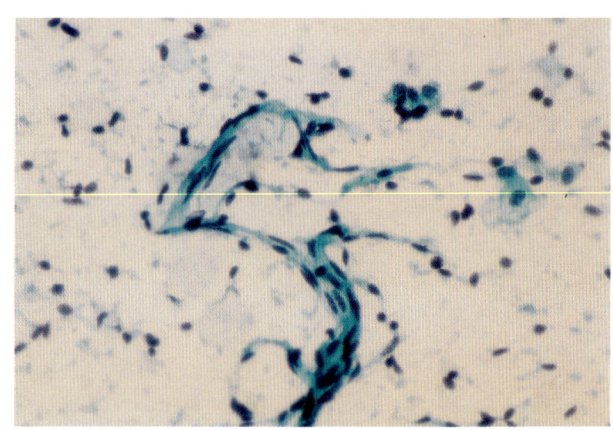

图 2-86 宫颈细胞涂片，HSIL，纤维形变形细胞，组织病理诊断为 CIN Ⅱ，巴氏染色。

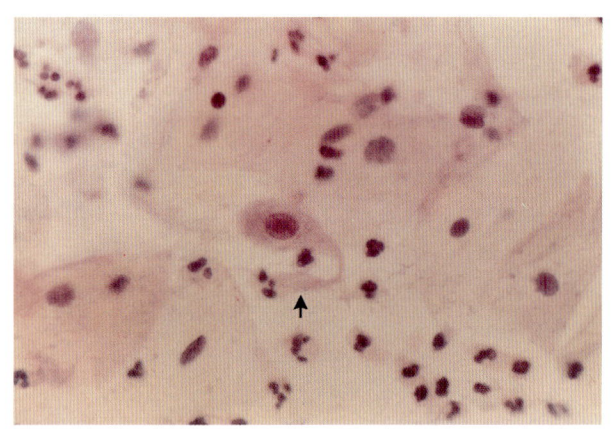

图 2-84 宫颈细胞涂片，蝌蚪形变形细胞，巴氏染色。

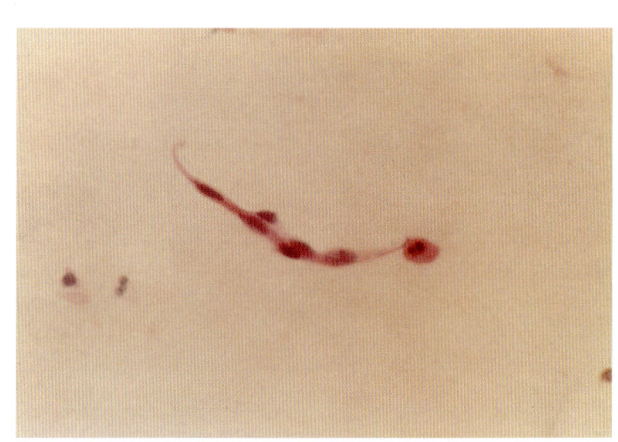

图 2-87 宫颈细胞涂片，变形细胞，巴氏染色。

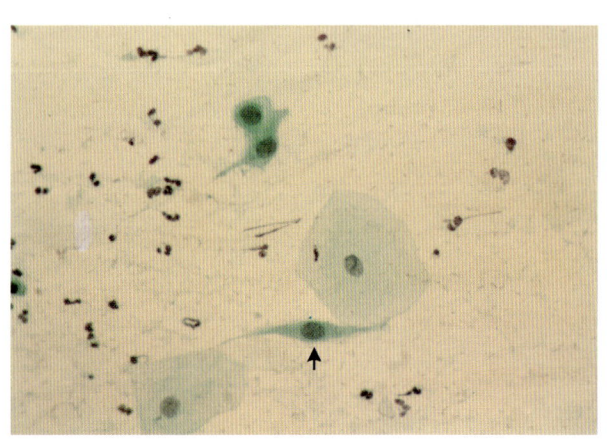

图 2-85 宫颈细胞涂片，梭形变形细胞，巴氏染色。

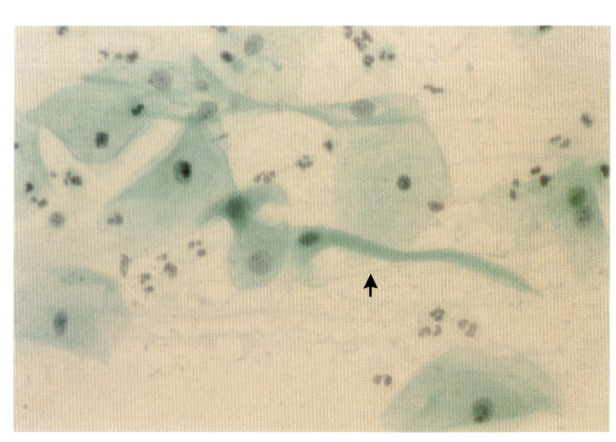

图 2-88 宫颈细胞涂片，纤维形变形细胞，巴氏染色。

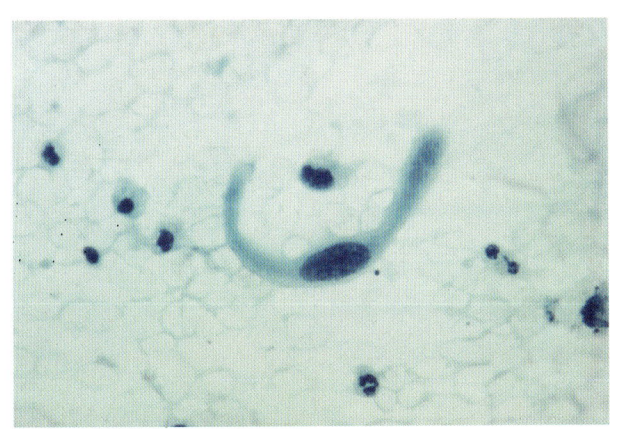

图 2-89 宫颈细胞涂片，纤维型癌细胞，巴氏染色，患者病理诊断为鳞状上皮细胞癌。

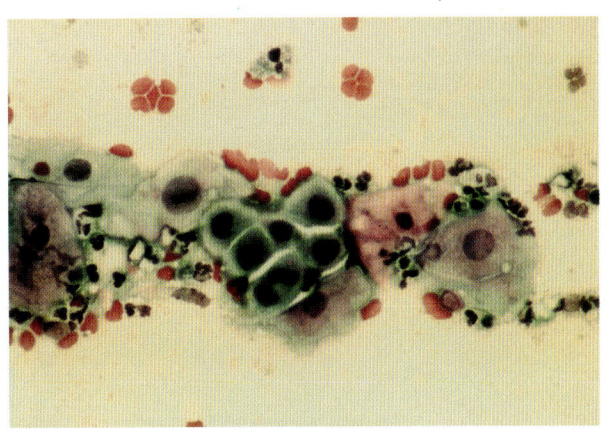

图 2-91 宫颈细胞涂片，成群未成熟性化生细胞，巴氏染色。

熟的鳞状上皮化生细胞与正常鳞状上皮形态基本一致，细胞涂片中与正常鳞状上皮的各层细胞难以区分。化生的各层细胞一般集合成群，排列紧密，可缺乏表层细胞，但总可见中、底层细胞。未完全成熟的鳞状上皮化生细胞，因增生的储备细胞只达到深棘层细胞的成熟度，因此涂片中见到的主要为内、外底层细胞所组成的细胞群，细胞间排列紧密，常有成团或成排的储备细胞（图 2-90～图 2-92）。由于化生的鳞状上皮为新生较幼稚细胞，因此细胞核可较大，染色较深。在细胞涂片中鳞状上皮化生细胞与正常鳞状上皮或其他异常上皮细胞常混合存在。

（五）储备细胞

为腺体柱状上皮下保留的未分化幼稚细胞，具有增生和多向分化潜能，可向柱状上皮分化，也可向鳞状上皮分化。在正常腺体中一般很难见

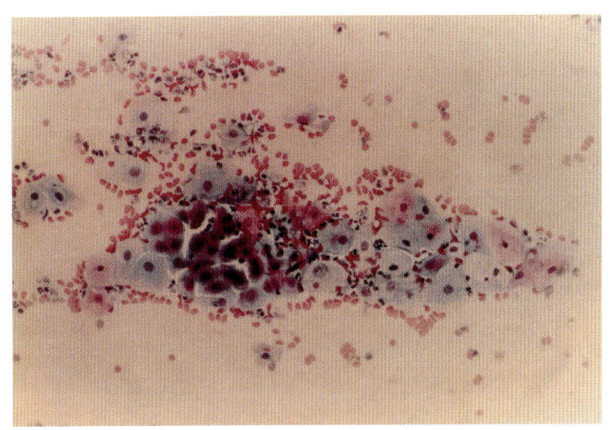

图 2-92 宫颈细胞涂片，一群化生细胞，巴氏染色。

到，但在腺体增生时，储备细胞首先增生，大量出现在柱状上皮下。因此，储备细胞最多出现在宫颈腺性糜烂和化生，以及各种增生性病变时。涂片中储备细胞体积比内底层细胞更小，细胞核

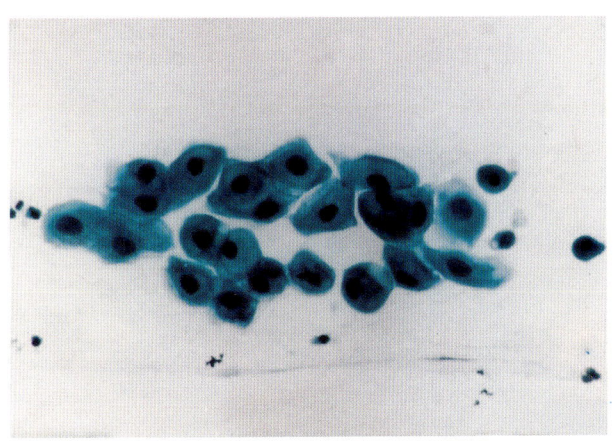

图 2-90 宫颈细胞涂片，成群未成熟性化生细胞，巴氏染色。

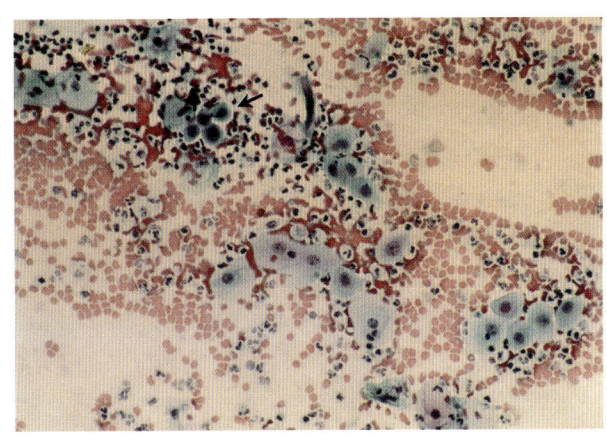

图 2-93 宫颈细胞涂片，可见多数底层细胞及少数中层细胞，箭头示数个储备细胞，巴氏染色。

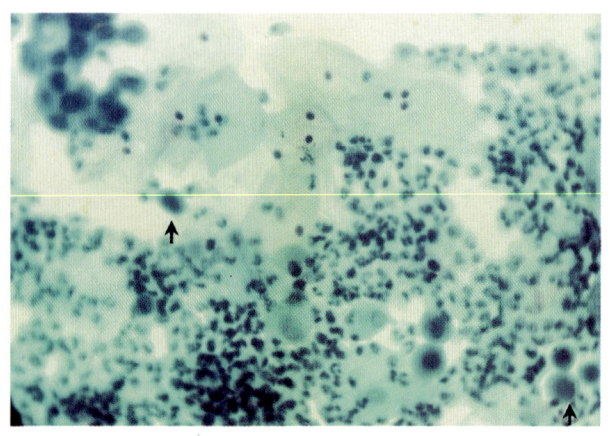

图 2-94 宫颈细胞涂片，储备细胞（箭头所示），巴氏染色。

较大，胞质很窄，核浆比例＞1∶1是与内底层细胞的主要区别点。有时储备细胞要与单核细胞区别，储备细胞的体积比单核细胞稍大，胞质比单核细胞窄，常成排成群出现（图2-93、图2-94），而单核细胞常单个分散存在，不成排。由于储备细胞的核浆比例＞1∶1，因此还要与未分化癌细胞相区别，在良性病变中增生的储备细胞体积比未化癌细胞明显要小，大小一致，数量亦少，核没有明显的恶性结构，细胞没有明显的异型性。

（六）异常角化细胞

为早熟角化细胞、角化不良（dyskeratosis）或角化不全细胞。常见于CIN或癌，是鳞状上皮不正常增生及成熟的结果，表现为细胞核的成熟度与胞质的成熟度不一致，胞质相比之下过度成熟，染色呈鲜红或深红色，但核仍可见。这种细胞出现于表层角化前细胞的称角化不全细胞（parakeratosis），出现在中、底层的称早熟角化细胞（图2-95、图2-96）。

（七）癌细胞

癌细胞的形态特征主要有三个，即异型性、多形性及幼稚性。异型性（heterotype）为癌细胞与其母细胞的形态和结构上的明显不相似性，表现为细胞体积和核异常增大，核的形状不规则，染色深浅不一，核仁大而增多；胞质宽窄不一，核浆比例＞1∶1。多形性为癌细胞相互之间形状、大小不一，染色深浅不等；常见多核、巨核、分叶核、奇形核（bizarre nucleus）和瘤巨细胞等（图2-97）。幼稚性为癌细胞处于未分化、未成熟状态，表现为细胞体积较小，细胞核圆形或梭形，大小、

形状较一致，胞质窄，核浆比例＞1∶1，相当于内底层或储备细胞的形态，为低分化或未分化癌的形态特征（图2-96、98、99）。从癌细胞的特征性分化结构和分泌物可辨认是由何种组织发生的

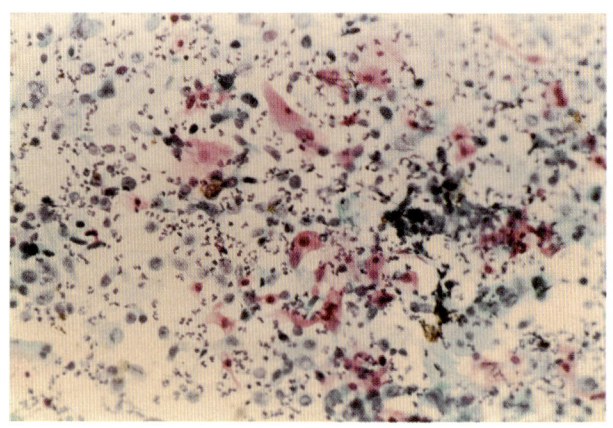

图 2-95 宫颈高分化鳞状细胞癌之细胞涂片，见鳞癌细胞及异常角化细胞（胞质红染），巴氏染色。

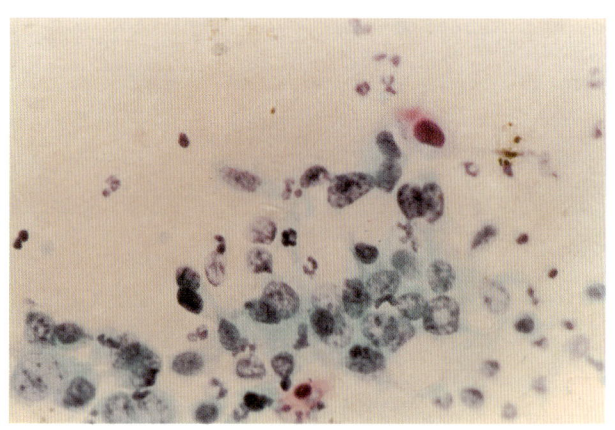

图 2-96 宫颈低分化鳞状细胞癌之细胞涂片，见鳞癌细胞及异常角化细胞（胞质红染），巴氏染色。

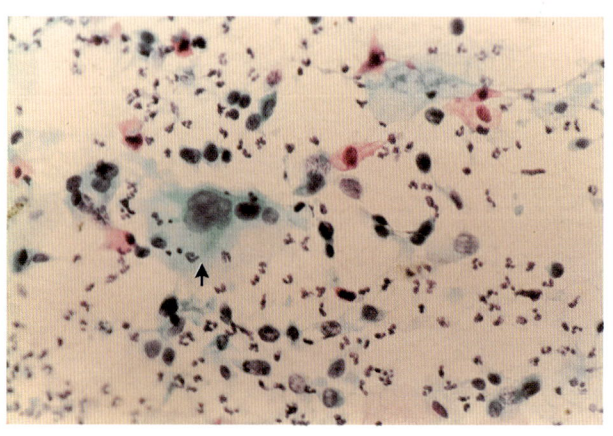

图 2-97 宫颈高分化鳞状细胞癌之细胞涂片，见鳞癌细胞及瘤巨细胞（↑），巴氏染色。

癌，例如腺癌细胞涂片中，尤其是在癌组织刮片的细胞涂片中可找到异型柱状上皮的排列或腺腔结构（图2-100、图2-101）；宫颈黏液腺癌可见黏液分泌物（图2-102、图2-103）或找到印戒细胞；

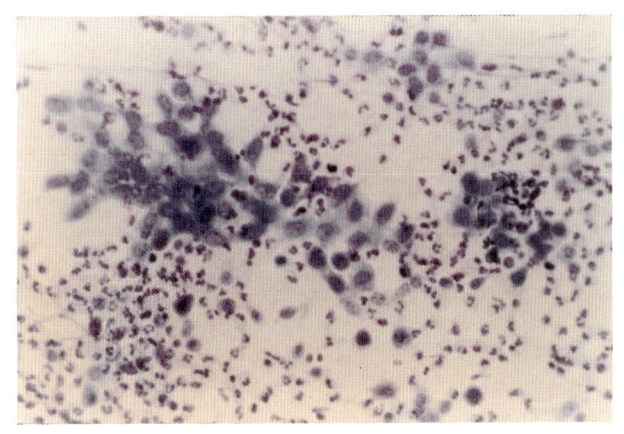

图2-98 宫颈低分化鳞状上皮细胞癌之宫颈细胞涂片，巴氏染色。

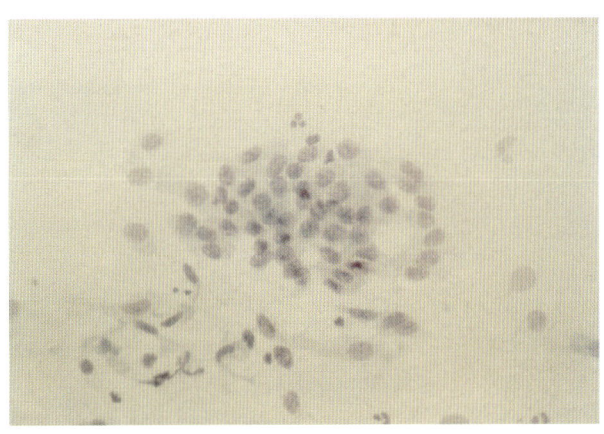

图2-101 子宫体腺癌刮片之细胞涂片，可见一群腺癌细胞构成的腺腔结构。巴氏染色。

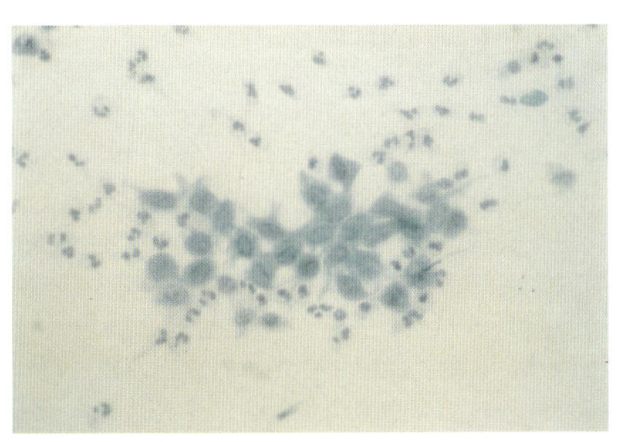

图2-99 宫颈低分化鳞状上皮细胞癌之宫颈细胞涂片，巴氏染色。

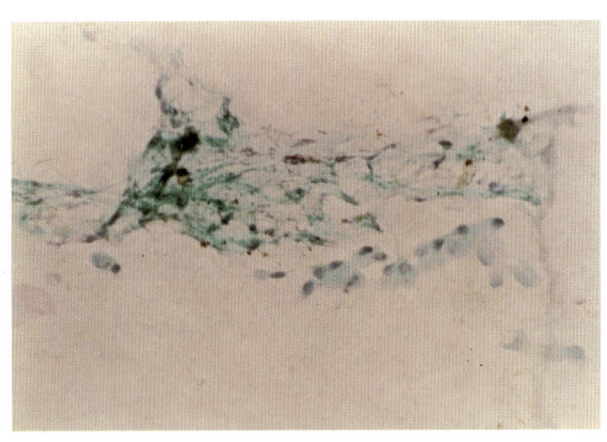

图2-102 宫颈细胞涂片中可见成堆黏液丝及大小、形状较不一、胞质富含黏液之腺癌细胞，巴氏染色，10×20，病理诊断：宫颈黏液腺癌。

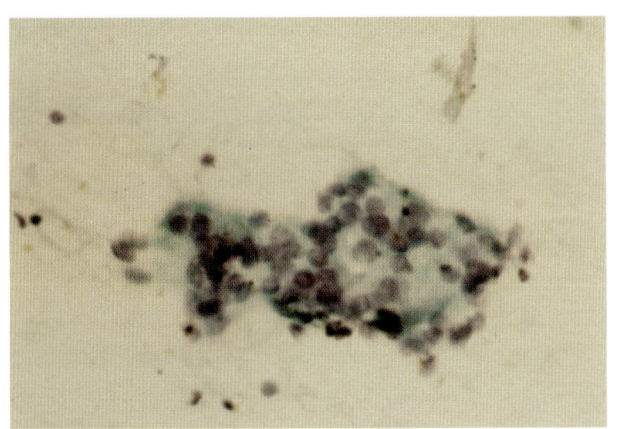

图2-100 子宫体腺癌刮片之细胞涂片，可见一群腺癌细胞构成的腺体共壁结构。巴氏染色。

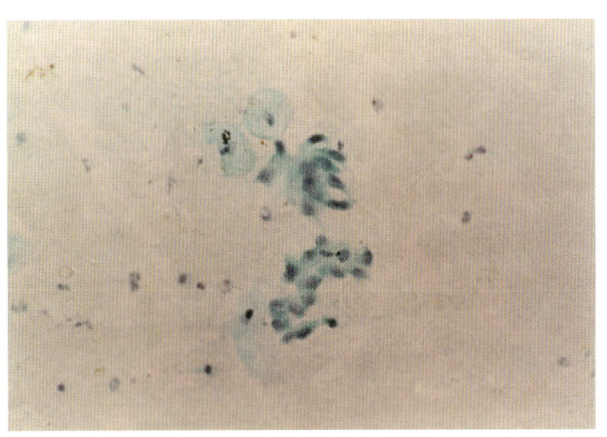

图2-103 宫颈黏液腺癌之宫颈细胞涂片，见腺癌细胞，巴氏染色。

分化好的鳞状细胞癌在中层和底层癌细胞胞质内可见PAS阳性的糖原颗粒，或见较多异常角化细胞（图2-104～图2-107）。

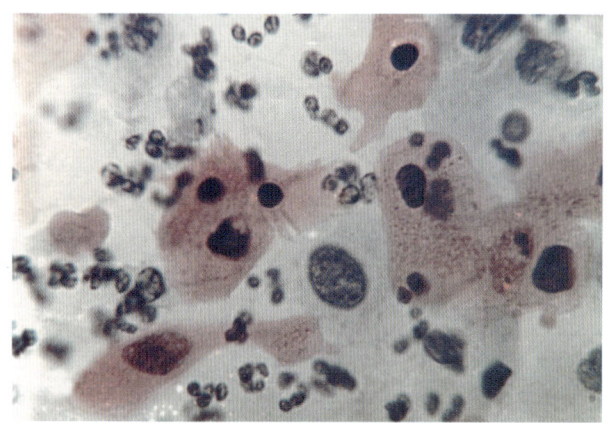

图2-104　宫颈鳞状上皮细胞癌之细胞涂片，可见鳞癌细胞、异常角化癌细胞及异常角化细胞，巴氏染色。

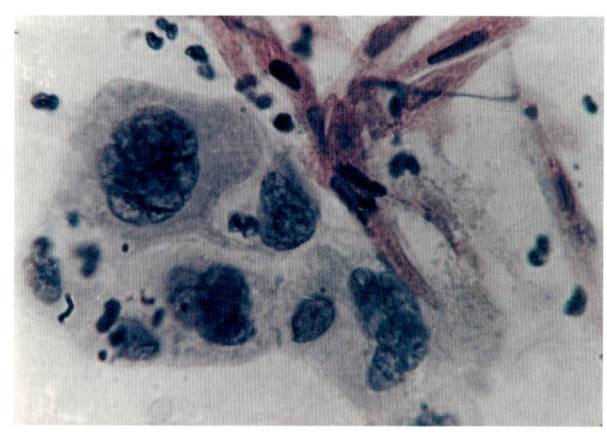

图2-105　宫颈鳞状上皮细胞癌之细胞涂片，可见鳞癌细胞及异常角化癌细胞，巴氏染色。

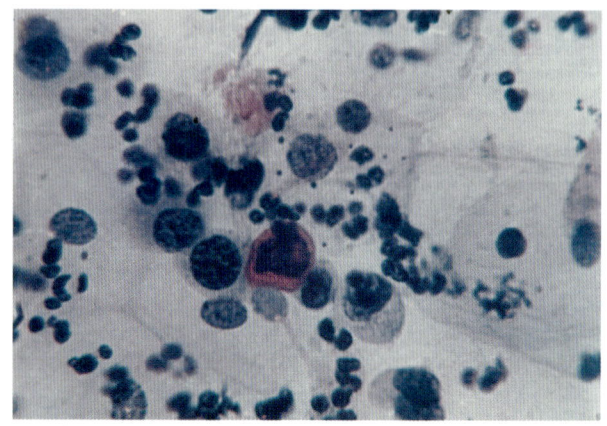

图2-106　宫颈鳞状上皮细胞癌之细胞涂片，巴氏染色。

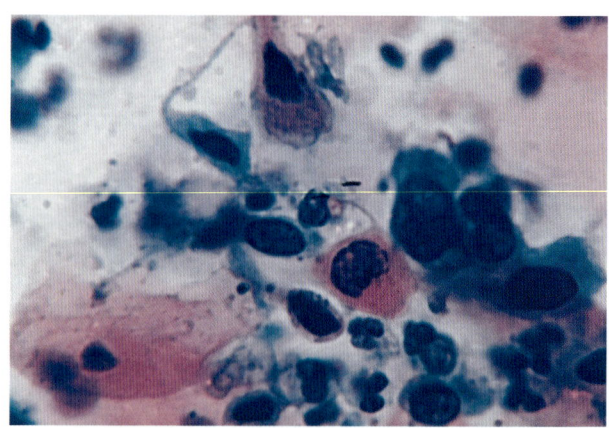

图2-107　宫颈鳞状上皮细胞癌之细胞涂片，巴氏染色，可见鳞癌细胞及癌瘤细胞异常角化。

癌细胞的形态虽有明显异型性，但根据癌的不同分化成熟度，尚可保留与相应成熟细胞不同程度的相似性，如鳞状细胞癌可分辨为表层细胞型、中层细胞型和底层细胞型的癌细胞；高分化鳞状细胞癌已达到表层细胞的成熟度，因此涂片中可见各层细胞型的癌细胞；未分化癌则主要为储备细胞型或内底层细胞型癌细胞。若癌细胞发生退行性变，涂片中可见可疑或高度可疑癌的裸核。

一般都认为，腺癌在细胞涂片中很容易发生漏诊，其主要原因之一是鳞癌细胞的异型性和多形性均较腺癌细胞明显得多，尤其是高分化鳞癌。其次是，腺癌细胞核表现为核大、大小不等、核膜增厚、核仁明显、核内染色质增多、粗细不等和排列不均，这些变化与正常腺细胞核相比变化明显；但与鳞状上皮癌细胞核相比，则不如鳞癌细胞核的变化明显。若以鳞癌细胞的形态特征来作为衡量是否够腺癌细胞的标准，则会误认为其异型性不够明显，误认为"不是癌细胞"，因认识错误而发生漏诊。此外，若能在细胞涂片中见到细胞排列有腺腔样结构、腺体背靠背及腺腔上皮共壁现象，则对腺癌诊断很有参考价值（图2-108～图2-111）。

虽然对各种变异上皮细胞的形态特征分别进行介绍，但在细胞涂片中，常会有多种变异上皮细胞同时出现。如在宫颈癌的涂片中会同时有癌细胞、重度底层细胞核异质、异常角化细胞等，合并感染时还可见不同程度的变性、坏死癌细胞

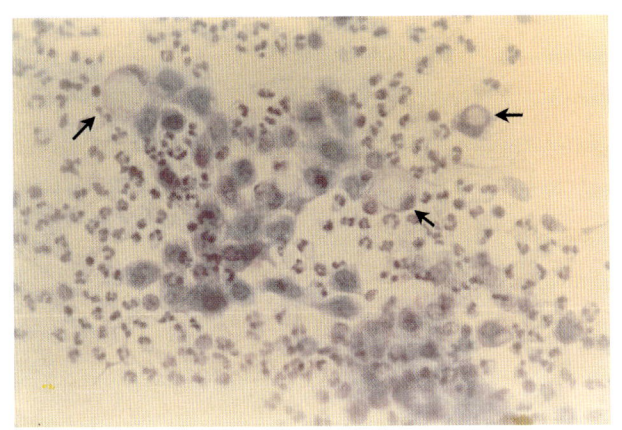

图2-108 宫颈鳞腺癌之宫颈细胞涂片，一群多边形鳞状细胞癌细胞间混合有腺癌成分的印戒细胞（↑），巴氏染色。

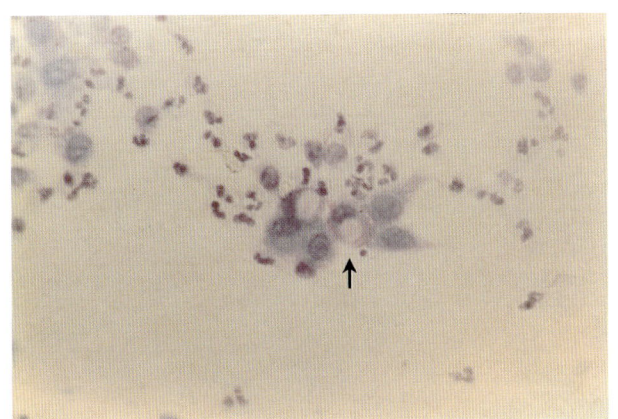

图2-109 宫颈鳞腺癌之宫颈细胞涂片，见鳞癌细胞及腺癌的印戒细胞（↑），巴氏染色。

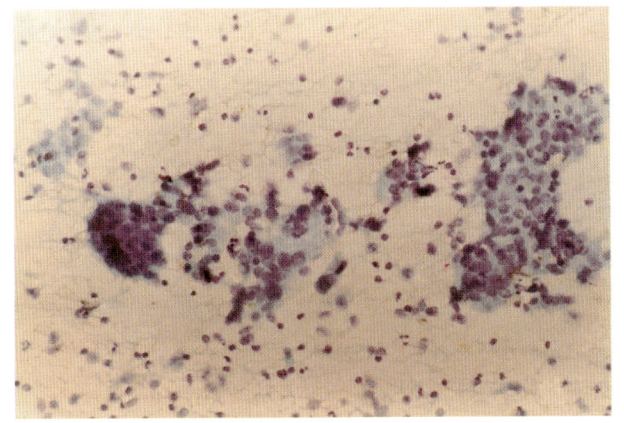

图2-110 子宫体腺癌刮片之细胞涂片，涂片之右侧可见腺癌细胞构成的腺腔样结构及腺体共壁结构，巴氏染色。

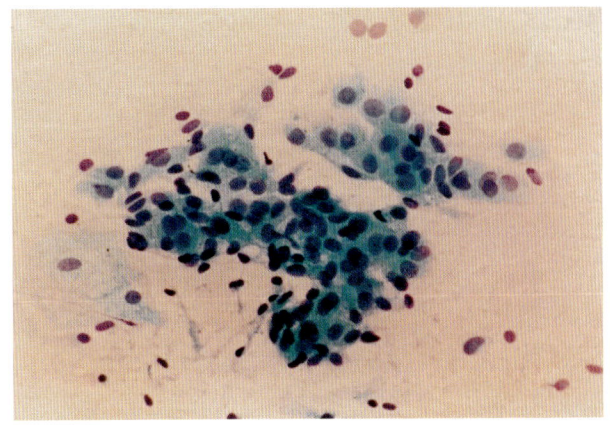

图2-111 子宫体腺癌刮片的细胞涂片，可见腺癌细胞构成的腺腔样结构，巴氏染色。

时，则涂片可表现为大量正常细胞中，散在混有少量癌细胞、可疑癌细胞或重度底层核异质细胞。因有大量正常细胞，有可能使人产生"正常"的假象，导致漏诊。

（八）挖空细胞（凹空细胞）

人乳头瘤病毒感染可引起外阴、阴道和宫颈湿疣、宫颈癌前病变和癌。尖锐湿疣是常见的性传播疾病，外阴湿疣多由人乳头瘤病毒（human papillomavirus，HPV）6及11型（低危致癌型）引起。宫颈湿疣或宫颈癌多与HPV16、18型或其他高危致癌型有关。

高危型HPV长期、持续感染与宫颈癌前病变和癌的发生密切相关，组织病理学表现为局部鳞状上皮增生，并可发展成为上皮内瘤变，亦有发展成宫颈癌的可能。湿疣的组织病理学检查主要有以下表现：

1. 诊断性挖空细胞（koilocytes）的存在：核大、深染并可见双核、多核或轻度核异型性，细胞核边缘不整齐。核周空泡开始出现在细胞核的周围，以后扩大可占据大部分或近全部胞质，少量残留胞质在细胞核周围呈放射状细丝样黏附于细胞核膜。一般挖空细胞呈灶状，出现在鳞状上皮的中、上层，也可散在出现。病变晚期可缺乏挖空细胞。

2. 乳头状结构：这是基本病变，其乳头为细长的尖乳头，乳头上皮增生显著，有的呈非典型增生。

3. 基底细胞增生或非典型性增生：由于基底细胞增生，棘细胞层常增厚，上皮脚增宽或向深

及白细胞。部分患者涂片雌激素水平与年龄或月经周期不相符，呈现超常角化现象。

早期宫颈鳞状上皮癌，如病灶小、又无感染

部延伸，核分裂象增多。

4．角化不全。

5．角化不良。

6．角化亢进及间质变化（血管丰富并明显扩张，淋巴细胞和浆细胞浸润明显）等。其中以 1～4 项尤为重要。

阴道细胞涂片要求在病变局部做刮片，细胞学检查可见挖空细胞，其形态与前述诊断性挖空细胞的特点相同，表现为核周的胞质呈"空洞"样，细胞的周围以致密胞质围绕似增厚洞壁。其核周空洞可宽，也可较窄，涂片中还可见底层核异质细胞，以及表、中层细胞核异质、异常角化细胞、单个或成群的小角化细胞等（图 2-112～图 2-121）。

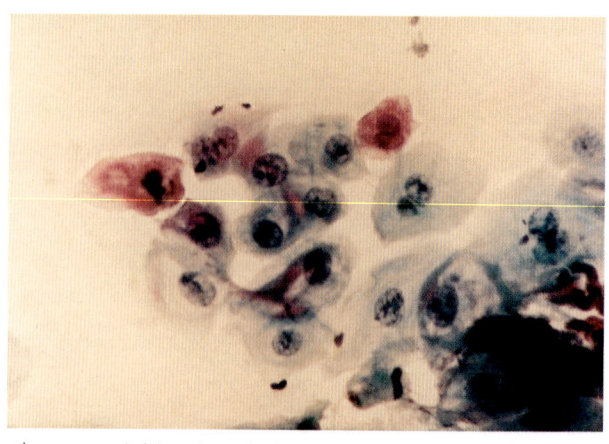

图 2-114　尖锐湿疣细胞涂片，可见成堆挖空细胞及异常角化细胞，巴氏染色。

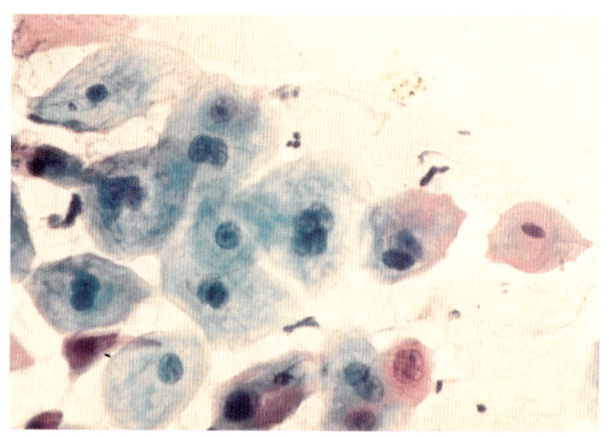

图 2-112　尖锐湿疣细胞涂片，见挖空细胞及异常角化细胞，巴氏染色。

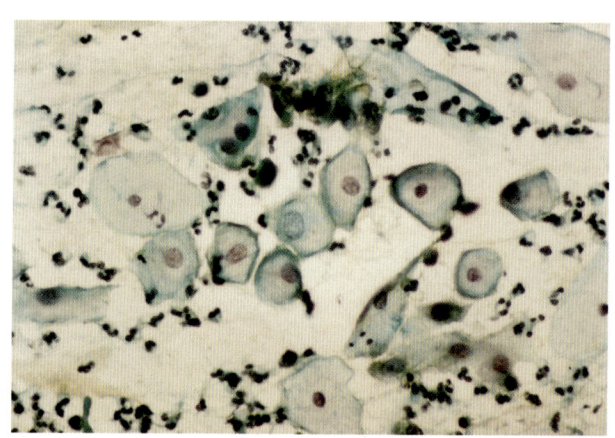

图 2-115　宫颈细胞涂片，细胞炎症变性，胞质空泡样变性，注意核无增生表现，并非挖空细胞，巴氏染色。

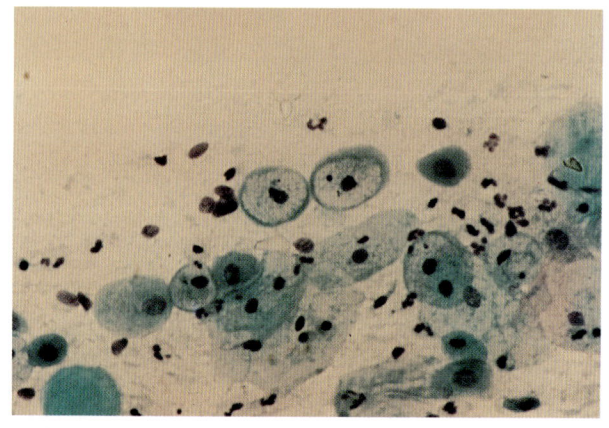

图 2-113　老年性阴道炎（细胞炎症改变、非挖空细胞）。

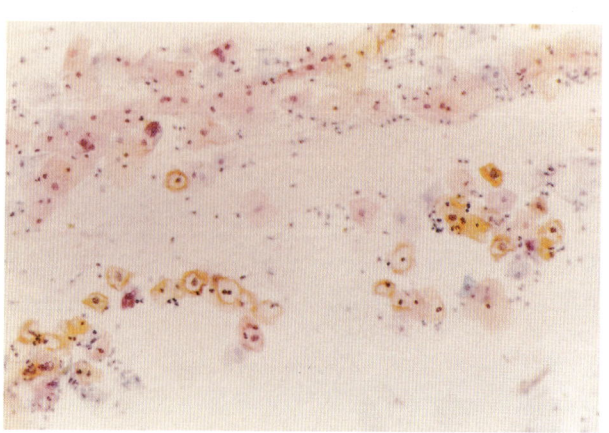

图 2-116　宫颈湿疣宫颈细胞涂片，见多群挖空细胞，巴氏染色。

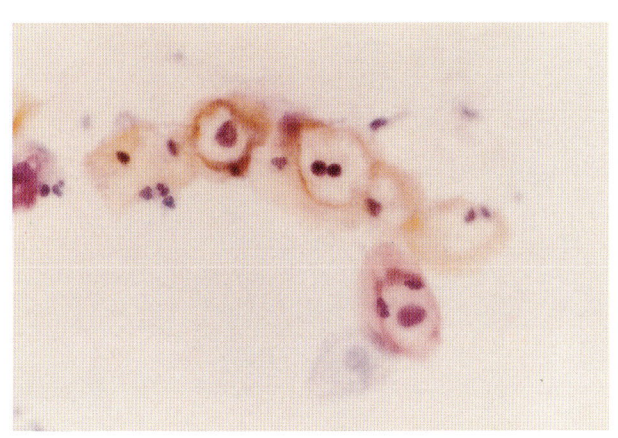

图 2-117　宫颈细胞涂片，尖锐湿疣，成群挖空细胞，巴氏染色。

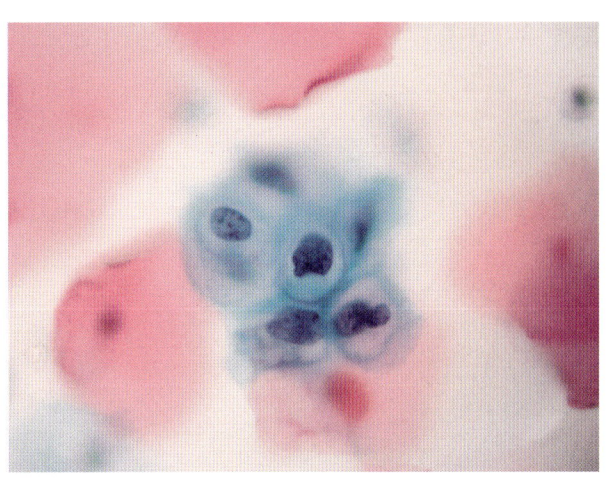

图 2-120　宫颈细胞液基细胞制片，可见挖空细胞。

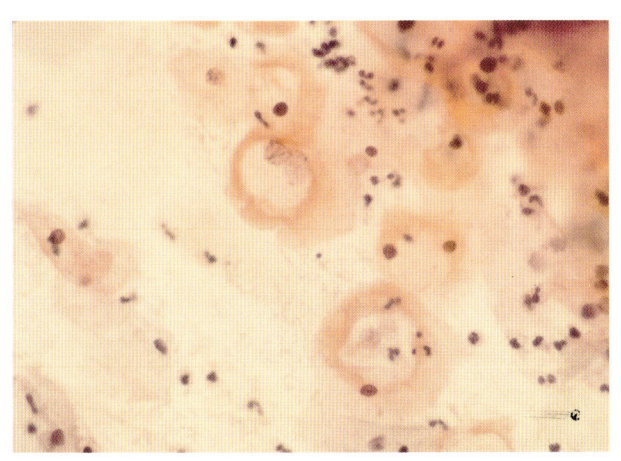

图 2-118　宫颈细胞涂片，见挖空细胞，巴氏染色。

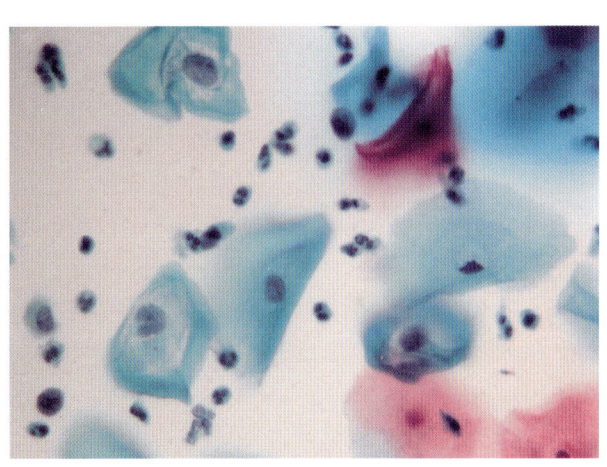

图 2-121　宫颈细胞液基细胞制片，可见挖空细胞。

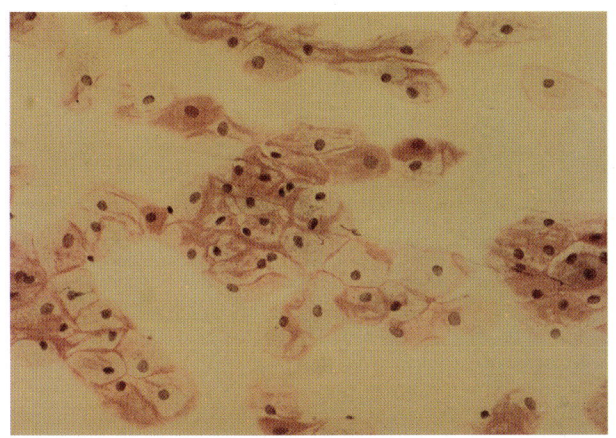

图 2-119　宫颈细胞涂片，表层细胞，并非挖空细胞，巴氏染色。

二、阴道细胞涂片中的非上皮来源细胞和分泌物

涂片中除上皮细胞成分以外，还可见到一些非上皮来源的细胞和细胞的分泌物等，常见的有：

（一）红细胞

在月经期、月经来潮前或刚净、刮片创伤引起出血时可见红细胞，在其他情况下出现，应分析原因。

（二）中性粒细胞

在涂片中常见。有时白细胞分叶核的边界清楚，但胞质常或多或少已发生溶解，核周隐约可见胞质。白细胞的多少与月经周期的时间及有无炎症有关。正常时，排卵期涂片白细胞少。不能

单凭涂片中有中性粒细胞就诊断为炎症，而需根据上皮细胞有无炎症改变及白细胞有无变性坏死来判定。中性粒细胞大小的变化不大，可用它的大小与其他细胞的大小相比较。

（三）淋巴细胞

比中性粒细胞稍小，核占细胞的大部分，核圆形或卵圆形，核的一侧常有缺痕，胞质少，慢性炎症时可见淋巴细胞，癌涂片常见淋巴细胞增多，淋巴性宫颈炎时淋巴细胞成堆出现。

（四）浆细胞

细胞多为卵圆形，比淋巴细胞稍大。核偏心、圆形、核内染色质沿核膜排列呈车轮状是其特点。胞质丰富，染灰蓝色，近核处可见浅染之核晕。

（五）吞噬细胞

具有吞噬能力，可吞噬衰老、死亡和已坏死的细胞及异物，在生殖道内起清洁和保护作用。其形态变化多样，可分为小噬细胞和大噬细胞。

1．小噬细胞：圆形或卵圆形，细胞大小不一，比白细胞大。核圆形、卵圆形或肾形，核偏心，大小比较一致，核膜清楚，核染色较深。胞质呈泡沫状，常有均匀细小的空泡、染灰蓝色，胞膜不太清楚。小噬细胞的主要特点是细胞核偏心，胞质宽及成泡沫状（图 2-122～图 2-124）。

2．大噬细胞：细胞体积大。胞质丰富、边界不清、形状不定，染粉红、蓝色或染色不定，常有空泡出现。有的大噬细胞吞噬了难以消化的异物，形成多核异物巨细胞，其细胞核多，甚至可达几十个，排列不规则，多分布在细胞中央，有时也排列在细胞边缘，核与核常互相重叠。核的形态特点与小噬细胞相同（图 2-125～图 2-127）。

（六）细菌

阴道涂片正常时常见的细菌有阴道乳酸杆菌，染粉红色，呈细、短杆状，排列紊乱。阴道乳酸杆菌能利用并分解上皮细胞胞质内的糖原，产生乳酸，使细胞发生溶解而形成裸核。有阴道乳酸杆菌的涂片可有上皮细胞胞质溶解或不发生溶解两种类型，前者称"溶解型阴道细胞涂片"（图2-128～图2-130）。在细菌性阴道病的细胞涂片中，可见"线索细胞"：在上皮细胞表面附着大量细菌，使细胞边缘呈锯齿状（图2-131～图2-133）。

（七）精子

行阴道涂片检查前如有性交，可见精子，精子分头、颈、尾三部分，形如蝌蚪状，多染成灰蓝色，很容易辨认（图2-134）。

（八）宫颈黏液

染成粉红色或蓝色、不定形的片状或丝状，在涂片中常见。

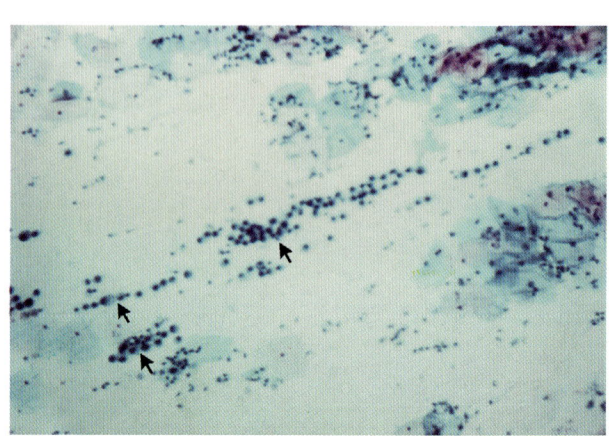

图 2-122　宫颈细胞涂片中部及左下方有成堆小噬细胞，巴氏染色。

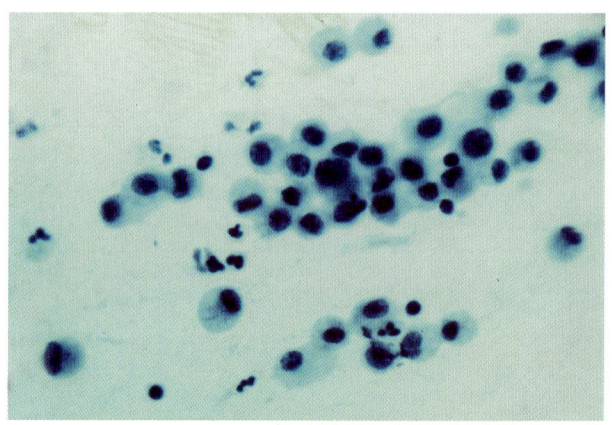

图 2-123　小噬细胞（图 2-122 部分放大），巴氏染色。

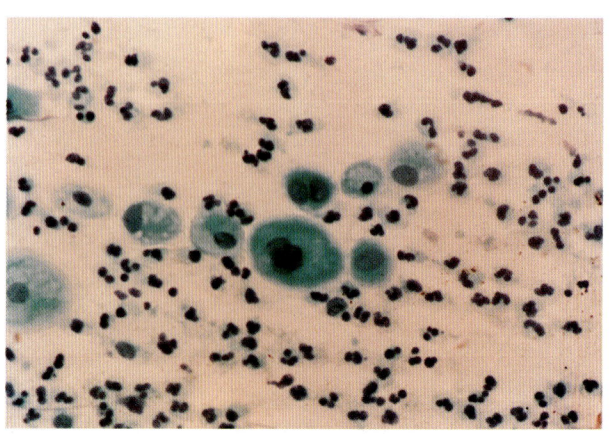

图 2-124　宫颈细胞涂片，成群小噬及吞噬细胞，巴氏染色，注意与中性粒细胞大小比较及其形态特点。

第六节 子宫颈、阴道异常细胞学

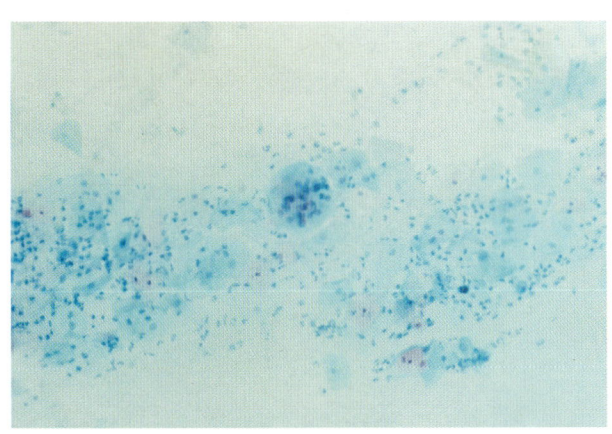

图 2-125 宫颈细胞涂片，大噬细胞（多核异物巨细胞），注意与周围上皮细胞的大小比较。

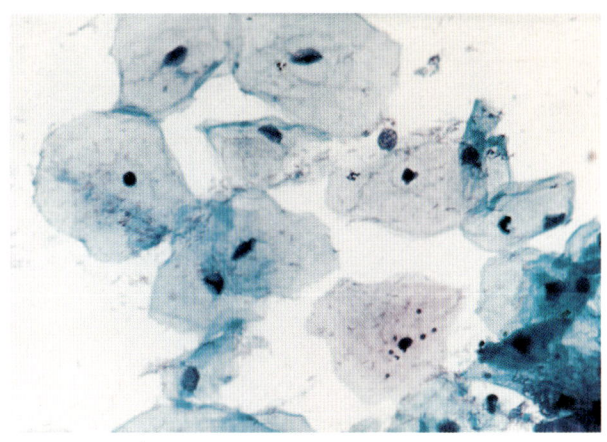

图 2-128 宫颈细胞涂片可见大量杆菌，但无炎症表现，考虑为阴道乳酸杆菌，巴氏染色。

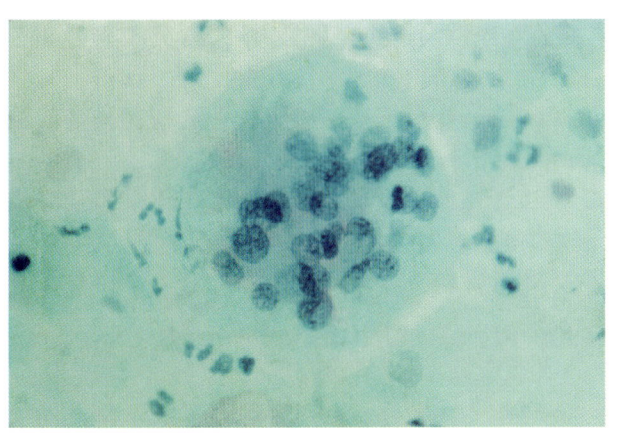

图 2-126 大噬细胞（图 2-125 部分放大）。

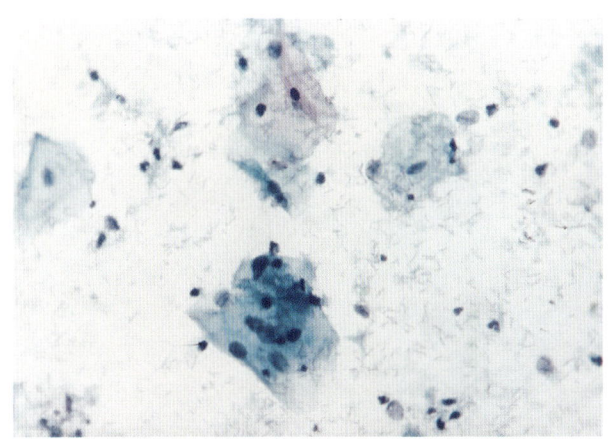

图 2-129 宫颈、阴道细胞涂片有细胞溶解及裸核，背景有大量杆菌，考虑为阴道乳酸杆菌所引起的"溶解型阴道细胞涂片"，巴氏染色。

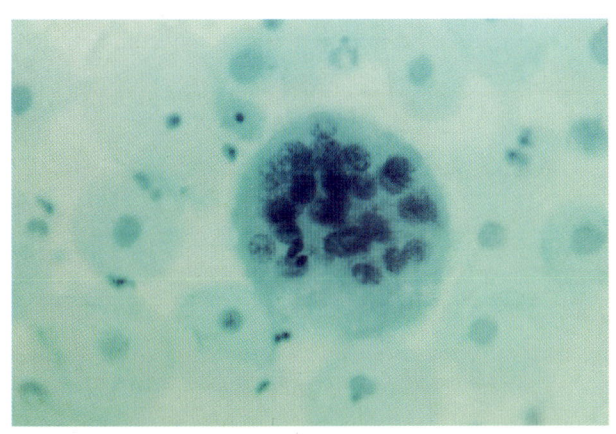

图 2-127 宫颈细胞涂片，示大噬细胞。注意与周围上皮细胞的大小比较，巴氏染色。

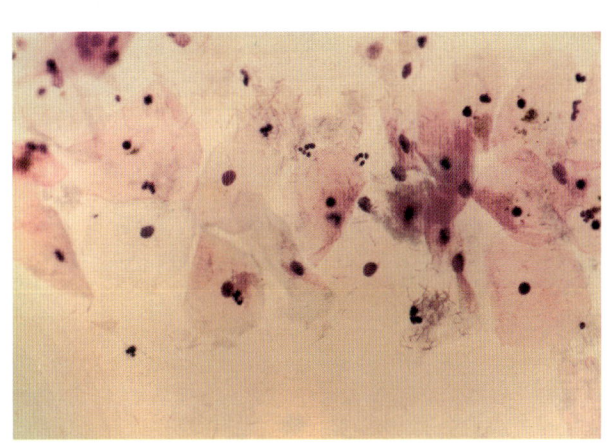

图 2-130 宫颈细胞涂片，背景有大量杆菌，巴氏染色。

55

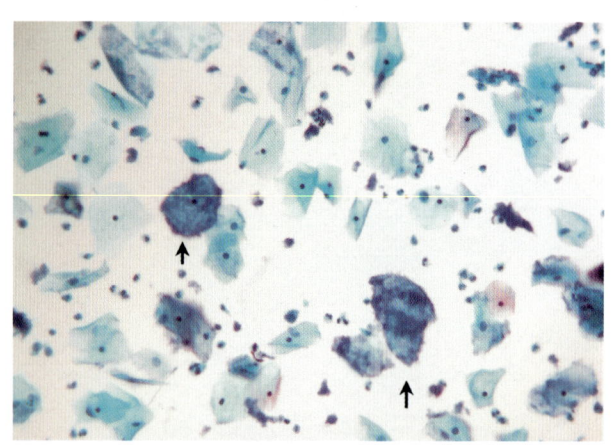

图 2-131 细菌性阴道病,箭头示线索细胞 10×10。

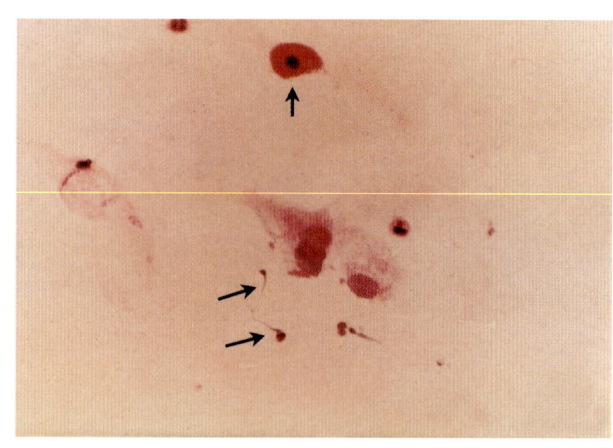

图 2-134 宫颈细胞涂片,背景有精子,涂片上方有异常角化细胞。巴氏染色。

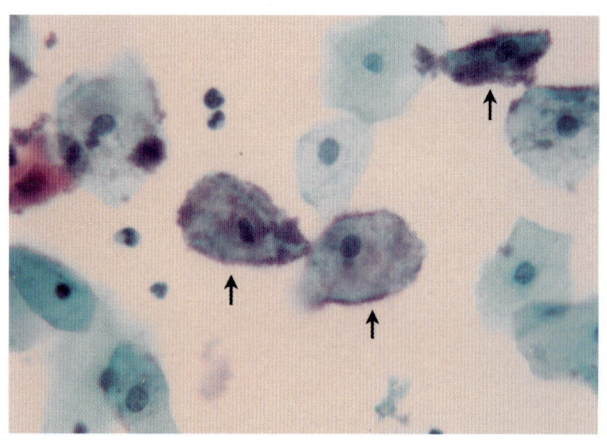

图 2-132 细菌性阴道病,箭头示线索细胞,液基细胞制片。

（九）滴虫、白念珠菌（俗称霉菌和假丝酵母菌）

滴虫：微生物呈梨形或椭圆形，比白细胞稍大，胞质染蓝色或蓝灰色，核偏心位，鞭毛常见不到（图 2-135）。

白念珠菌：巴氏染色假菌丝呈伊红色或灰棕色，假菌丝由长形芽孢组成，沿其纵轴有"缩窄"，似"分节样"，或似"竹节状"。芽孢呈伊红色的椭圆形小点状（图 2-136～图 2-140）。

（十）苏木精沉淀颗粒

表现为无定形蓝色或蓝褐色颗粒，是苏木精的沉淀。

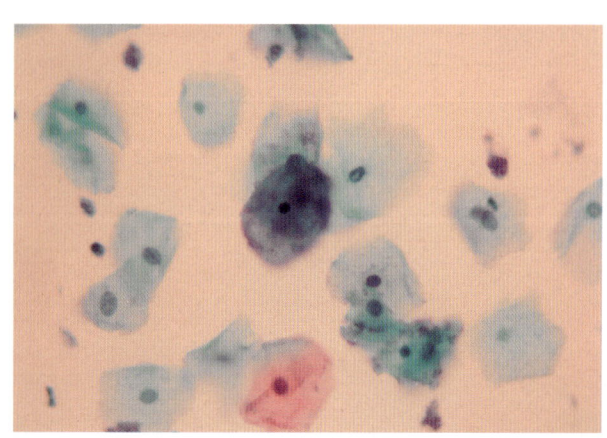

图 2-133 细菌性阴道病,箭头示线索细胞,液基细胞制片。

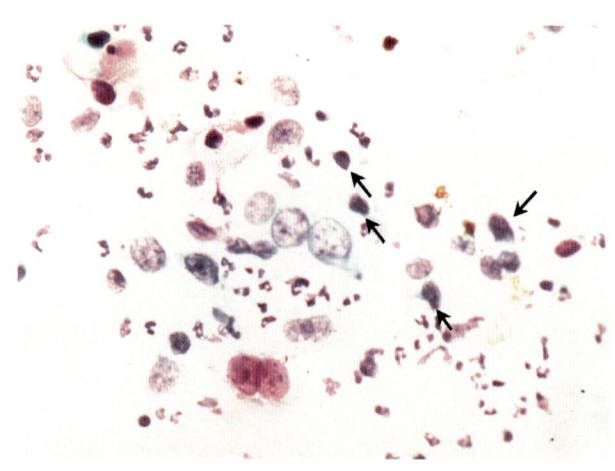

图 2-135 宫颈细胞涂片,滴虫性阴道炎,背景见滴虫（↑），上皮细胞有明显的炎症变性表现。

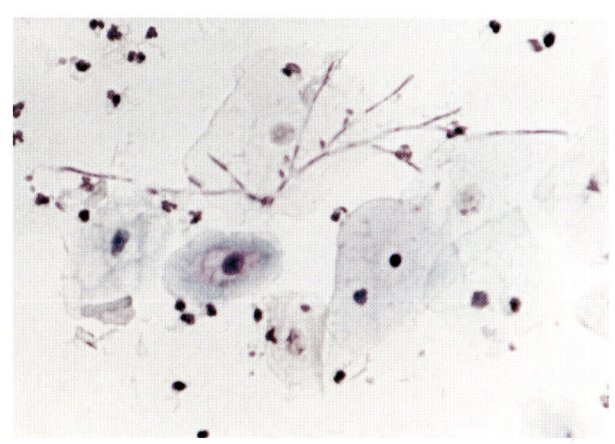

图2-136 宫颈细胞涂片,假丝酵母菌感染,上皮细胞有炎症表现,背景有假丝酵母菌假菌丝及芽孢。

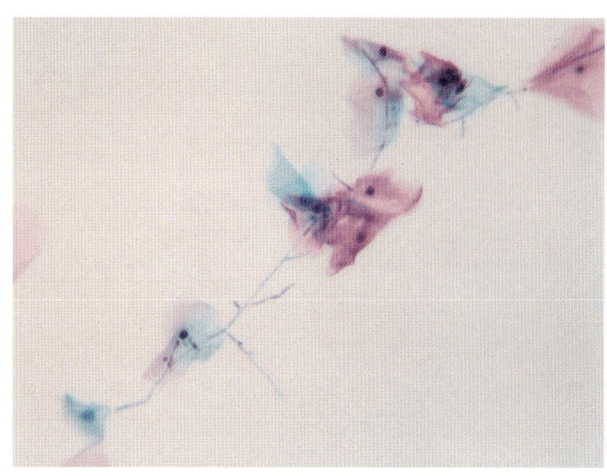

图2-139 假丝酵母菌性阴道炎,液基细胞制片。

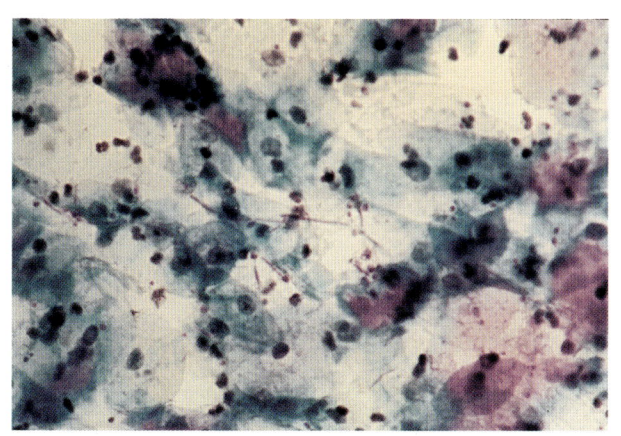

图2-137 念珠菌性阴道炎,上皮细胞有炎症表现,背景有假丝酵母菌假菌丝及芽孢(呈亮红色小点状)。

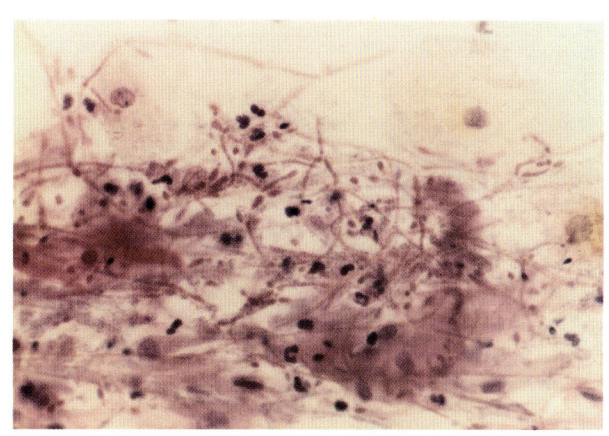

图2-140 宫颈细胞涂片,假丝酵母菌性阴道炎,巴氏染色。

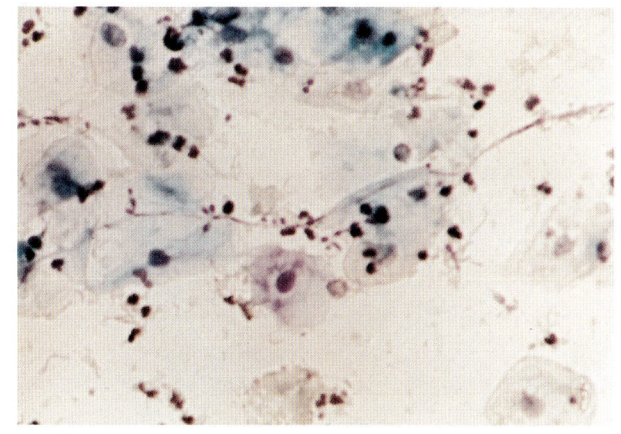

图2-138 宫颈细胞涂片,假丝酵母菌性阴道炎,背景有假菌丝及芽孢,巴氏染色。

致谢:

衷心感谢著名妇科病理学家唐素恩教授多年来耐心的指导和无私的帮助。

本章图2-120、2-121、2-132、2-133、2-139为梁学爱大夫、王军大夫所赠,图2-112为刘春兰大夫所赠,图2-116、2-117为美国友人奈莉所赠,谨致谢意!

(周美梅)

第三章 子宫颈炎症

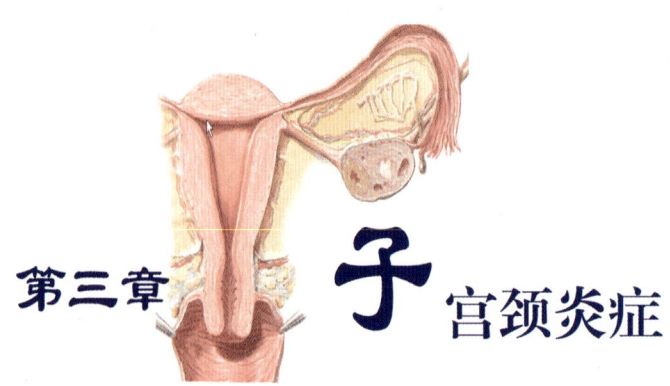

女性生殖道感染是妇产科最常见的疾病，严重影响妇女的身心健康和生活质量，已成为全球非常重要的健康和公共卫生问题。子宫颈炎症在女性生殖道感染中最常见，且有报道某些病原体所致的炎症可能增加患子宫颈癌前病变和子宫颈癌的风险，理应引起足够的重视。

第一节 子宫颈炎症的基础

炎症（inflammation）是具有血管系统的活体组织对损伤因子所发生的防御反应，是机体的一种保护性反应，同时这种反应可引起组织、细胞的损伤。可以说炎症是组织、细胞的损伤与机体的抗损伤相互作用的动态体现。

子宫颈炎症就是子宫颈对损伤因子的防御性反应，引起子宫炎症的损伤因子很多，主要归为以下几类：生物性病原体、物理化学刺激、异物、血液循环障碍和肿瘤刺激。生物性病原体包括细菌（如加德纳菌、大肠埃希菌、肠球菌、链球菌、葡萄球菌、淋球菌、结核分枝杆菌及一些厌氧菌）、病毒[如人乳头瘤病毒（HPV）、单纯疱疹病毒（HSV）及巨细胞病毒（CMV）]、衣原体（如沙眼衣原体）和原虫（如滴虫和阿米巴）。物理化学刺激包括自然/人工流产、诊断性刮宫、分娩损伤、放射性治疗及化学物质接触等。异物包括子宫托、宫内避孕器、阴道填塞遗留的棉球、纱布等。

一、子宫颈炎症的基本病理变化

炎症的基本病理变化是变质（alteration）、渗出（exudation）和增生（proliferation）。一般炎症早期以变质、渗出为主，中晚期则以增生为主。急性炎症以变质、渗出为主，慢性炎症以增生为主。三种病理变化互相联系、互为因果。

（一）变质

变质是指局部组织和细胞的变性和坏死，由损伤因子直接损伤、血液循环障碍和炎症反应产物所致。实质和间质均可发生。对子宫颈来说，实质是指子宫颈鳞状上皮、腺上皮和腺体，间质是子宫颈结缔组织。主要表现为宫颈上皮细胞和腺体细胞水肿、脂肪变性、凝固性坏死和液化性坏死，宫颈结缔组织黏液变性和纤维素性坏死等。组织切片及细胞学涂片中均可见到上述变化（图3-1、图3-2）。

（二）渗出

渗出是炎症局部组织血管内的液体成分、蛋

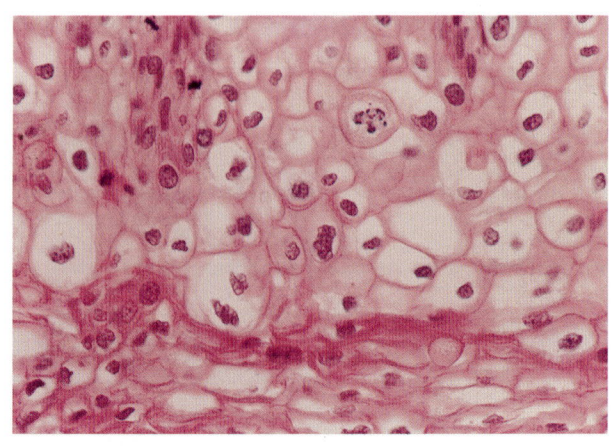

图 3-1　宫颈组织切片，宫颈上皮水变性及细胞坏死。

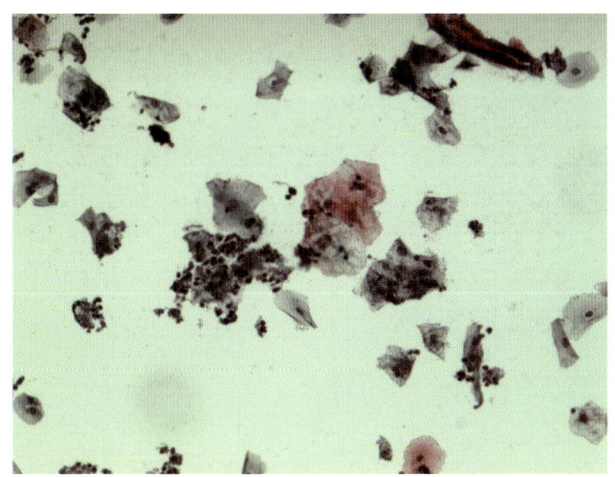

图 3-2　宫颈细胞涂片，上皮细胞变性、坏死。

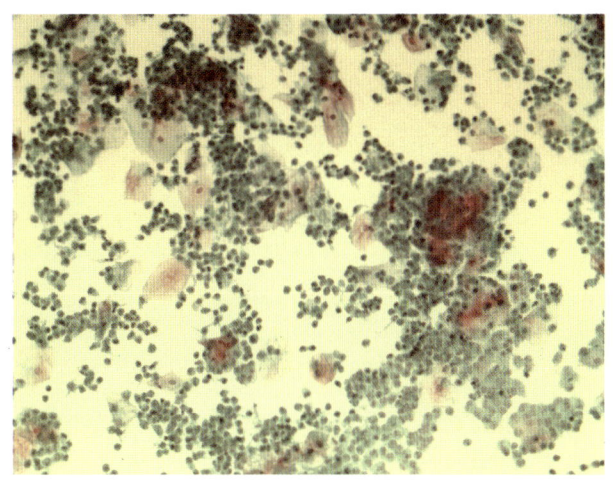

图 3-4　宫颈细胞涂片，急性炎症时大量中性粒细胞。

白质和各种炎症细胞通过血管壁进入组织间质、体腔、体表和黏膜表面的过程，是炎症的重要标志。渗出在病变局部发挥重要的防御功能。渗出的机制主要归纳为以下两个：一个是微循环动力学改变，表现微循环血管口径的改变和内皮细胞通透性增加；另一个炎性介质与内外源性趋化物使细胞外渗。炎症不同阶段或类型渗出物成分不同。炎症早期或急性炎症/慢性炎症急性发作以浆液及中性粒细胞为主（图3-3、图3-4），炎症晚期或慢性炎症以单核细胞、淋巴细胞及浆细胞为主（图3-5），淋巴细胞可形成淋巴滤泡。不同的损伤因子所致的炎症中渗出物成分也不同。葡萄球菌和链球菌感染的前2~4天以中性粒细胞为主，病毒感染时以淋巴细胞为主，过敏反应及寄生虫感染时以嗜酸性粒细胞为主。

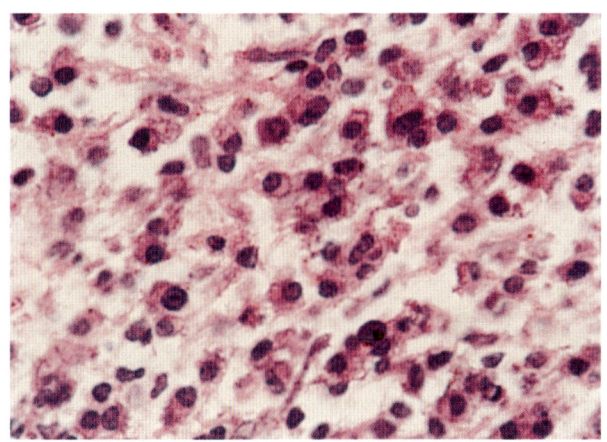

图 3-5　宫颈组织切片，慢性宫颈炎浆细胞渗出。

有时急性炎症可伴有大量出血，炎症灶内红细胞呈片状分布，阴道内也有血性分泌物，临床上应注意与宫颈糜烂或宫颈新生物鉴别（图3-6）。

（三）增生

增生主要发生在炎症中后期或慢性炎症中，是由细胞的增殖周期与分子生物学规律控制的。实质细胞与间质细胞均可增生，是由生长因子与其细胞核膜、细胞质和核内的特异性受体结合启动的。宫颈的实质细胞是黏膜被覆上皮细胞和腺体细胞。被覆上皮细胞属于不稳定细胞，增生能力强。鳞状上皮增生由具多见于外宫颈部和宫颈转化区的鳞状上皮侧，从有生发能力的基底细胞开始。增生细胞表现为细胞核增大，核染色质略粗，分布均匀，呈细颗粒状，细胞质丰富（图3-7、图3-8）。有时表现为鳞状上皮与间质同时增生呈

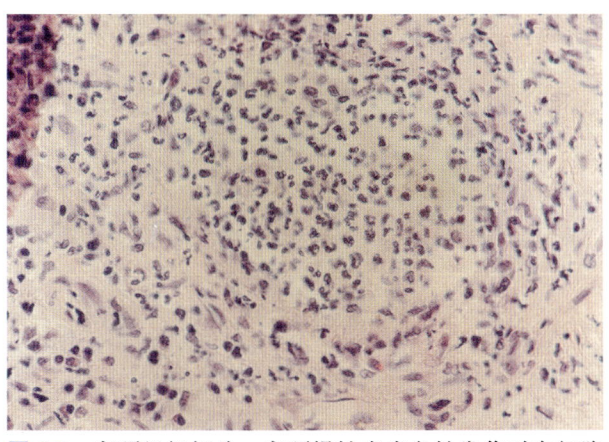

图 3-3　宫颈组织切片，宫颈慢性炎症急性发作时白细胞渗出。

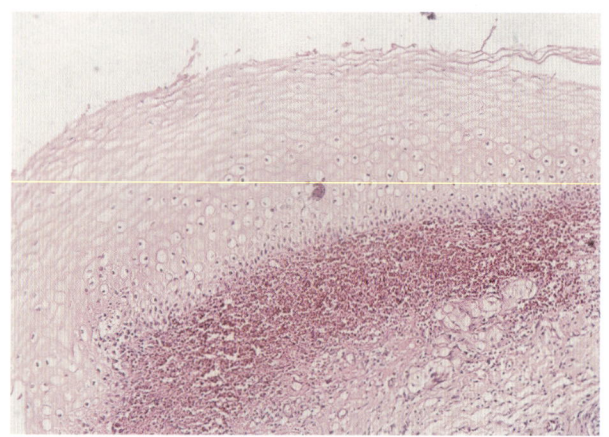

图3-6 宫颈组织切片,急性宫颈炎伴出血。

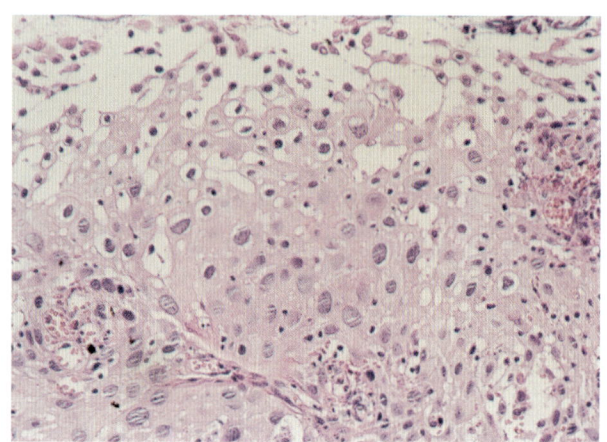

图3-7 宫颈组织切片,宫颈炎症时上皮细胞增生。

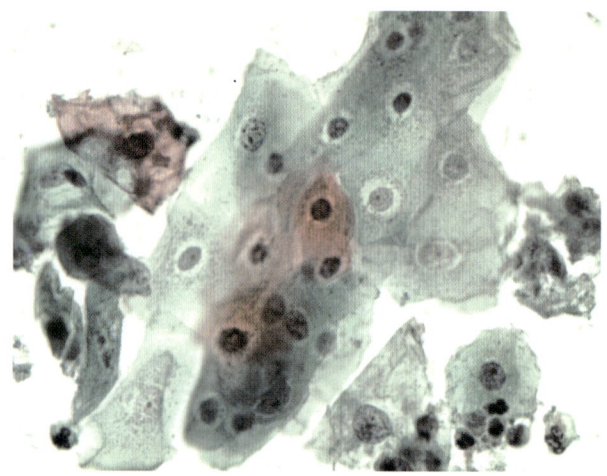

图3-8 宫颈细胞涂片,上皮细胞增大、核增大。

表现为上皮灶状单层或假复层,细胞体积增大,核增大,染色质增多(图3-10)。有时可见多数向腔面突出的柱状上皮乳头(图3-11)。

储备细胞是子宫颈组织的干细胞,正常情况下处于细胞增殖周期的静止期(G_0),位于子宫颈柱状上皮下,细胞小、圆形,核圆形、居中,胞质透明。受到炎症刺激时,储备细胞可有不同程度的增生(图3-12)。

二、子宫颈炎症的特点

子宫颈特有的解剖和组织结构决定了子宫颈炎症有其固有的特点。首先子宫颈与外界相通且其黏膜固有的组织结构使得在整个女性生殖系统中子宫颈的炎症最为常见。其次,以鳞—柱交界处(SCJ)为标志的子宫颈转化区是宫颈干细胞活

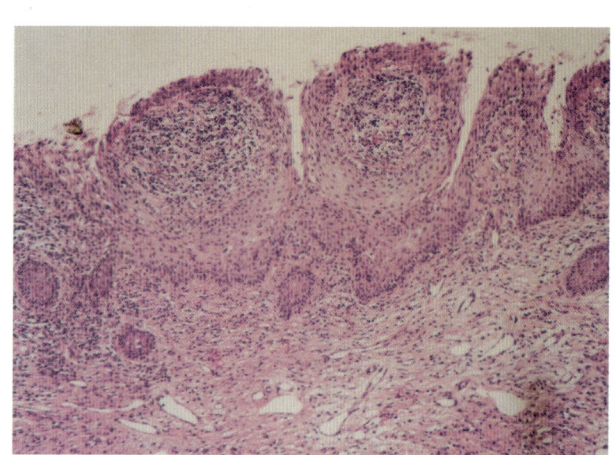

图3-9 宫颈组织切片,宫颈炎症时鳞状上皮乳头状增生。

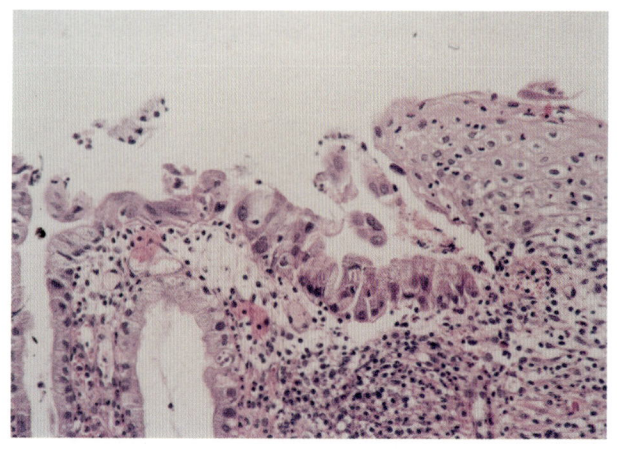

图3-10 宫颈组织切片,宫颈炎症时柱状上皮增生。

乳头状(图3-9)。柱状上皮细胞增生比鳞状上皮增生少见,多发生于宫颈转化区的柱状上皮侧。首先从储备细胞增生开始,再转变为柱状上皮,

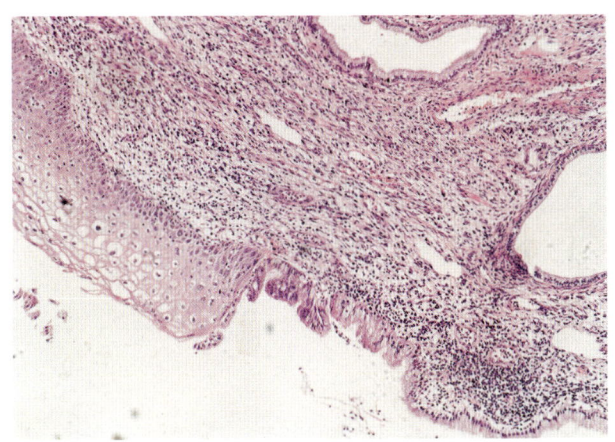

图 3-11 宫颈组织切片，宫颈炎症时柱状上皮乳头状增生。

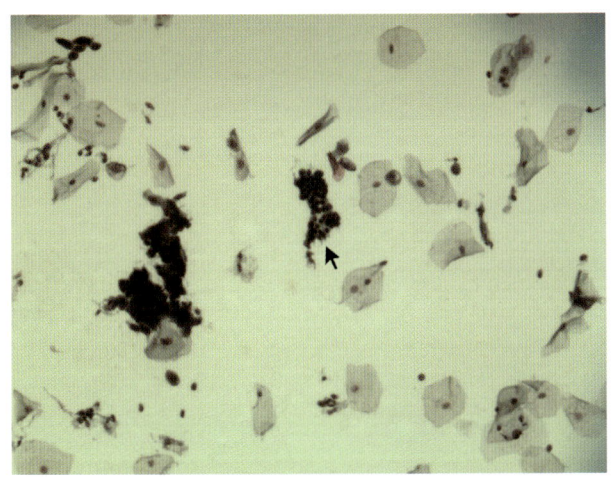

图 3-12 宫颈细胞涂片，箭头处为增生的储备细胞。

动区，基因最不稳定，对各种炎症刺激最为敏感，所以子宫颈转化区为子宫颈炎症的最好发部位。再者，子宫颈黏膜形成"棕榈皱襞"，有很多下陷的裂隙和隐窝，有利于细菌繁殖，因此炎症易向纵深扩散，迁延不愈转为慢性，因此实际工作中慢性子宫颈炎和慢性子宫颈炎急性发作最为常见。

第二节 子宫颈炎症的病理学表现

子宫颈炎症主要表现为慢性炎症，会不同程度地出现变性、渗出和增生，上一节中组织病理学表现提及较多，本节主要论述其细胞病理学表现。

一、子宫颈炎症的肉眼表现

急性子宫颈炎或慢性子宫颈炎急性发作时表现为子宫颈体积增大，鲜红、白色或黄色脓性分泌物增多。慢性子宫颈炎时肉眼表现多样：可外观正常；或表现为子宫颈外口糜烂、溃疡、颗粒状或乳头状，触之易出血；或表现为黏膜白斑；也可表现为子宫颈肥大或黏膜面形成息肉或 Nabothian 囊肿。

二、子宫颈炎症的组织病理学表现

主要表现为宫颈上皮细胞和腺体细胞水肿、脂肪变性、凝固性坏死和液化性坏死，宫颈结缔组织黏液变性和纤维素性坏死，淋巴细胞、浆细胞和单核细胞浸润，上皮下储备细胞增生，血管内皮细胞增生、纤维母细胞增生。在结核等特殊感染或异物所致炎症中还可见到肉芽肿结节形成。慢性子宫颈炎急性发作表现为在慢性炎症的基础上，出现水肿和大量中性粒细胞浸润。

三、子宫颈炎症的细胞病理学表现

宫颈炎症中上皮细胞反应性改变在宫颈/阴道病变诊断 TBS 系统中属于未见上皮内病变细胞或恶性细胞之炎症反应性改变。

（一）细胞变性/坏死

表现为细胞肿胀性变性和（或）嗜酸性变性。前者为细胞增大，核增大、浅染、模糊不清，细胞质和（或）细胞核空泡形成，可出现核周晕（图3-13）。嗜酸性退变光镜下形态为细胞变小，胞质致密、嗜双染或染成多彩状，胞核深染、固缩甚至核碎裂或溶解消失（图3-14）。

（二）渗出性改变

细胞病理学上主要表现为炎细胞浸润。炎细胞多为中性粒细胞、淋巴细胞、浆细胞和组织细胞等。不同类型的宫颈炎炎细胞种类不同，如急性宫颈炎以中性粒细胞为主，并常伴大量炎性坏死物；而慢性滤泡宫颈炎则以大量转化淋巴细胞为主。TBS 中将炎细胞分为轻、中和重度。这些炎细胞分布在上皮细胞内或上皮细胞之间，而不同于白带中的炎细胞（表现为炎细胞黏附在黏液丝上）。虽然有作者研究报道炎细胞计数与宫颈炎严重程度相关意义不大。但一般炎细胞为重度时，临床应作相应的处理。

（三）增生性改变

鳞状上皮细胞和（或）腺上皮细胞增生是由于表层充血、代谢活跃引起的，在涂片中除细胞

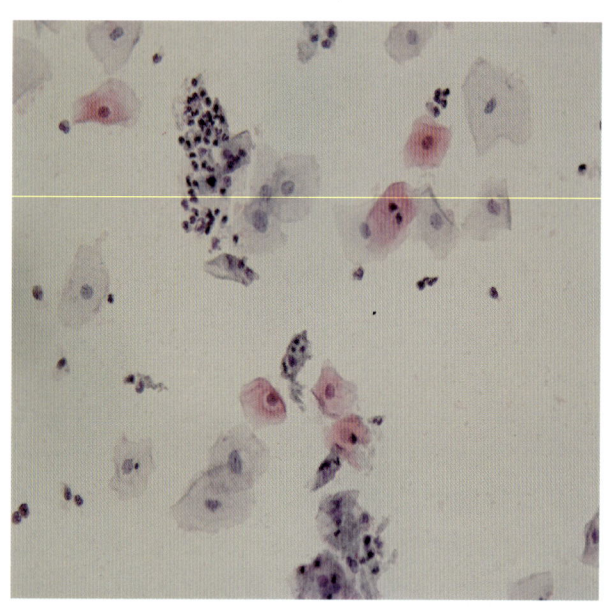

图 3-13　细胞肿胀性变性。

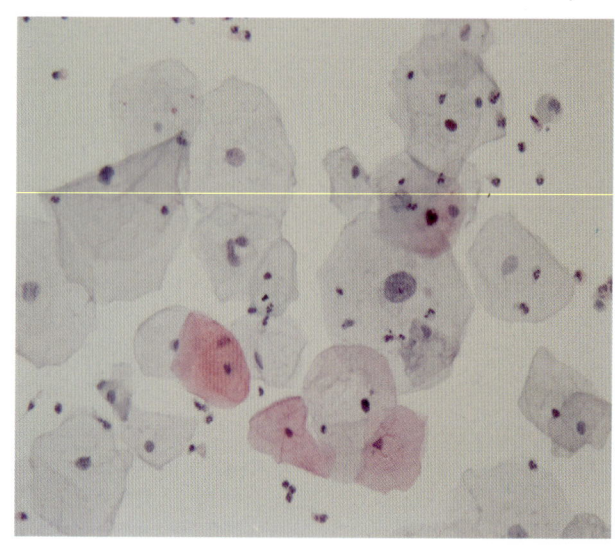

图 3-15　鳞状上皮细胞核增大。

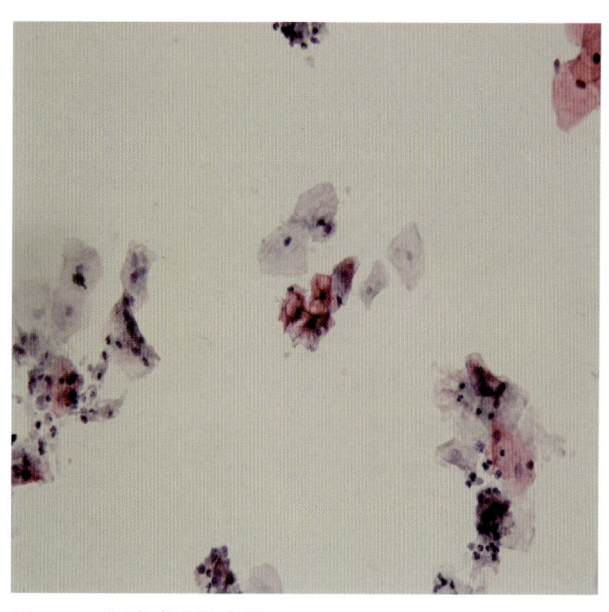

图 3-14　细胞嗜酸性变性。

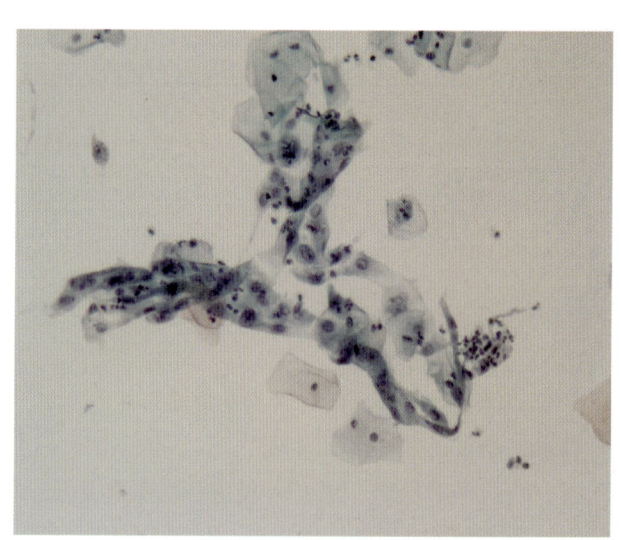

图 3-16　子宫颈炎症时细胞学涂片中出现修复细胞。

量增多外，还表现为上皮细胞核增大，双核甚至多核，核可有轻度异型，核染色质可有轻度增加。在鳞状上皮细胞不超过正常中层细胞核的 2.5 倍（TBS）（图 3-15）；腺上皮细胞核增大通常不超过正常腺上皮细胞核的 4～5 倍。此外，外底层细胞或底层细胞增多（糜烂或溃疡使底层暴露所致），并可见储备细胞、不成熟化生细胞或修复细胞（图 3-16）。

第三节　子宫颈感染性疾病

阴道内的常住菌有乳酸杆菌（Döderlein 杆菌）、表皮葡萄球菌、大肠埃希菌、加德纳杆菌（Gardnerella，也称为阴道嗜血杆菌）、棒状杆菌、B 族链球菌、类链球菌、支原体、白念珠菌、肠球菌等，其中乳酸杆菌是阴道正常菌群中最重要的常住菌，可占 95% 以上，它分解阴道黏膜上皮细胞内的糖原产生乳酸，使阴道保持酸性环境，有利于阴道的自净作用。阴道内常住菌群处于一个动态平衡过程，一旦某种原因破坏了这种平衡或者阴道黏膜上皮受损、防御能力下降就会导致某种微生物单一感染或某几种微生物的混合感染。文献报道的引起人群中宫颈感染的微生物感染率差别较大，其中以加德纳杆菌为主的细菌感染、真菌、滴虫和人乳头瘤病毒（HPV）较多，而单纯疱疹病毒、巨细胞病毒、放线菌、阿米巴等相对较少。

一、细菌感染

（一）以加德纳杆菌为主的细菌感染（Bacterial Infection, BI）

是指以加德纳杆菌为主的多种微生物取代了正常的乳酸杆菌，致使宫颈、阴道菌群失调所致的感染性疾病。临床表现为阴道分泌物增多，为灰色稀薄液体，有鱼腥臭味。临床上还可伴有腰痛、下腹部坠胀感等。

1. 肉眼表现：急性炎症或慢性炎症急性发作时表现为子宫颈黏膜充血、肿胀，被覆大量脓性分泌物。慢性炎症时肉眼表现多样，可有子宫颈肥大、壁增厚、质硬，局部黏膜充血、水肿、糜烂、分泌物增多。

2. 组织病理学表现：急性子宫颈炎时子宫颈黏膜与腺上皮坏死、脱落，间质血管扩张充血，间质及腺体周围大量中性粒细胞浸润，腺腔内大量脓性分泌物。慢性炎症时子宫颈组织内淋巴细胞、浆细胞和组织细胞浸润。当炎细胞密集并形成淋巴滤泡时，称为慢性淋巴滤泡性宫颈炎。

3. 细胞病理学表现

光镜下可见小而短的球杆菌覆盖在上皮细胞上或弥漫分布于上皮细胞间。当细菌黏附在单个细胞表面时，使细胞边缘晦暗呈锯齿状，称为线索细胞（clue cell）（图3-17）。上皮细胞反应性改变可较明显，背景较污秽。急性炎症时可见多量中性粒细胞。慢性炎症时可见较多淋巴细胞、浆细胞及组织细胞。涂片中缺乏乳酸杆菌。

需要注意以下两点：

1. 细菌感染主要依靠临床诊断，具备4项诊断要点［白带增多和（或）白带腥臭、阴道pH＞4.7、线索细胞阳性和胺试验阳性］中的3项或3项以上方可确诊，其中线索细胞阳性为必备条件。仅细胞学涂片见到线索细胞，未结合临床不能做出细菌感染的诊断，线索细胞超过涂片面积的20%时可提示细菌感染。

2. 加德纳杆菌要与乳酸杆菌相鉴别，后者为细长的杆菌，长短不一，分布于上皮细胞间或细胞内，涂片背景干净（图3-18）。

（二）淋病奈瑟菌感染（gonococci infection）

是由淋病奈瑟菌引起的急性化脓性炎，属于性传播疾病。急性期累及宫颈者占80%，慢性期累及宫颈者占95%。无症状带菌者也较常见。该病缺乏特异性临床及组织病理表现。

细胞病理学表现：巴氏染色涂片中鳞状上皮细胞内有可能见到细菌呈咖啡豆样成对存在，但

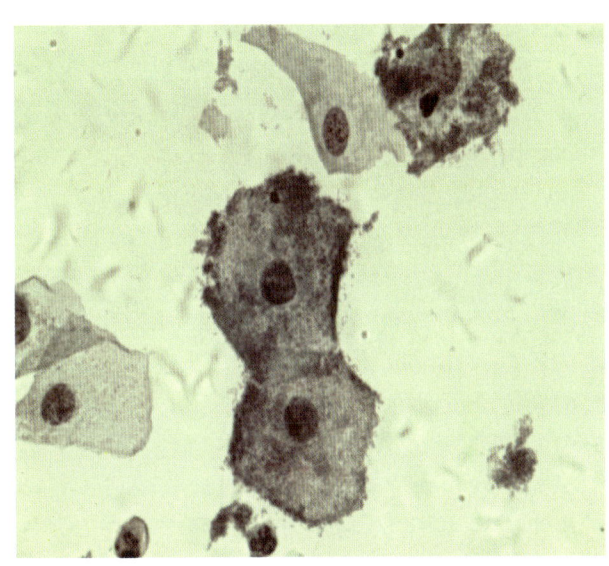

图3-17　线索细胞。

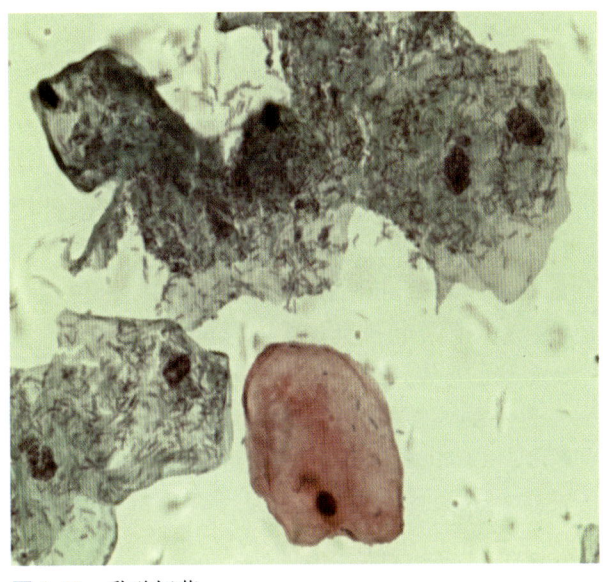

图3-18　乳酸杆菌。

最终确诊仍需病原学检测。

（三）子宫颈软斑病（malakoplakia of the cervix）

是一种很罕见的细菌感染，临床表现为不规则阴道出血，病原学检测有时可检出革兰阴性杆菌。

1. 肉眼表现：子宫颈病灶为紫红色息肉状或蕈伞状，易出血、溃疡。可有脓性渗出物。

2. 组织病理学表现：镜下大量组织细胞浸润，胞质内可见空泡。还可见到 Michaelis Gutmann 小体，为直径 20μm 的圆形嗜碱性小体，呈同心圆分层结构。此小体铁反应阳性，且因其含有钙质及中性黏多糖，PAS 反应也呈阳性。

3. 细胞病理学表现：缺乏特异性表现，涂片中可见到多少不一的组织细胞，一般很难见到 Michaelis Gutmann 小体。

（四）子宫颈结核（tuberculous cervicitis）

比较少见。仅占生殖器官结核的1%。绝大多数是由子宫内膜结核或输卵管结核直接蔓延所致，一部分是经淋巴道或血行播散而来。临床表现为脓性、血性或脓血性白带，接触性出血等。抗酸染色可找到结核杆菌。

1. 肉眼表现：子宫颈增大、红色、质脆，表面呈颗粒状，触之易出血。可见溃疡形成，长期感染可表现为子宫颈肥大等慢性炎症改变，偶见子宫颈形成巨大结节状物。

2. 组织病理学表现：常呈典型的结核结节改变：中央干酪样坏死，边缘有类上皮细胞、朗格汉斯细胞，周围有淋巴细胞和组织细胞（图3-19）。邻近的上皮或腺体也可呈增生性改变。一部分病例见不到典型的结核结节改变。

3. 细胞病理学表现：结核杆菌感染时巴氏染色无法显示抗酸杆菌，仅能从涂片中的细胞类型（可有类似上皮样细胞和郎格汉斯细胞的细胞）和背景（多量坏死红染无结构坏死物）提示可能有结核感染。需作特殊染色或培养方能确诊。

（五）梅毒性子宫颈炎（syphilous cervicitis）

是由梅毒螺旋体感染引起的。一期梅毒表现为宫颈外口周围的硬下疳（chancre），呈圆形质硬的溃疡，边缘水肿隆起，基底干净。部分表现为非硬性糜烂面，表面被覆灰色膜状渗出物。二期梅毒很少累及子宫颈。

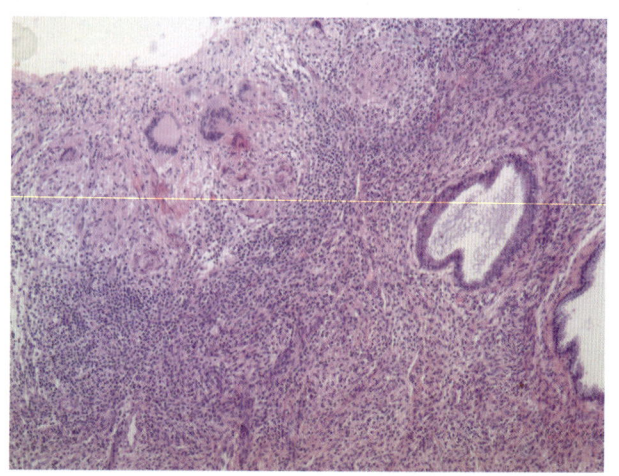

图 3-19 子宫颈结核感染，可见典型的结核结节。

继发性梅毒表现为扁平的黏膜丘疹，需与子宫颈尖锐湿疣鉴别。可刮取病变处渗出物，暗视野显微镜观察有无螺旋体，或进行血清学和（或）活检以确诊。

组织病理学表现：

1. 闭塞性动脉内膜炎：即血管内皮增生，动脉内膜纤维组织增生变厚，动脉管腔狭窄（图3-20）。

2. 血管周围炎：血管周围淋巴细胞、单核细胞、浆细胞浸润，形成血管周围套（图3-21）。浆细胞恒定出现是本病的特点。

二、病毒感染

（一）子宫颈人乳头瘤病毒感染

HPV（human papillomavirus，HPV）是一种环状双链 DNA 病毒，最早由 Sreauss 于1949年发

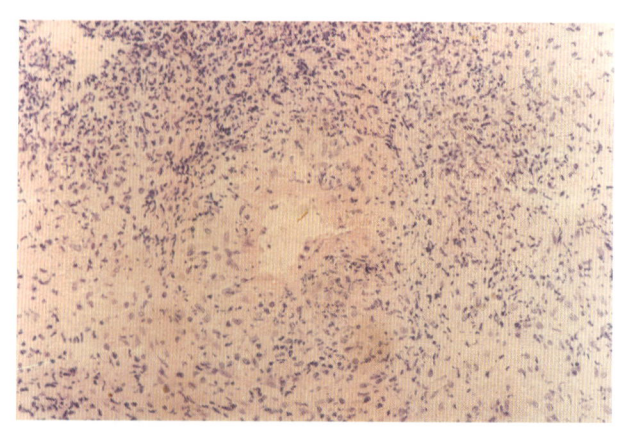

图 3-20 梅毒性子宫颈炎，闭塞性动脉内膜炎。

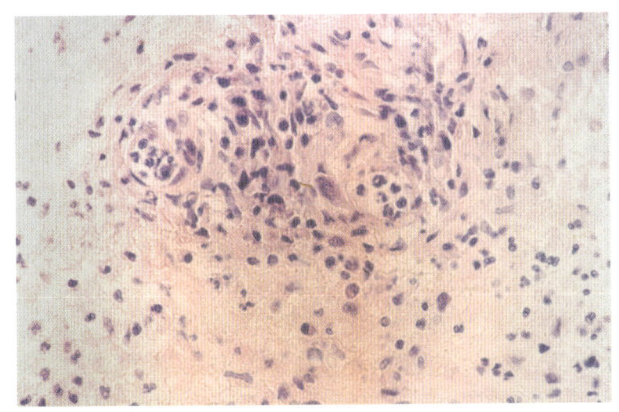

图 3-21　梅毒性子宫颈炎，血管周围炎。

现，目前已发现 200 多种不同类型的 HPV，其中 96 种已鉴定出其序列，54 种可以感染人生殖道黏膜。HPV 感染已被证明是宫颈癌及癌前病变的病因，世界范围内几乎所有（99.7%）的宫颈癌组织中均可检测到 HPV-DNA。有效的 HPV 疫苗正在研制中。

1. 肉眼表现：HPV 感染人体皮肤黏膜常表现为尖锐湿疣（condyloma acuminate，CA）、扁平湿疣或内生性湿疣，也可表现为无明显病变。后者属 HPV 亚临床感染或潜伏感染。HPV 亚临床感染（subclinical human papillomavirus infection，SPI）是指临床肉眼不能辨认的病变，需要借助放大镜、阴道镜、尿道镜及 3%～5% 的冰醋酸外涂或湿敷后才能观察到的病变区域。HPV 潜伏感染（latent papollomavirus infection，LPI）是指人乳头瘤病毒进入皮肤黏膜后不引起任何临床表现和组织学改变的一种 HPV 存在状态，只能用分子生物学方法发现。目前公认 HPV 亚临床及潜伏感染是尖锐湿疣复发的主要原因，也与宫颈内皮瘤样增生、宫颈癌、肛周鳞状细胞癌及鲍温样丘疹等密切相关。HPV 亚临床及潜伏感染越来越多，已引起人们的重视。

2. 组织病理学表现：典型的宫颈尖锐湿疣（图 3-22）表现为鳞状上皮乳头状增生；基底层细胞增生，层次增加。各种疣状病变中均可见挖空细胞及非典型性挖空细胞 (atypical koilocytes)。挖空细胞累及表皮表层和中间层细胞，群集分布，细胞核增大，染色深，核不规则，可见双核或多核，且常有核的不典型性（图 3-23）。核分裂象易见，但无病理性核分裂象。此外，上皮下间质内

有多少不等的淋巴细胞及组织细胞为主的炎细胞浸润。亚临床感染虽然宫颈外观正常，但阴道镜及组织病理学已发生改变，也常表现为挖空细胞（图 3-24）。需要说明的是有时 HPV 感染仅表现为核增大，见不到挖空细胞并不能否定 HPV 感染的诊断，需要行病原学检测确诊。

3. 细胞病理学表现：HPV 感染宫颈涂片中主要诊断要点为挖空细胞、角化不良细胞和湿疣

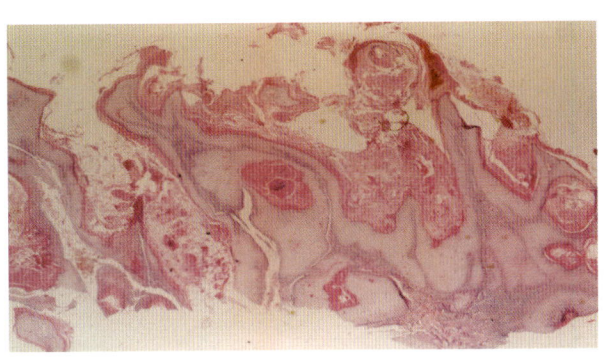

图 3-22　宫颈尖锐湿疣。

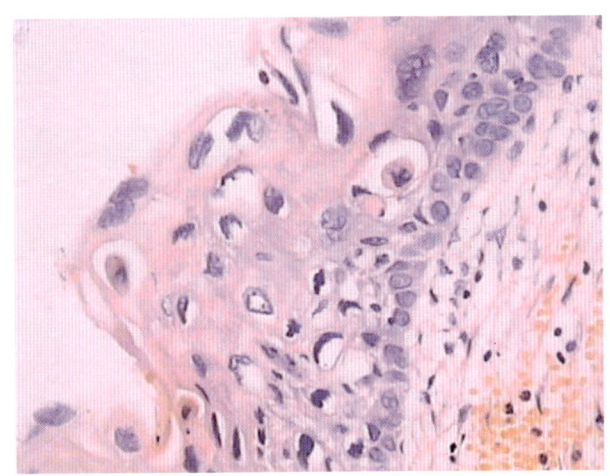

图 3-23　挖空细胞累及鳞状上皮表层和中间层。

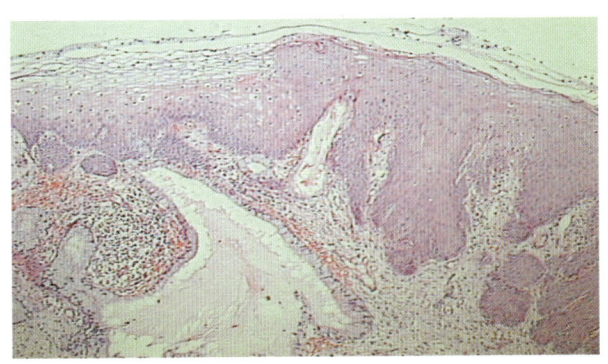

图 3-24　宫颈上皮亚临床乳头状瘤病毒感染（SPI）。

外底层细胞。挖空细胞是主要的诊断依据，表现为表层和中间层细胞核周出现厚壁且不规则的大空穴，核异型性明显、深染，常见双核或多核（图3-25、图3-26）。角化不良细胞片状或单个散在出现，巴氏染色中胞质呈橘黄色，核有异型性（图3-27）。湿疣外底层细胞则表现为胞质着色不均呈多彩状，核增大。HPV感染大多数伴LSIL，少数情况下HSIL也可见到。按照TBS诊断，如仅见角化不良细胞或不典型挖空细胞应分类在ASC（图3-28）。

HPV感染中核周空穴应注意与上皮细胞反应性核周空晕及中层鳞状上皮细胞的糖原空泡鉴别，前者为厚壁不规则大空穴，反应性核周空晕较小且规则（图3-29），糖原空泡则为薄壁规则空泡，可较大（图3-30）。

（二）子宫颈人单纯疱疹病毒（herpes simplex virus，HSV）感染

感染生殖道的主要是疱疹Ⅱ型病毒（HSV-Ⅱ），占90%，其余为HSV-Ⅰ型。经性接触传播。可同时伴有外阴和阴道的感染。多数患

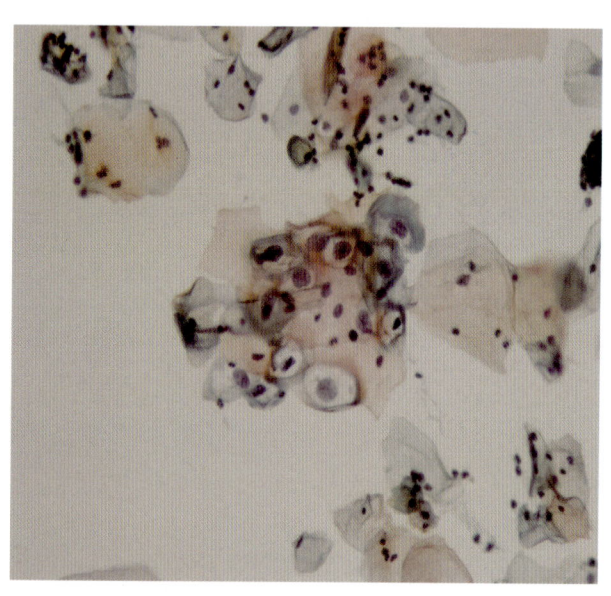

图 3-25 挖空细胞。

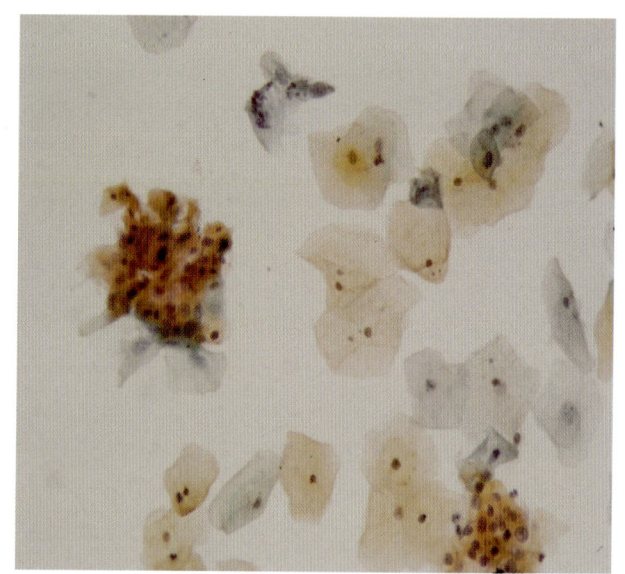

图 3-27 角化不良细胞。

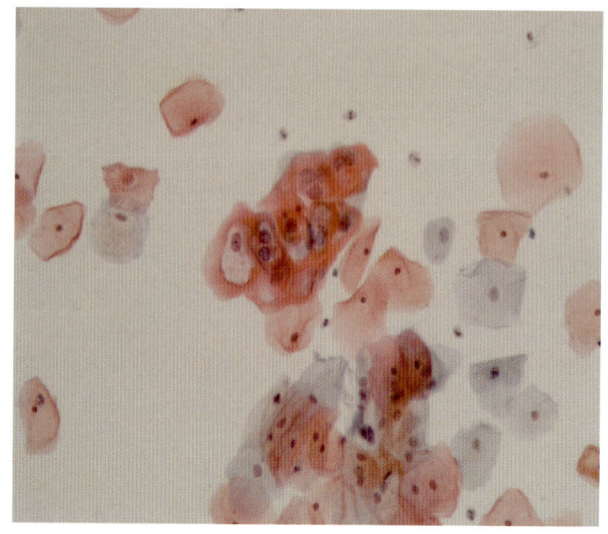

图 3-26 挖空细胞。

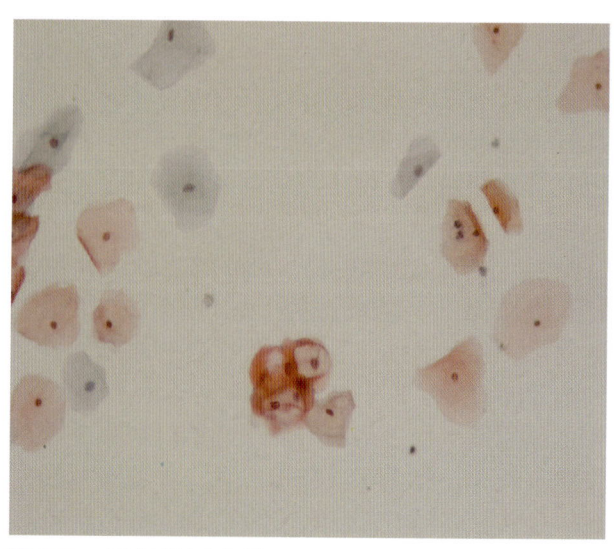

图 3-28 不典型挖空细胞。

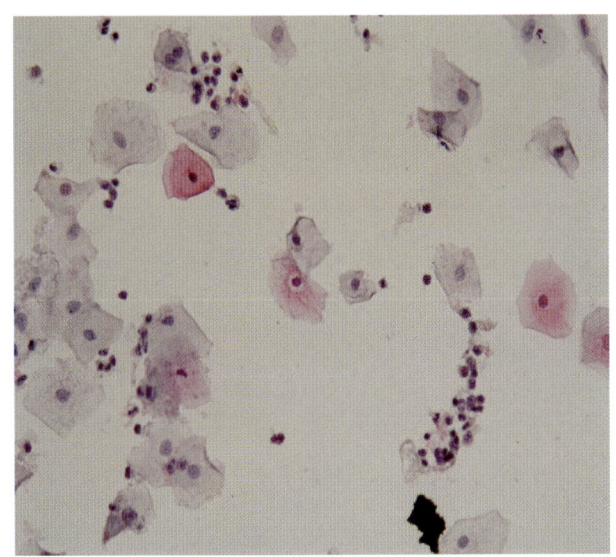

图3-29 鳞状上皮细胞反应性核周空晕。

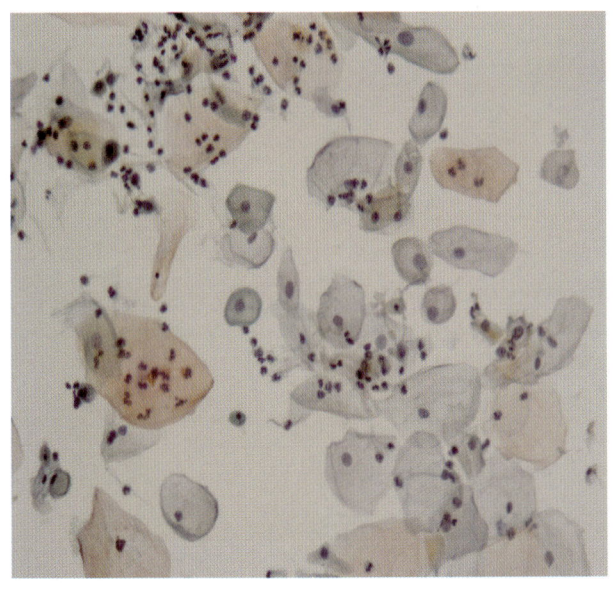

图3-30 鳞状上皮细胞内糖原空泡。

者无明显症状，有报道20%患者初次感染3~7天出现症状，表现为外阴剧痛、触痛及阴道大量水样分泌物。HSV检出率相对较低，可能与HSV是自限性疾病、病程短（仅2~3周）且子宫颈HSV感染者多数症状不明显有关。有报道HSV Ⅱ型与宫颈癌发生相关。

1．肉眼表现：子宫颈黏膜面出现许多小水疱，可融合形成表浅溃疡。

2．组织病理学表现：表现为明显的非特异性炎症，伴有溃疡形成。少数病例复层鳞状上皮内有充满浆液的水疱，病灶内可见多核巨细胞。初次感染或感染早期细胞核呈毛玻璃样，感染晚期或再次感染时核内可见嗜伊红的包涵体，包涵体周围有透明晕。间质内可见淋巴细胞浸润。

3．细胞病理学表现：病毒主要感染生长活跃的细胞，如不成熟化生细胞和颈管细胞。初次感染或感染早期，被感染细胞核增大，染色质肿胀性退变呈"毛玻璃"样，可多核，核彼此相嵌，但多不重叠（图3-31、图3-32）；晚期或再次感染时，被感染核内出现嗜酸性包涵体，位于核中央，可占据核的大部分。包涵体周围常有透明晕。涂片中常见明显的上皮细胞反应性改变。

（三）子宫颈巨细胞病毒（cytomegalovirus，CMV）感染

宫颈涂片中细胞学改变与HSV感染相类似，但核内包涵体为嗜碱性，使细胞呈现猫眼样表现。

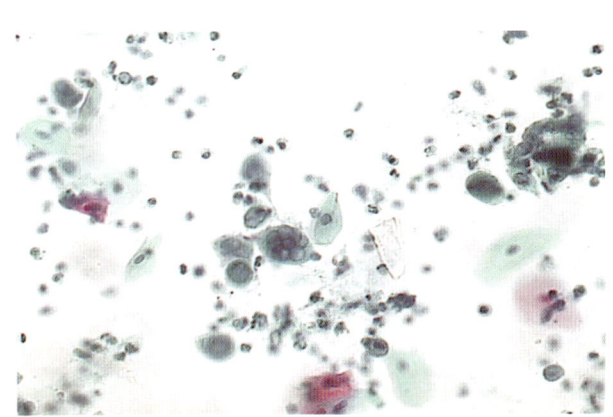

图3-31 疱疹病毒感染细胞多核，呈镶嵌状。

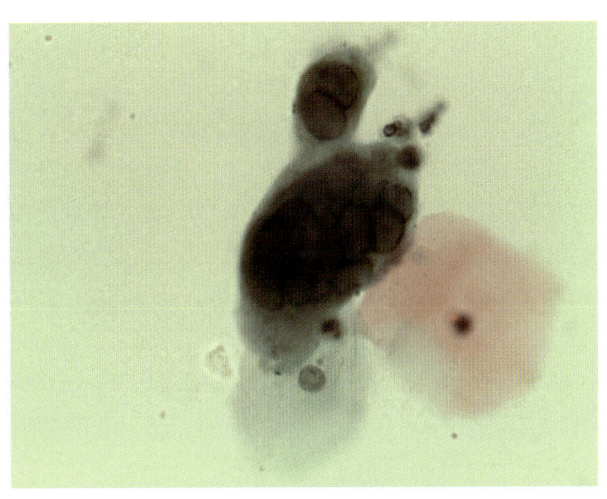

图3-32 疱疹病毒感染细胞"毛玻璃样"核。

目前报道CMV与宫颈癌发生相关，动物实验证实其机制是CMV基因整合在细胞染色体中，协同HPV16促进宫颈上皮细胞的恶性转化。

（四）子宫颈腺病毒（adenoviris）感染

子宫颈腺病毒感染以19型最常见。主要感染子宫颈柱状上皮细胞，感染细胞核染色质浓集，靠近核膜，核内有嗜酸性分叶状包涵体，可有核周晕。与单纯疱疹病毒感染区别在于见不到多核巨细胞及毛玻璃样核。

（五）其他病毒感染

有报道子宫颈可有EB病毒感染，可能与宫颈癌的发生、发展有一定的关系。

三、真菌感染（fungi infection）

妊娠晚期或口服避孕药引起激素水平改变、糖尿病、长期使用抗生素治疗都与子宫颈真菌感染有关。80%的真菌感染是由白色假丝酵母菌（Candida albicans）引起的，其他还有毛真菌、曲菌和隐球菌等。临床上表现为白带异常，白带呈白色豆腐渣样或黏稠凝乳样。

1. 肉眼表现：黏膜可见点状糜烂或浅表溃疡，白带豆腐渣样或黏稠凝乳样黏附于子宫颈。

2. 组织病理学表现：切片中见到假菌丝和（或）芽生孢子即可确诊。此外，在子宫黏膜受侵部位可见到大小不等的坏死灶。有多少不等的单核细胞、淋巴细胞、中性粒细胞浸润，有时可见小脓肿。还可见到类上皮细胞和多核巨细胞构成的肉芽肿。

3. 细胞病理学表现：涂片中可见假菌丝和芽生孢子。假菌丝呈竹节状，巴氏染色中红色或灰褐色，"竹节"中心常淡染或空泡状，其旁常见芽生孢子，且常见假菌丝穿绑上皮细胞（图3-33，图3-34）；孢子较小，球状或颗粒状，呈巢状或散在分布（图3-35）。真菌感染时上皮细胞反应常较明显，表现为核周空晕、胞质空泡和核增大、深染，而且常有角化不良细胞出现（图3-36）。感染初期，则可能出现涂片背景干净，细胞反应不明显。

涂片中真菌菌丝须与黏液丝鉴别，后者不分节，且粗细不一，其上常黏附白细胞。孢子需要与退变的白细胞及精子细胞鉴别。

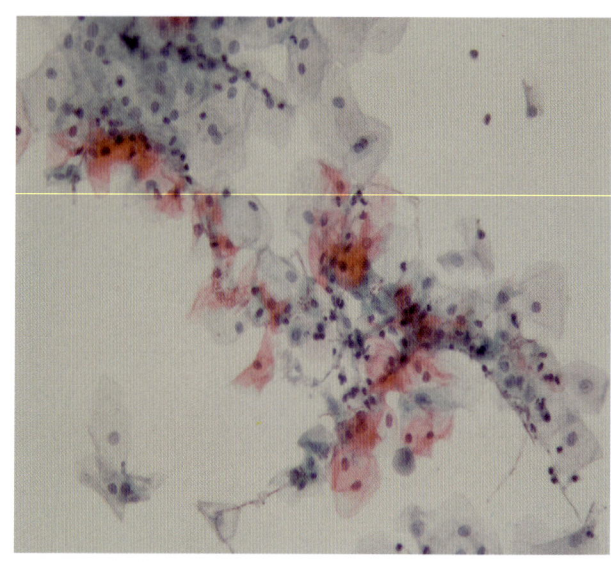

图3-33 假菌丝呈竹节样。

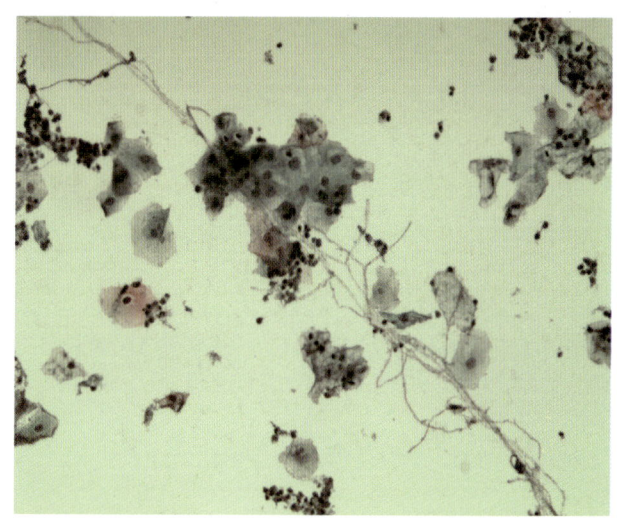

图3-34 假菌丝穿绑上皮细胞。

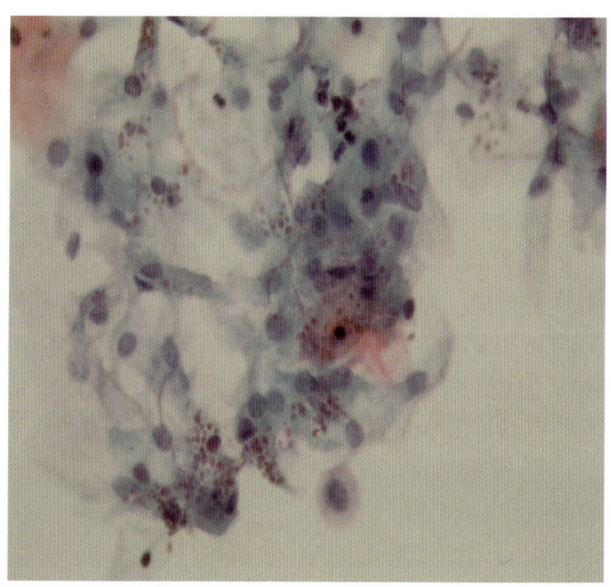

图3-35 真菌孢子。

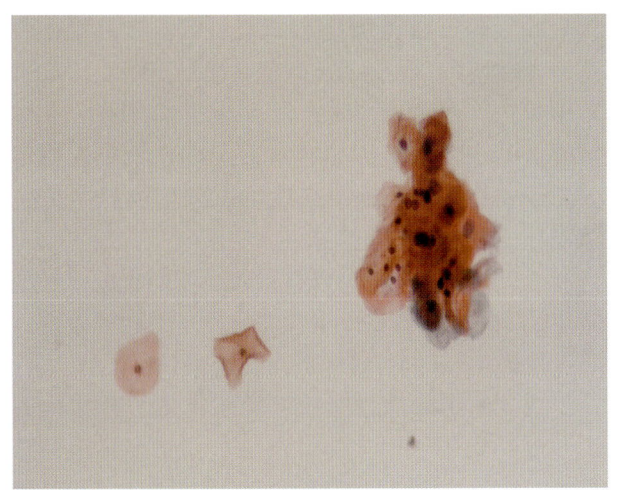

图 3-36 真菌感染时的角化不良细胞。

四、其他病原体感染

（一）子宫颈滴虫感染

为常见的生殖道感染性疾病。临床上表现为外阴阴道瘙痒，有大量泡沫状、黄绿色或灰黄色白带，有明显异味。有报道称滴虫感染是诱发子宫颈癌的危险因素之一。

1. 肉眼表现：宫颈阴道部黏膜红肿、颗粒状，也可表现为红斑或溃疡。

2. 组织病理学表现：无特异性表现。急性期表现为细胞水肿、表皮内海绵形成，间质血管扩张充血、中性粒细胞浸润。慢性表现为间质内淋巴细胞、浆细胞浸润。可伴有子宫颈上皮细胞非典型增生。

3. 细胞病理学表现：涂片中找到毛滴虫虫体是诊断的唯一确切证据。滴虫呈梨形，大小与白细胞相似，在巴氏染色中胞质染成灰蓝色，其中含红染的小颗粒，核小，卵圆形或小杆状，偏位（图3-37）。如细胞保存良好，方可见到1~4条细长的鞭毛（图3-38）。滴虫常排列在上皮细胞边缘或爬在上皮细胞上，也可散在或成片出现。上皮细胞反应性改变常比较明显，炎细胞多，背景污秽。

诊断时需要注意以下几点：

1. 滴虫在涂片中常常退变，体积可增大，结构模糊，应注意与退变的白细胞、黏液滴或退变的底层细胞鉴别（尤其在萎缩性涂片中）。

2. 滴虫感染常有大量稀薄的白带，取材时易

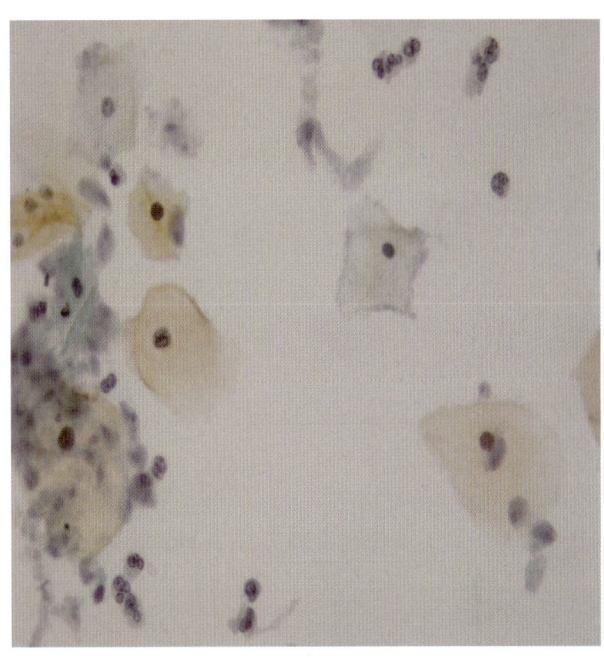

图 3-37 滴虫呈梨形，胞质灰蓝色。

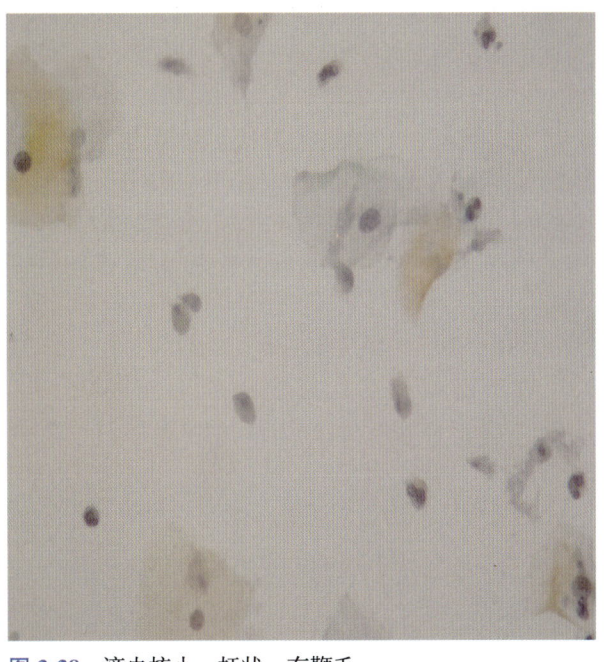

图 3-38 滴虫核小，杆状，有鞭毛。

造成细胞量不足，在 ThinPrep 液基薄片可能出现中央细胞较少甚或出现空白区，此时应于周边仔细寻找，可能发现滴虫。

3. 少数情况下，涂片中可能找到少数滴虫，但涂片背景干净，上皮细胞无反应性改变，炎细胞少，可能为感染初期机体未及反应或为菌群平衡状态的寄生。

（二）子宫颈阿米巴病

是由溶组织阿米巴感染所致。原发部位多在结肠。女性生殖道阿米巴病多由大便中的滋养体直接蔓延而来。临床表现为腥臭的脓血性分泌物。

1. 肉眼表现：子宫颈可见大小不等的溃疡，边缘隆起，表面覆盖不易脱落的灰白色膜状物。去除膜状物，可见溃疡底凸凹不平，红色、质脆。

2. 组织病理学表现：主要为组织坏死。在坏死组织与正常组织交界处镜下可见滋养体。

3. 细胞病理学表现：坏死物背景中可见滋养体。

（三）子宫颈放线菌病（actinomycosis）

是放线菌感染所致的疾病，国内外研究发现此病多发生于长期放置宫内避孕器（IUD）妇女，也可能与手术器械或流产有关。

1. 肉眼表现：子宫颈为急性炎症表现。通常形成多房小脓肿，可融合成较大脓肿。脓液内可见细小的黄色颗粒，直径 1～2mm，称为"硫磺颗粒"。

2. 组织病理学表现及细胞病理学表现：组织切片、压片和细胞涂片中均可见到分支状菌丝交织而成的破絮样物，中心纷乱成团，周围部分菌丝排列成放射状，菌丝末端膨大呈棒状（图3-39）。

（四）子宫颈衣原体感染

以性传播为主，高发年龄为 20～40 岁。衣原体为直径 450μm 的圆形或椭圆形革兰阴性微生物，介于细菌和病毒之间，但更接近细菌。它有细胞壁，既含有 DNA 又含有 RNA，寄生于细胞内。可引起沙眼、性病淋巴肉芽肿和女性生殖道感染。感染人生殖道的主要是沙眼衣原体 (chlamydia trachomatis，CT)。需细胞培养、免疫学或分子生物学方法确诊。

1. 肉眼表现：为伴有点状或镶嵌状的不典型转化区，60% 患者呈外生性滤泡性子宫颈炎表现，呈直径约 1mm 的乳黄色圆形隆起型病灶。

2. 组织病理学表现：柱状上皮或化生的鳞状上皮细胞下方密集的淋巴细胞、浆细胞浸润，有时有明显的淋巴滤泡形成（图3-40）。炎症较重时，上皮内可有微脓肿形成，上皮细胞坏死，胞质内可见包涵体。部分病例伴有反应性上皮不典型性。

3. 细胞病理学表现：沙眼衣原体感染生长活跃的细胞，因此子宫颈衣原体感染主要表现为增生性细胞和化生细胞异常。被感染的细胞质中出现包涵体：早期包涵体称初体，似小墨水滴，其周见小空晕，位于胞质边缘；其后称网状体，稍大，与初体相似，距胞核较近；晚期包涵体形状似球菌，称为球菌样体，量较多，位于胞质大空泡中。三种包涵体常常单独出现，亦经常混合出现。细胞可增大，并可见多核。诊断最具特征性的是胞质内球菌样包涵体。胞质内球菌样包涵体仅见于少数病例，且包涵体脆性大，敏感性和特异性低，很难作为常规检测方法。

应注意的是衣原体感染的细胞增大时，胞质中出现的多个包涵体将胞核推向一侧，此种形态应与印戒细胞相鉴别。

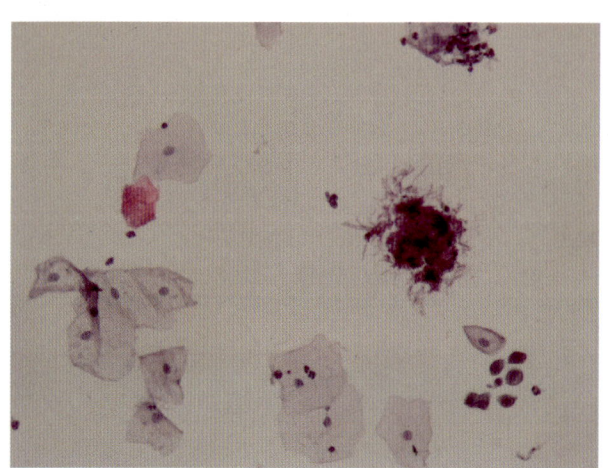

图 3-39　宫颈细胞涂片，放线菌放射状菌丝。

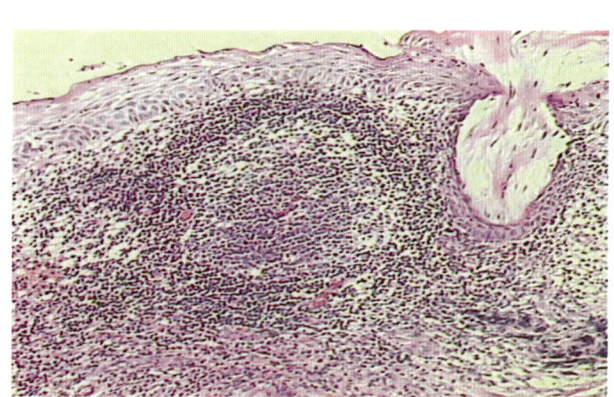

图 3-40　滤泡性子宫颈炎，淋巴滤泡形成。

第四节 子宫颈非感染性疾病

一、放疗反应

鳞状上皮细胞和腺上皮细胞均可发生放疗反应。细胞增大，部分可极度增大，并可出现畸形细胞（图 3-41），有时呈蝌蚪形、纤维形。核增大，双核或多核，并可出现核固缩、核溶解或核碎裂，细胞质增多、多彩，但核浆比例正常（图 3-42）。化生细胞增多。涂片背景常污秽。

应注意与鳞癌细胞鉴别，最重要的鉴别点是放疗反应细胞核浆比例正常，且不像鳞癌细胞核深染、染色质粗大。

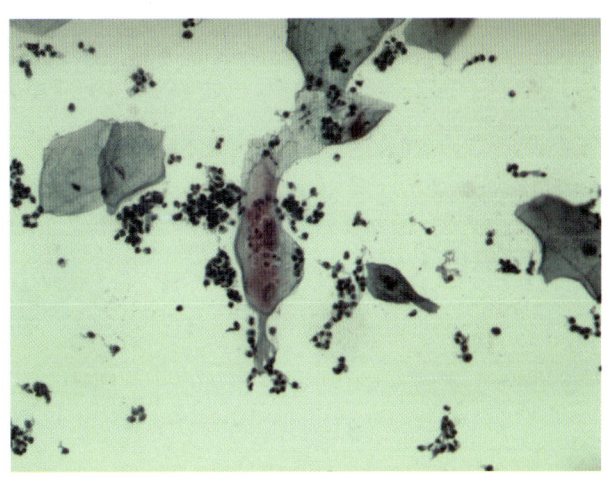

图 3-42 放疗反应细胞，核增大，胞质增多，核浆比例正常。

二、气肿性子宫颈炎

少见。主要累及子宫颈阴道部。易发生于妊娠期妇女，分娩后数周或数月消失。发生机制尚不清楚。

表现为子宫颈黏膜上皮下见多数帽针头到 2cm 的灰蓝色囊肿，实际上为充满气体的间质内腔隙。镜下缺乏内衬上皮，腔壁为纤维结缔组织，并见异物巨细胞、淋巴细胞和组织细胞，多为局限性。细胞学涂片无明显异常。

（李香菊　鲍冬梅）

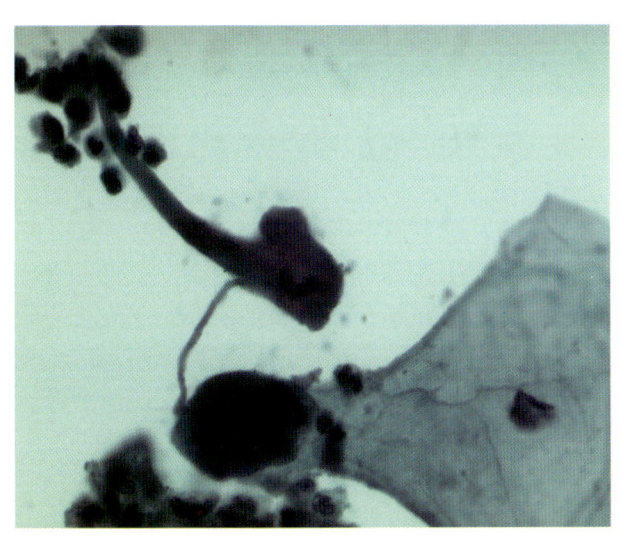

图 3-41 放疗反应中出现畸形细胞。

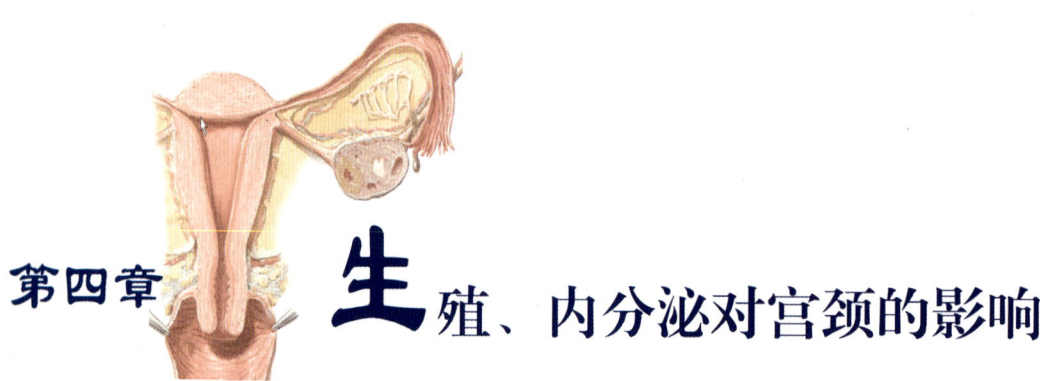

第四章 生殖、内分泌对宫颈的影响

第一节 子宫颈的内分泌激素调控

一、雌孕激素及其受体与子宫颈

子宫是雌、孕激素的主要靶器官之一，激素对于子宫发挥正常功能是必不可少的。

雌激素是一种由内分泌系统产生的类固醇性激素，主要有雌二醇、雌酮、雌三醇。绝经前雌激素分泌主要来自卵巢，以雌二醇活性最大；绝经后雌激素分泌主要来自雄烯二酮外周转化，以雌酮为主。雌激素在生殖系统、骨组织、心血管、免疫系统及中枢神经系统、内分泌系统中都发挥着重要的作用。对于宫颈的影响包括：①可以促使宫颈口松弛；②宫颈黏液分泌增加，内含水分、盐分、糖蛋白增加；③促使子宫腺上皮、宫颈鳞状上皮增殖；④促使鳞状上皮细胞角化、细胞内糖原储存。

雌激素受体（estrogen receptor，ER）是一种调节雌二醇作用的配体激活的核转录因子，它有ERα和ERβ两个亚型。

ER的天然配体为雌二醇，ER与雌激素结合前一般与热休克蛋白结合在一起，与雌激素结合后被激活，可以转移到细胞核内以高亲和力与靶DNA结合，调控靶基因的转录。它还具有抗细胞凋亡的作用。

人的ERα基因已定位于第6号染色体长臂上，长约295 kb，编码含有595个氨基酸的蛋白质。ERα主要表达于子宫、睾丸、垂体、肾、附睾和肾上腺、乳腺、阴道、骨以及其他一些靶器官。ERβ是由530个氨基酸组成的蛋白质，基因位于第14号染色体长臂上，长约40 kb。ERβ分布于卵巢、前列腺、睾丸、骨、脾、肺、胸腺、子宫等器官。ERα主要定位于核内，ERβ主要定位于线粒体中。在子宫中雌激素受体以ERα为主，它在子宫的所有类型的细胞中均有表达。

孕激素由卵巢颗粒细胞、黄体分泌。对于子宫颈的作用包括：①可以促使宫颈口闭合；②抑制宫颈黏液分泌，黏液减少变稠；③促使子宫颈鳞状上皮脱落加快；④减少鳞状上皮细胞角化。

孕激素受体（progesterone receptor，PR）至少存在A、B两种亚型。该基因定位于11号染色体。A亚型由769个氨基酸组成，B亚型由933个氨基酸组成。

PR是结构复杂的蛋白质，由多个结构功能域组成。两种亚型一级结构的唯一不同之处在于氨基端的氨基酸序列。PR的作用机制与雌激素受体相似。无配体时，受体无转录活性并与热休克蛋白形成复合物。与配体结合后，受体构象改变并从复合物解离，自动形成二聚体，进而通过特异的孕激素反应元件，与靶基因调节区域结合，参与对靶器官增殖和分化的调控。

孕激素的调控亦有细胞特异性。孕激素增加子宫内膜间质细胞PR的mRNA的水平；下调子宫内膜腺上皮细胞PR和PR的mRNA水平。

临床观察发现，人子宫内膜腺上皮在增生期密集，分泌期减少。内膜间质细胞的PR在增生期较少，分泌期相似或较多。而单个子宫内膜细胞中两种亚型的表达在月经周期也不同。在腺体细胞中增生期PR-A、PR-B均表达，只有PR-B持续表达至分泌中期；在间质细胞中PR-A表达始终高于PR-B，提示两种亚型在月经周期中有不同功能。

雌、孕激素相互之间有协调作用。雌激素能增加PR的表达。它在转录水平增加PR两亚型mRNA的表达水平。另外，雌激素调控具有细胞特异性。雌二醇能上调子宫内膜间质细胞PR-A、PR-B两种亚型的mRNA表达，并呈剂量依赖性。

从子宫基底部到子宫颈部，胞质PR、ER均逐步减少，在整个月经周期中和绝经后，这一受体分布的梯度始终存在。而细胞核PR、ER分布与胞质中的分布恰恰相反，除子宫颈部细胞核内受体含量较低外，从子宫基底部到子宫颈部胞核中的PR、ER呈逐渐增加的趋势。由于胞质受体含量的梯度变化较胞核受体的变化梯度大，所以，胞质和胞核的比值从子宫基底部到颈部仍呈下降的改变，其子宫体部的胞质与胞核受体比值较其颈部高6倍。接近排卵时，子宫各段的受体明显增高。

二、多种疾病与雌、孕激素及其受体与疾病

已经证实子宫内膜癌的发病与高雌激素刺激导致子宫内膜增生，并缺乏孕激素拮抗有关。对内膜癌细胞系的研究发现，高分化癌细胞系，如Ishikawa细胞系PR两种亚型均表达，并以PR-B为主，并可被雌激素上调；低分化癌，如KLE细胞系只表达PR-A亚型。乳腺癌组织和细胞系中ERβ的表达水平明显低于正常乳腺上皮细胞，且在乳腺癌发生发展过程中，ERα/ERβ比值升高。在人子宫肌瘤的PR分布明显高于周围正常组织，其密度及与肌瘤生长正相关，且两种亚型PR-A多于PR-B。这些研究为疾病治疗提供了理论依据。

第二节 内分泌对不同生理阶段子宫颈的解剖及生理功能的影响

一、胎儿期与新生儿期

宫颈和宫体、输卵管都是由副中肾管形成，管道内部衬以单层柱状上皮。在胎儿期约16周，女性生殖器发育成形，双侧副中肾管下部融合，形成宫颈阴道部，宫颈远端突出于阴道上部。至出生时，宫体长度与宫颈长度之比为1∶2。胚胎12周时，来自泌尿生殖窦的立方性上皮自下而上生长，替代阴道及宫颈阴道部的部分单层柱状上皮。在妊娠后半期，这种立方性上皮化生成为复层鳞状上皮至宫颈外口处。从而形成颈管柱状上皮与宫颈阴道部复层鳞状上皮交界带。胎儿7个月时，宫内膜逐渐增生，颈管内膜上皮形成皱襞。因受母体激素的影响，宫颈柱状上皮生长至外宫颈或阴道部，这种情况在早产儿中占1/3，足月新生儿占2/3。5%的成年女性可见到阴道局部被柱状上皮覆盖。胎儿宫颈的间质细胞为未分化的细胞，向上延续为子宫内膜间质细胞。此期间宫颈腺体有少量分泌，新生儿失去母体激素影响，阴道黏液分泌数日内消失。

鳞柱交界是一个重要解剖位置，在原始鳞柱交界处内侧有一区域，表面为柱状上皮下储备细胞形成的化生性鳞状上皮，化生性鳞状上皮与柱状上皮交界处即为新鳞柱交界处。原始鳞柱交界处和新鳞柱交界处之间的区域称为转化区。它的位置是动态变化的，主要影响因素是雌激素水平、阴道酸性环境等。分娩前胎儿及出生后不久的婴儿，受体内来自母亲的雌激素的影响，柱状上皮向外扩展，原始鳞柱交界处可移到子宫颈外口外的部位、阴道穹隆甚至阴道壁，转化区随之外移。离开母体后，随着体内雌激素的减少，转化区向上退缩至于子宫颈管内，直至青春期月经来潮后。

二、儿童期及青春期

儿童期下丘脑-垂体-肾上腺轴首先开始发育，下丘脑分泌的多种激素促进肾上腺分泌，同时也抑制垂体分泌的FSH、LH。肾上腺皮质分泌的脱氢表雄酮可以转化雄烯二酮、睾酮，抑制卵泡发育，直至肾上腺素轴激素分泌不再增加，对性激素抑制减少。在儿童期，宫颈间质发育成纤维组织和少数平滑肌细胞，后者沿宫颈内口方向逐渐增多。青春期出现下丘脑促性腺激素释放激素增加，卵巢发育，雌孕激素开始分泌。

三、生育期子宫颈

宫颈组织学内口和外口之间的管道被称为宫颈管。在正常成年未生育的妇女，宫颈长约 2.5～3cm。子宫颈口指向阴道后穹窿，性交后宫颈口浸于存留在阴道后穹窿的精液里，有助于精子上游，增加排卵后受精的机会。

在正常月经周期中随着卵巢激素的周期性变化，宫颈管内口、外口位置和大小以及宫颈管的长度均有周期性变化。月经期宫颈管较为松弛，以保证经血流出。在卵泡期宫颈外口逐渐增大，排卵时开到最大，横径可达 3mm，这些变化均利于精子上行、受孕；排卵后外宫颈口逐渐缩小，至下次行经时达 1mm（图 4-1～图 4-3）。排卵后宫颈内口也逐渐缩小，颈管伸长，这些变化有利于保护受孕后胚胎良好发育。

生育年龄阴道分泌物通常呈酸性，pH 为 3～5，不适合精子生存。而在排卵期，宫颈黏膜提供大量皱褶和裂隙，性交后大量精子可游动到此处得以暂时储存，同时宫颈腺体分泌大量稀薄碱性黏液，利于精子存活以及穿透上行。宫颈黏液中含有抗体，构成一道生殖免疫防御屏障，抵御外来细菌感染，保护宫内环境。宫颈黏液还可以启动精子获能，补充精子所需能量，鉴于精子活力和形态学差异进行精子筛选。而在月经其他阶段不利于穿透。

若宫颈发生解剖生理或功能上的改变，均会影响精子通过，从而影响生育，严重时导致子宫颈性不孕。

四、妊娠期子宫颈

在妊娠期受绒毛膜促性腺激素等的影响，子宫体和子宫颈均增大。宫颈血管增多，组织水肿，外观肥大，呈紫蓝色。宫颈质地柔软，显微结构显示柱状上皮增生，皱褶增加。柱状上皮外移至宫颈阴道部，呈深红色细颗粒状，外观似糜烂。宫颈腺体增生，分支增多，腺腔加深，可深入间质并向颈管腔突出，腺体分泌功能亢进，产生多量黏液，形成黏液栓，阻止细菌进入子宫腔。妊娠可促进柱状上皮发生鳞状上皮化生，发生在腺体则表现为中央有腺腔的鳞状上皮巢。宫颈阴道部鳞状上皮变化较轻，有时出现乳头瘤样增生，妊娠结束后可自行消退。

子宫颈是软产道中决定分娩的关键因素，在妊娠期间出现一系列特殊的生理性改变，有助于妊娠和分娩。宫颈由大量纤维结缔组织、少量弹性纤维、平滑肌组成。妊娠期肌纤维增生，间质内血管增多，充血水肿，弹性增加，机械强度下降，维持宫颈处于关闭状态。若宫颈内口松弛，不能承受其重量，胎膜可从宫口膨出，导致流产。随着妊娠进展，宫颈变"成熟"，纤维结缔组织中含有的大量胶原纤维在胶原酶水解作用下断裂变性，数量减少，宫颈软化；基质中含有硫酸皮肤素、硫酸软骨素、透明质酸等也发生变化，透明质酸与水结合增加宫颈含水量使其进一步软化。临产时，宫颈发生胶原纤维分解，宫颈变短、变平、变软，宫口扩张，谓之宫颈成熟。宫颈成熟与否是决定胎儿能否顺利经阴分娩的关键因素。若宫颈扩张异常，可导致难产或滞产。分娩后，宫颈又恢复到正常状态。

五、绝经后子宫颈

衰老的发生有多种学说。可能的原因是：遗传信息按时激活退变过程；诱发和自发的突变破坏了细胞基因或染色体；每次细胞分裂后 DNA 聚合酶逐渐失去功能，细胞衰老死亡等。环境和遗传的综合作用使然。据世界卫生组织定义：围绝经期指在 40 岁开始出现的类似绝经的内分泌、生物学改变。很难分清下丘脑—垂体—卵巢轴哪个部位活性先开始功能下降，可能为多水平起因。内分泌组织以及靶器官功能逐渐丧失。一方面卵巢分泌能力下降，另一方面，靶器官内细胞代谢下降，受体减少，下生殖道对性激素应答下降。随着卵巢分泌性激素的逐渐减退，卵巢外来源激素可在一定时间内延缓许多退化性变化发生，当雌激素完全丧失，生殖器官进一步萎缩。

女性绝经后，卵巢激素水平下降，子宫缩小，宫体与子宫颈之比从生育年龄的 2∶1 变为 1∶1。宫颈口缩小，宫颈管狭窄，宫颈变硬、变短，阴道穹窿变浅，甚至完全消失，致阴道顶端呈漏斗状。子宫颈上皮萎缩，腺体分泌明显减少，鳞柱交界处退移至宫颈管内，转化区随之移至颈管内（图 4-4）。

显微镜下显示：子宫颈上皮萎缩变薄，中表

层缺失，平滑肌组织退化减少并变性，血管发生动脉粥样硬化。结缔组织增加，同时宫颈黏膜萎缩，腺体减少，且分泌功能下降，宫颈黏液减少，其防御功能下降，因此老年人易发生上行性感染。一旦发生感染，易致宫腔积脓或积血。

宫颈转化区是上皮内瘤变和宫颈癌的好发部位。在育龄期妇女，转化区位于宫颈外口，若有病变，易于早发现、早治疗。围绝经期或绝经后的妇女中，转化区位于颈管深处，病灶在颈管内，而宫颈外口表面常常光滑，故肉眼不易辨认，在行宫颈细胞学检查时，取材位置必须深至颈管内，以提高早期诊断率。

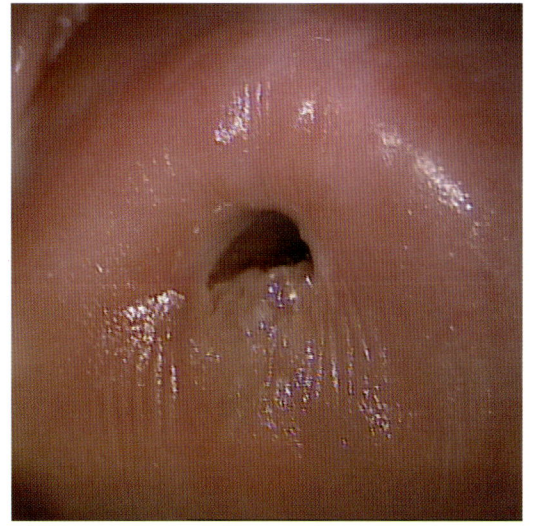

图 4-3　生育年龄宫颈，月经第 14 天，雌激素作用下宫颈口松弛，宫颈黏液清稀透明。

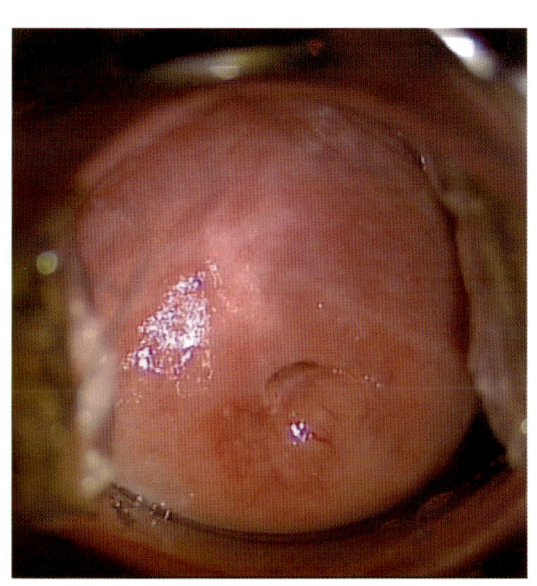

图 4-1　生育年龄宫颈，鳞状上皮覆盖大部分宫颈阴道部。

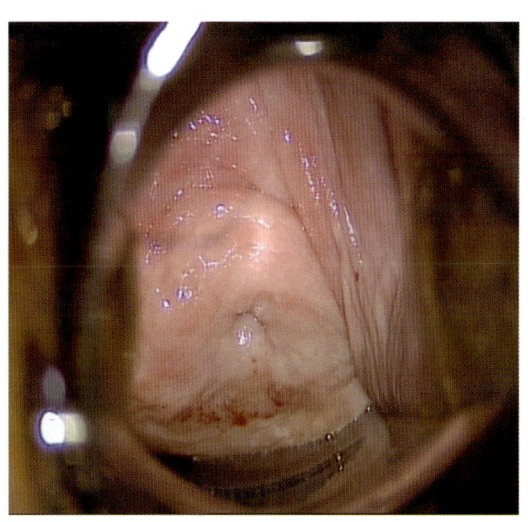

图 4-4　绝经后宫颈缩短变小，穹隆平浅，转化区在宫颈表面不可见。

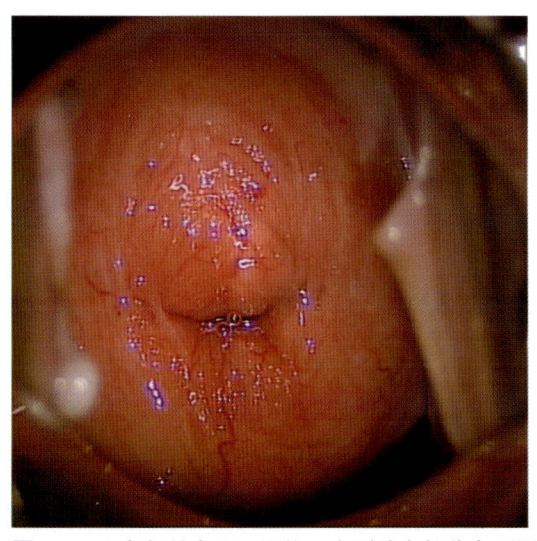

图 4-2　生育年龄宫颈，柱状上皮覆盖大部分宫颈阴道部。

第三节　内分泌对子宫颈上皮的组织学和生理功能的影响

子宫颈的生理活动受卵巢激素的影响，宫颈表面被覆的上皮细胞尤为显著。

子宫颈被覆上皮有两种：宫颈阴道部分被覆复层鳞状上皮，宫颈管内膜被覆单层柱状上皮。宫颈储备细胞指柱状上皮下未分化细胞或未成熟细胞，是宫颈管阴道部上皮的再生细胞。雌激素促使鳞状上皮增生、成熟；孕激素促使细胞成熟至中层。

鳞状上皮以基底膜与纤维间质相分隔，上皮厚度随女性雌激素水平变化。在幼年女孩和老年妇女，体内雌激素水平低，上皮常仅有几层细胞厚，呈萎缩性上皮。在性成熟期，孕激素致中层细胞厚度增加，雌激素可促进鳞状上皮细胞增殖、角化、糖原储备。

一、复层鳞状上皮

1. 组织结构

上皮细胞覆盖于宫颈阴道部，为非角化的复层鳞状上皮，厚度可达20层。女性一生不同时期、月经周期不同时间段各层细胞比例有变化。细胞由底层向上逐渐成熟，失去分化能力。生育年龄妇女镜下由深至浅可分5层，细胞由小变大；形态由圆形变成舟形、多角形；在巴氏染色中，胞质由浓稠的蓝染变粉染；核由大变小，核浆比也随之由大变小。

第一层为基底层，是上皮细胞再生的基础，是直接与基底膜相接触的一层细胞，可见分裂象。

第二层为旁基底细胞层。在育龄妇女宫颈阴道涂片中基本无基底层细胞，旁基底细胞层也很少出现（图4-5、图4-6）。

第三层为浅棘细胞层，胞质因含糖原不同可呈蓝染或半透明，含有空泡。

第四层为致密层或上皮内层，细胞质因含丰富糖原而染色后透亮，此层细胞分化成熟，不再分裂（图4-7）。

第五层为浅表层，细胞大而扁平，胞质丰富，胞核小而固缩。它们在高雌激素水平时最为丰富（图4-8）。

与阴道鳞状上皮细胞各层细胞比例一样，底层细胞的比例增加提示雌激素的下降；致密核细胞的比例增加显示雌激素的增加。

宫颈鳞状上皮与阴道鳞状上皮不一样，缺乏钉脚，但是可以随结缔组织结构而起伏。

2. 各层鳞状上皮内的生理活动与性激素变化密切相关。

（1）核酸：反映了细胞的生长能力。在基底层、副基底层、深棘层细胞呈现嗜碱性，提示核糖核酸的含量高。

（2）糖原：含量随体内雌激素水平而变化，受年龄、月经周期和妊娠等因素影响。在深棘层细胞内只含有少量糖原，第四层最丰富。胚胎时期，来自于泌尿生殖窦的上皮转化为鳞状上皮时就可以检测到糖原沉积。受母体高雌激素影响，新生儿宫颈上皮内糖原含量丰富，脱离母体后出现匮乏；青春期增加；妊娠期丰富；围绝经期再度减少至消失。细胞内糖原增多时，利于阴道乳杆菌的生存。乳杆菌分解糖原形成乳酸，保持阴道酸性环境，抑制了致病菌生长，因此排卵期前后，宫颈阴道涂片背景通常较干净。

（3）黏多糖：葡萄糖转变为糖原过程中，可经酶作用变为糖醛酸，进而转化为黏多糖。雌激素可以使细胞内糖原含量增多；孕激素可以使上皮浅表层黏多糖增加。

（4）角质：是一种特殊的纤维蛋白，其主要化学变化为角化前氨基酸为硫氢键，角化后为双硫键。在雌激素作用下增加。

另外，已经证实雌激素可以通过改变细胞骨架进而改变细胞形状，也可以影响细胞跨膜离子通道进而改变细胞通透性，调节阴道内环境。绝经后低雌激素的环境使细胞渗透性降低，导致阴道干涩、性交痛等症状。

二、柱状上皮

柱状上皮被覆在宫颈管，偶尔在宫颈阴道部。宫颈内膜上皮大部分为高柱状，单层排列于基底膜上，胞核位置随细胞分泌活动而变化，一般位于细胞下1/3，分泌旺盛时可在胞体中部。细胞所分泌的宫颈黏液主要成分有水、电解质、糖、尿素和蛋白质，镜下成菌丝状，在菌丝样结构之间有氯化钠和钾盐，它们形成糖蛋白结晶。月经前后，氯化钠仅占黏液干重的2%～20%，排卵期，细胞分泌达顶峰，唾液黏蛋白增加，氯化钠占黏液干重的40%～70%，因黏液是等渗的，含水量亦增加，使得黏液稀薄透明。糖蛋白结晶组成直径0.5μm的平行胶原束，电镜下这些胶原束可形成直径为30μm的孔，平行排列，光镜下如羊齿状，利于精子通过。排卵后，孕激素作用下，硫黏蛋白分泌占优势，分泌物外观稠厚，蛋白分子构成致密而不规则的网状结构，孔隙直径仅5μm，呈酸性，不利于精子通过。另外，排卵后，阴道乳

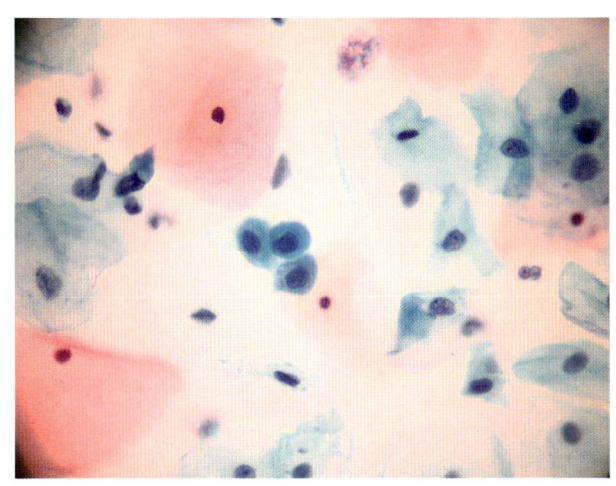

图 4-5 51岁女性,绝经1年,宫颈抹片中,因雌激素降低出现中层细胞及外底层细胞。外底层细胞小,核浆比高,胞质蓝染。

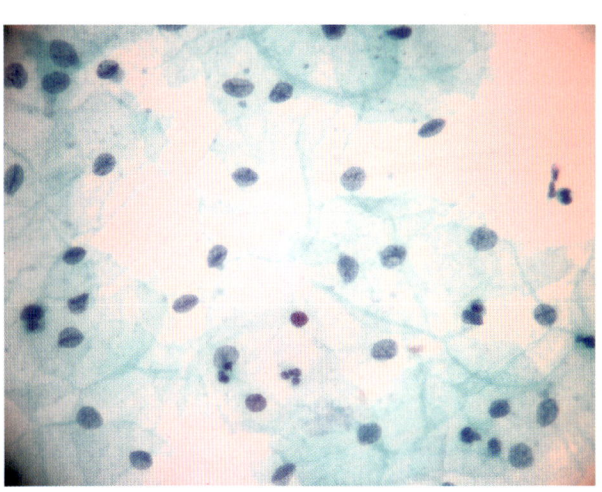

图 4-7 30岁女性,月经周期第20天,宫颈抹片见细胞舟状或扁平,胞质因含糖原不同可呈蓝染或半透明,含有空泡,核小。

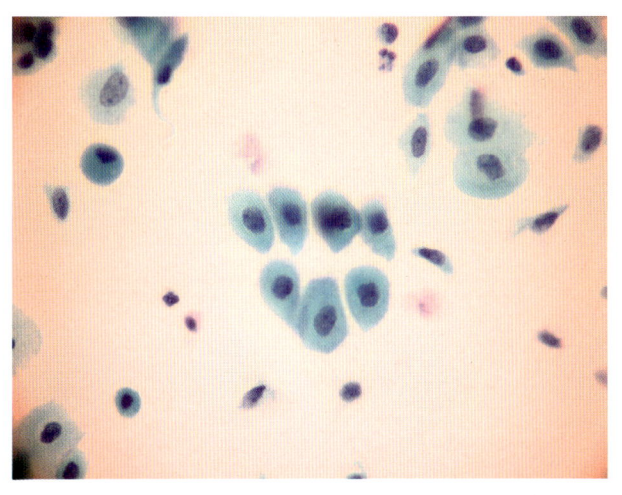

图 4-6 63岁女性,绝经10年,宫颈抹片未见雌激素影响,仅见底层、外底层细胞。

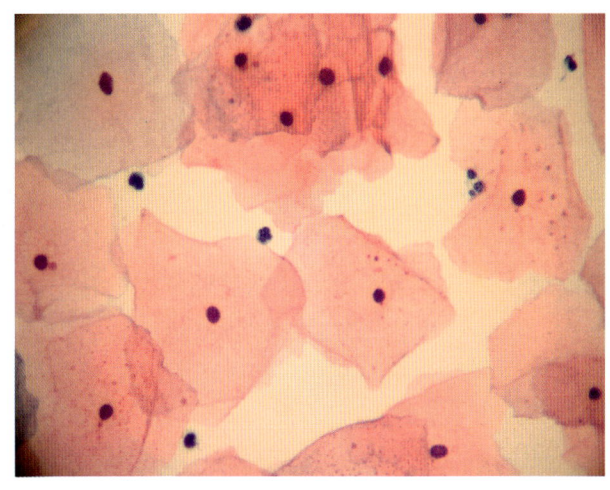

图 4-8 28岁女性,月经周期第13天,宫颈抹片见雌激素作用下表层细胞,平铺,胞质富含角蛋白,红染,核固缩,背景洁净。

杆菌减少,阴道菌群变化,宫颈黏液中炎性细胞也增多,并含有蛋白酶抑制酶以抑制精液中的水解蛋白酶的作用。宫颈黏液的结晶程度可以帮助临床判断雌、孕激素的水平以及有无排卵。

三、储备细胞及化生细胞

柱状上皮下储备细胞位于柱状上皮与基底膜间,平时不易在宫颈阴道涂片中观察到。当细胞增生时,可形成2～3层立方状细胞,胞质少,胞核圆而大,核浆比高。在炎症刺激、理化因素和内分泌的影响下可增生、分化为柱状上皮细胞或鳞状上皮细胞,后者则称之为鳞状上皮化生。化生细胞虽然核浆比高,但染色质均匀,支持良性改变。较少见的是输卵管化生,纤毛的分化提示的是细胞的良性改变。

(耿 力 游 珂)

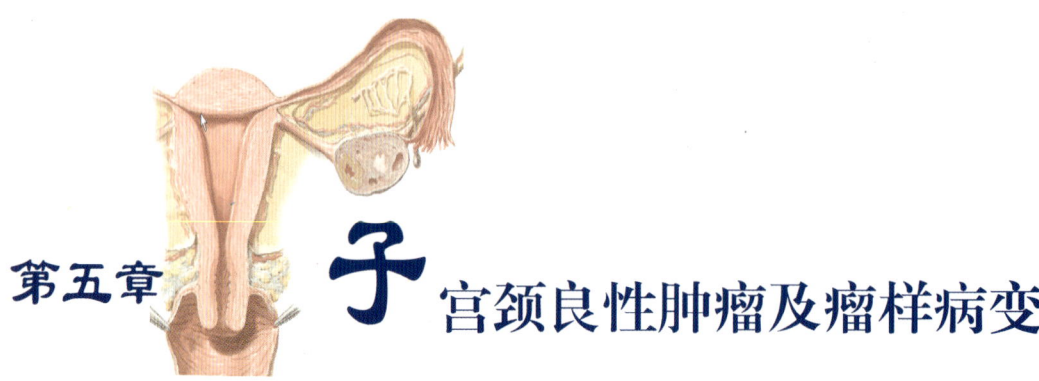

第五章 子宫颈良性肿瘤及瘤样病变

第一节 子宫颈良性肿瘤

一、子宫颈上皮性肿瘤

此类肿瘤比较少见，文献中多为例案报告。

（一）鳞状细胞乳头状瘤（squamous cell papilloma）

此瘤比较少见，发生在宫颈鳞—柱交界区。多为单发，伸出性生长，有蒂，表面呈乳头状。显微镜下检查，表面由分化良好的复层鳞状上皮被覆，可出现角化现象，中轴为纤维结缔组织及血管（图 5-1、图 5-2），如纤维组织增生显著者也称"纤维上皮性息肉"。

此瘤在以往文献中有些包括"尖锐湿疣"或"疣状癌"及"乳头状原位癌"。有概念不清之处，应首先除外以上病变再诊断。鉴别方法：HPV-

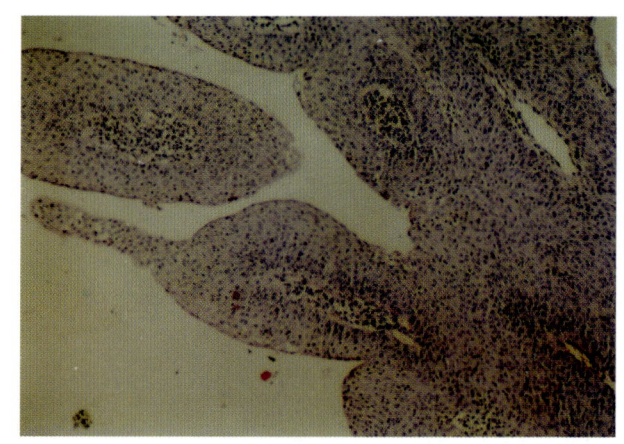

图 5-2 鳞状上皮乳头状瘤。

DNA 阳性者为尖锐湿疣，阴性者可考虑此病。与疣状癌和原位癌的鉴别是靠细胞异型性及浸润基底膜，如有基底膜浸润者不能诊断此病。

（二）米勒乳头状瘤（Müllerian papilloma）

是罕见的良性肿瘤，儿童多见。肿瘤体积一般较小（直径 2cm 以内），呈息肉状或乳头状，外生性生长。位于宫颈前唇或后唇。有时发生于宫颈管，有蒂，向宫颈外口突出，位置一般表浅。显微镜下，乳头表面被覆单层柱状或单层扁平上皮，或在柱状及黏液柱状上皮间出现鳞状上皮化生灶，乳头中轴由纤维结缔组织及血管构成，有继发感染时可出现炎细胞浸润、充血、水肿。时间长的肿瘤可见钙化或骨化，有时见到砂粒体。

（三）子宫颈内翻性移行细胞乳头状瘤（inverted transitional）

此瘤极少见，多发生于中老年妇女。肿瘤显

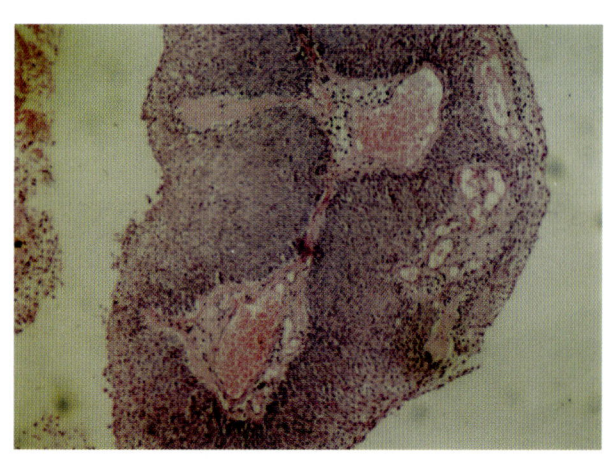

图 5-1 鳞状上皮乳头状瘤。

微镜下酷似膀胱的移行细胞瘤，由倒置的纤维血管分割的细胞巢组成，细胞巢周围细胞呈栅栏样排列，细胞核卵圆形，可见核沟。仔细观察，可见上皮内腺上皮化生，似腺性膀胱炎。这种良性的移行细胞化生可发展变化形成子宫颈移行细胞乳头状瘤或移行细胞乳头状癌。

二、子宫颈良性间叶性肿瘤（benign mesenchymal tumors of cervix）

平滑肌瘤多见于胃肠道及子宫体。宫颈平滑肌瘤占子宫平滑肌瘤的8%左右。在子宫颈良性肿瘤中其发病率相对较高。宫颈平滑肌瘤可来自宫颈平滑肌或子宫平滑肌瘤延伸到宫颈。宫颈肌瘤最常见的部位是宫颈后壁，其次是侧壁及前壁。常单个发生。

平滑肌瘤好发于性成熟期，与性激素水平有关。肿瘤中雌二醇浓度明显增高，雌激素受体浓度也高于周边组织。肿瘤在绝经后可缩小甚至消失。分子生物学研究表明，许多生长因子如表皮生长因子（epidermal growth factor，EGF）和胰岛素样生长因子（insulin like growth factor，IGF）-1是肿瘤调节因子。细胞遗传学研究表明，肿瘤的第7、第12和第14号染色体出现异常。

肿瘤大体表现：肿瘤可单发，也可多发，有时与子宫体平滑肌瘤同时存在。位于子宫颈肌壁间、浆膜或黏膜下。大小不等，肿瘤呈结节状，与平滑肌境界清楚。切面灰白色，硬韧。无胞膜或有假胞膜形成。

显微镜可见：肌瘤由梭形平滑肌细胞及纤维结缔组织构成，肿瘤细胞排列呈束状、漩涡状或栅栏状。没有正常平滑肌层状排列。细胞在纵切面呈梭形，成束状分布。胞质宽，嗜伊红染色，核杆状，两端钝圆，细胞横切面呈圆形或多边形，核位于中央（图5-3、图5-4）。肿瘤间质为结缔组织，当含量多时，称之为纤维肌瘤或肌纤维瘤（myofibroma）。若肿瘤生长加快或缺血可出现许多继发变化。

（一）透明变性（hyaline degeneration）

此变性使肿瘤出现灶状白色变为略透明状区域，失去编织样结构。镜下变性处呈粉红色均质区，细胞少，肿瘤细胞残存在血管周围，像血管外皮样排列或呈上皮链条状聚集。

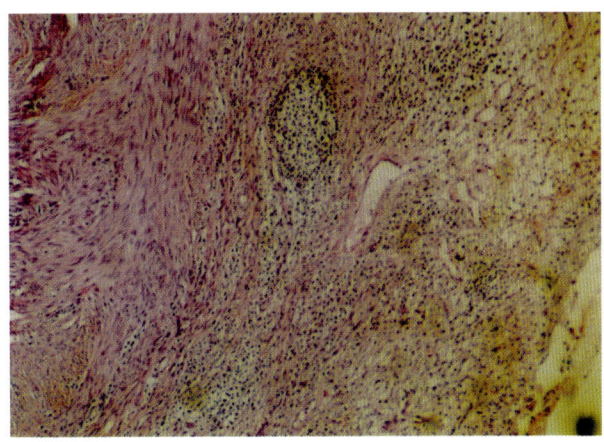

图5-3 宫颈平滑肌瘤。

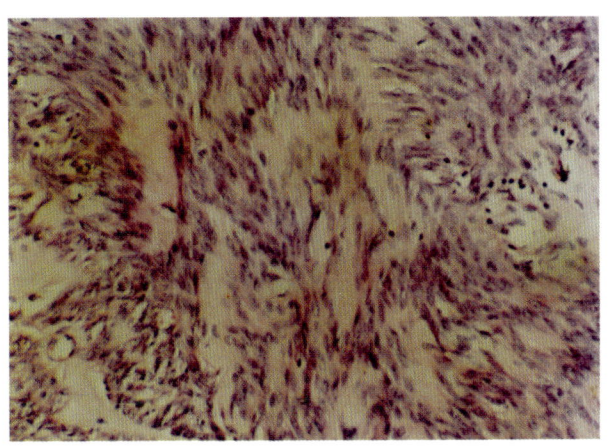

图5-4 宫颈平滑肌瘤。

（二）出血或囊性变（hemorrhage or cystic degeneration）

出血的机制不很清楚，镜下广泛小血管扩张，红细胞漏出，小静脉内血栓形成。肿瘤由灰白色变为暗红，因此也称之为红色变性。囊性变是肿瘤缺血、坏死及坏死物质液化吸收形成的囊腔，腔内也可充以黏液物质，囊壁无上皮覆盖。

（三）恶性变

子宫肌瘤的恶性变率为1%左右，肿瘤一般生长，增大迅速，出血、坏死明显。主要靠显微镜下细胞异型性与多量核分裂出现。有时判断比较困难，要综合全面观察确诊。

平滑肌瘤的组织学类型。根据形态平滑肌瘤分为许多类型：

1. 不典型平滑肌瘤：肿瘤中出现多核巨细胞呈合体性，因此也称合体性平滑肌瘤，但异型

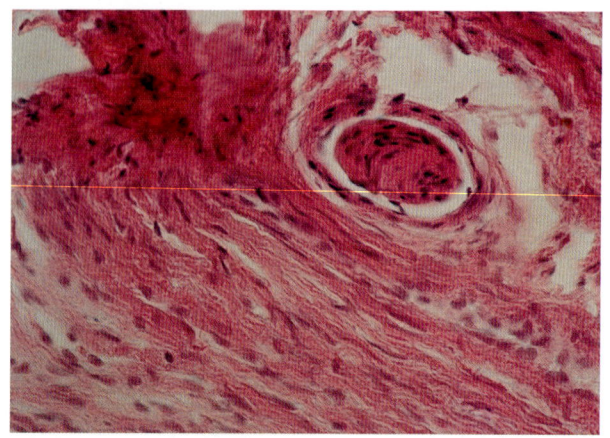

图 5-5 静脉内平滑肌瘤病。

巨细胞呈灶状分布，肿瘤一般无凝固性坏死。核分裂象多时，应该注意与平滑肌肉瘤鉴别，有人把这种肿瘤称之为低度恶性有复发倾向的不典型平滑肌瘤（atypical leiomyoma with low risk recurrence）。因此诊断时应特别小心。

2．静脉内平滑肌瘤病（intravenous leimyomatosis）：大多数静脉内平滑肌瘤是从子宫颈静脉扩展到盆腔静脉，肿瘤可延伸至髂静脉、腔静脉，甚至进入右心房。此瘤一般不超出血管外。作者见到一例（图5-5）。

3．上皮样平滑肌瘤（epithelioid leiomyoma）：细胞形态上与上皮细胞有相似之处，细胞成片，胞质丰富，或透明状，有时肿瘤细胞呈条索状排列。细胞核淡染，有核皱缩的痕迹，没有明确的腺体结构。免疫组化染色，上皮性抗体可以阳性，但肌源性（desmin actin）抗体只有上皮样平滑肌瘤才有表达，这是诊断的重要依据。

第二节　子宫颈瘤样病变

瘤样病变（tumour-like lesions）是组织增生形成似肿瘤的肿块，但不具备真性肿瘤特性的一类病变。此类病变从组织发生学归纳为以下几种：

一、来自胚胎残留细胞

各种异位组织如中肾管残留，子宫颈胎儿胶质细胞残留，子宫内膜异位及其各种组织细胞异位等。

（一）中肾管增生和不典型增生

残留中肾管是圆形小腺管，其上皮为立方形，腔内有粉红色嗜伊红分泌物。这些小管增生时形成密集成簇状管聚集区，小管聚集区可呈小叶状分布，也可呈弥漫性分布，有时单纯导管增生。

不典型增生（hyperplasia）腺管密集，形状不规则，上皮细胞大小不等、形状不一，有异型性。可出现核分裂象，不典型增生的腺管弥漫分布于宫颈间质，有时位置比较深。

（二）异源性外胚叶和中胚叶结构（heterotopic ectodermal and mesodermal structures）

子宫颈来源于米勒管，此管起源于中胚层。在宫颈黏膜下有时出现皮肤附属器，如毛囊、汗腺和黑色素等外胚层衍生物。有时宫颈内出现分化成熟的软骨，也有人曾报告在宫颈息肉间质中可出现横纹肌组织。

（三）子宫颈子宫内膜异位症（endometrosis of cervix）

此病发病率不断增高，是妇科多发病、常见病。有时在宫颈进行物理治疗后可引起此病。异位子宫内膜随月经每月有出血，因此组织破碎，有红细胞及含铁血黄素，有时能找到破碎鳞状上皮，出血灶内能见到子宫内膜腺体与间质，或仅见到子宫内膜腺体，找不到内膜间质也可以诊断。

二、非肿瘤性增生性病变

（一）子宫颈腺病（adenosis of the cervix）

女性生殖道的腺病最常见的部位是阴道，宫颈腺病比较少见。患者多为胎儿期在母亲子宫内接触过已烯雌酚（DES）的妇女。病变发生于外宫颈被覆鳞状上皮下或上皮内出现片状腺体聚集，腺体呈米勒上皮分化，即子宫颈腺体、子宫内膜型腺体或输卵管型腺体。腺体位置一般比较表浅。

（二）宫颈内膜囊性隧道状腺丛（cystic edocervical tunnel clusters，CETC）

本病首先由 Fluhmann 于1961年报告。多发于经产妇。本病与妊娠宫颈黏膜上皮腺体增生有关。管状腺部分开放，部分闭合，使宫腔内黏液物质潴留，管腔扩张，腺管被覆上皮被压挤呈矮柱状或扁平状或立方形。

本病术前均未诊断，常误诊为宫颈鳞癌、子宫脱垂或宫内膜癌等。Glenn 使用 CEA 标记，仅有少部分腺上皮胞质呈弱阳性。

（三）子宫颈内膜弥漫性层状增生过渡（diffuse

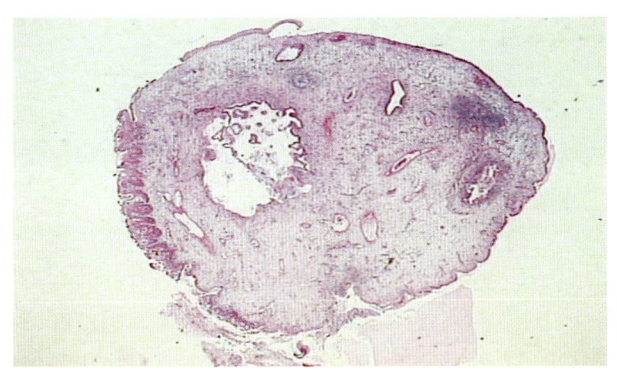

图 5-6 宫颈息肉伴有上皮及腺体鳞状化生。

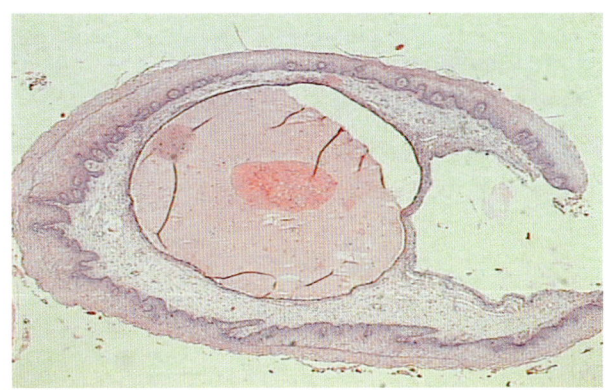

图 5-7 子宫颈 Nabothian 囊肿形成。

lamina endocervical hyperplasia）

患者多为青壮年妇女。临床可出现月经紊乱。病变局限于宫颈内膜层，一般在 1cm 以内区域，与周围境界清楚。镜下腺体为圆形，有不规则的角状突起，部分腺体呈星状，腺腔内偶尔见乳头状增生。增生腺上皮呈柱状，核位于基底部，核分裂罕见。间质内可见炎细胞浸润。

（四）子宫颈息肉（cervical polyp）

由子宫颈黏膜上皮及间质局限性增生形成息肉状物。宫颈息肉单发或多发。

组织病理学检查，镜下见宫颈息肉被覆上皮与其发生部位的宫颈黏膜上皮结构相似（图 5-6）。

颈管发生的息肉，表面被覆鳞状上皮，间质无腺体，由纤维结缔组织构成；宫颈外口处的息肉，表面被覆鳞状上皮，间质由纤维结缔组织及少数腺体组成。

宫颈息肉可同时伴有鳞状上皮化生，若累及腺体，需要与鳞状细胞癌区别。

三、非肿瘤性潴留性病变

Nabothian 囊肿（Nabothian follicle）：长期的慢性炎症刺激引起宫颈内膜腺体阻塞，分泌物潴留，腺体扩张。肉眼观呈囊性，大小不等，多少不一。囊内为黏液样物质。镜下为扩张的腺体，内衬低柱状上皮或受压变扁，囊内充满黏液（图 5-7）。

四、错构瘤

错构性发育异常（hamartoplasia）是指机体某部位固有组织异常发育和异常组合，多为一种组织过度生长，此组织分化成熟，这种过度生长的组织通常称"错构瘤"（hamartoma）。

（一）血管性错构瘤

大部分血管部分不是真性肿瘤，而是一种以血管组织过度生长为特点的发育异常（错构），随所在部位组织的发育而停止生长，并于所在部位组织发育成熟后停止生长（图 5-8）。

常见部位在皮下、肝及脾。

（二）色素性错构瘤——宫颈蓝痣（blue nevus of cervix）

也称宫颈色素沉积（cervical malanosis）。Clid 于 1959 年首次报告蓝痣。其发病率为 2.9%。几乎所有的蓝痣病灶均位于子宫颈管柱状上皮下方、阴道部鳞状上皮下，宫颈峡部、子宫内膜与颈管深部组织间质均无痣细胞。蓝痣不呈结节状，是片状分布，其走行与周围纤维组织呈一致性。不伴有黏膜上皮增生与破坏，与宫颈炎症无关。以上特点说明蓝痣起源可能与胚胎时期颈管的组织

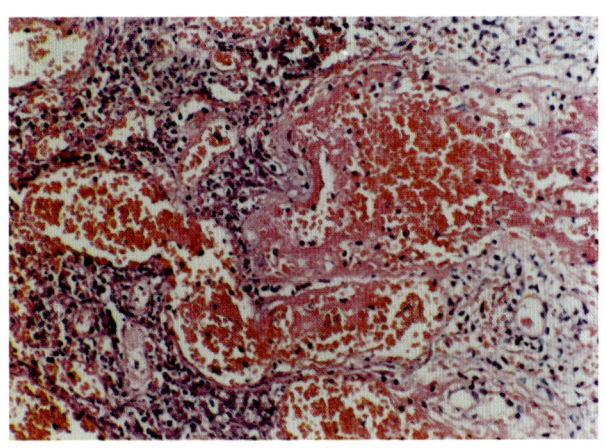

图 5-8 宫颈海绵状血管瘤。

发生，即米勒管尾端的衍化有关。因此 Müllerian 属于错构瘤性病变。

（三）子宫颈白斑（cervical leukoplakia）

子宫颈口周围鳞状上皮组织出现大小不等，多发或单发白色斑块，表面比较粗糙，不被碘液着色。说明上皮内糖原缺乏。可使用 Lugol 碘液（碘片 1g，碘化钾 2g，蒸馏水 100ml）。宫颈白斑常与子宫颈脱垂伴发，可与 CIN 与原位癌并存。宫颈白斑一般不发生癌变。

五、炎性假瘤

宫颈炎性假瘤（inflammatory pseudotumor）报告不多，可能多数归类于炎症而不单独讨论。此瘤与炎症的区别是有肿块形成。一般呈慢性经过，常常有大量结缔组织增生，与周围形成明显的分界，在影像学上与肿瘤难以区别。显微镜下根据炎性渗出物成分不同分为三型：

（一）淋巴细胞型炎性假瘤

该型最多，大量增生成熟的淋巴细胞呈弥漫分布，可以形成淋巴滤泡并生成淋巴滤泡生发中心。增生的淋巴组织与结缔组织、脂肪混杂，浸润细胞中还见嗜酸性粒细胞、泡沫细胞、浆细胞、巨噬细胞等。

（二）纤维增生型炎性假瘤

又称硬化型炎性假瘤，此型在炎性背景中出现大量胶原纤维，并继发玻璃样变性。

（三）肉芽肿型炎性假瘤

在结缔组织增生与炎细胞浸润同时出现上皮样细胞与多核巨细胞，形成肉芽肿。此诊断需与结核、梅毒和结节病等鉴别。

六、宫颈肉芽肿性病变

（一）手术后梭形细胞结节（post-operatives pindle nodules）

一般宫颈手术后 2~12 周内发生。最大直径可达 4cm。结节状或息肉样外观。可形成溃疡，表面也可出现渗出物。镜下细胞以梭形、肥胖的纤维母细胞为主，异型性不明显，可有空泡状核及核仁。梭形细胞周围可出现炎细胞浸润及充血水肿。此病有人称之为假肉瘤。与纤维肉瘤的鉴别主要靠细胞分化及手术病史。

（二）黏液外溢引起结节（nodules secondary to extravasation of mucin）

由于黏液腺分泌物外溢刺激腺体周围组织出现反应，中心为黏液湖，周围纤维细胞增生，泡沫细胞积聚。有时出现巨细胞（异物巨细胞）及腺体修复性增生，腺体出现一定的异型性，注意与腺癌鉴别。

（三）宫颈放射性纤维母细胞增生

子宫颈接受放疗后，恶性细胞发生变性和坏死，其周围间质细胞及血管增生，增生间质主要为纤维母细胞，核增大，并出现巨细胞，有一定的异型性。放射区的神经鞘细胞偶尔也可能增生形成多核巨细胞。注意与肿瘤区别，鉴别要点是放射治疗史很重要。

（四）组织细胞增生性病变（histocytic proliferative lesion）

组织细胞增生主要发生于淋巴结。少数发生于淋巴结外，又称窦性组织细胞增生症和朗格汉斯细胞增生症。组织病理特点是大量组织细胞增生，这种细胞有丰富的胞质并能吞噬许多淋巴细胞。朗格汉斯细胞为宫颈正常细胞。这种细胞增生可单独累及一个器官，也可系统发生。宫颈受累时，出现硬结或溃疡。镜下病变主要由组织细胞、泡沫细胞、嗜酸性粒细胞组成，可有纤维化区，浸润粒细胞中可见朗格汉斯细胞，这种细胞核较大，呈分叶状，有核沟或切迹，胞质嗜酸性。免疫组化 S100 染色阳性。此病在临床上可持续存在或复发，也可自行消退。

（赵 蕊）

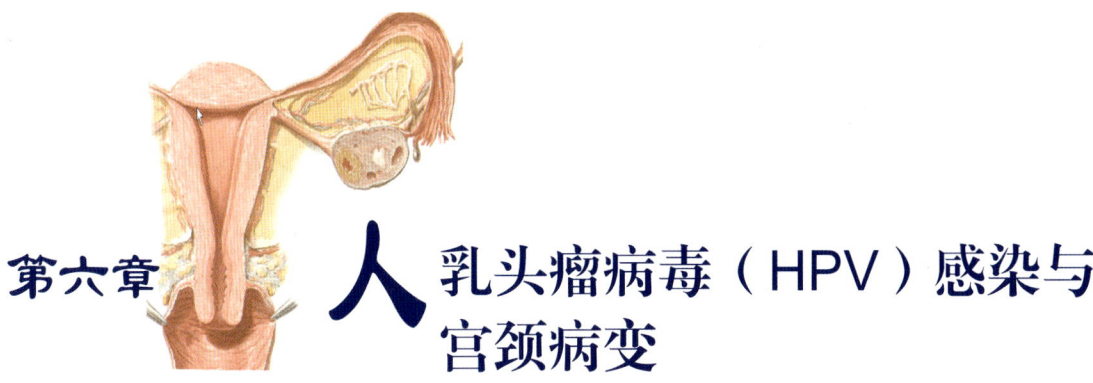

第六章 人乳头瘤病毒（HPV）感染与宫颈病变

第一节 人乳头瘤病毒所致的人宫颈炎、宫颈湿疣及其与人宫颈鳞状上皮细胞癌的病因学联系

一、重要性及研究历史

子宫颈恶性肿瘤中，在中国最重要的莫过于子宫颈鳞状上皮细胞癌。在旧中国贫穷落后的年代，子宫颈鳞状上皮细胞癌是妇产科最常见的恶性肿瘤，就北京协和医学院1958年统计（见《中华病理学杂志》1958年第1期），它占当时就诊全部良性和恶性肿瘤病例的第一位。长期以来，子宫颈鳞状上皮细胞癌（以下简称为"宫颈癌"）一直占据着我国妇产科肿瘤中的重要位置。特别在农村妇女的恶性肿瘤中，它一直占据着发病第一位。直到20世纪70～80年代，当人民生活好转后，它在妇女中发病率第一的位置方开始让位于乳腺癌。

它的病因学研究也是国际肿瘤学科关注的重点，分别有化学致癌说、内分泌致癌说、微生物（包括病毒）致癌说等。在20世纪60年代初期，本实验室用电子显微镜在人宫颈癌标本中发现了"病毒样颗粒"，并在国际学术会议报导，引起了与会的学术界的重视（《见南斯拉夫国际肿瘤学术会议论文集》1970年）。20世纪80年代我们用电子显微镜结合核酸杂交的方法，在全国几个宫颈癌高发区（东北、华北、北京、新疆）和低发区（贵州）进行对比研究，发现中国宫颈癌的发生与人乳头瘤病毒16型密切相关。由此，于1992年11月由于人宫颈癌中乳头瘤病毒的致癌作用与基因检测而获得"国家科学技术进步奖"二等奖[医-2-007-01]。

在我们基本上肯定了HPV16在人宫颈癌发病过程中的重要作用以后，探索了多种实验研究方法，如针对HPV16的E6和E7基因的切割酶ryhozymome等，以及模仿HPV16晚期基因衣壳蛋白L1、L2，组装成致癌性的"假病毒"，用以制成预防性疫苗和治疗性疫苗，该项研究仍在进行与完善中。

二、人乳头瘤病毒所致的宫颈炎及宫颈湿疣

电子显微镜下，人乳头瘤病毒引起外生殖器及子宫颈感染可侵犯鳞状上皮的全层。在病毒感染的早期，基底层和副基底层显示明显的高度增生，细胞核增大，核内的常染色质（euchromatin）增多，有的细胞核几乎全部为常染色质（图6-1），并会有一个很大的核仁（nucleolus）或多个核仁（nucleolis）（图6-1）。在基底层和副基底层常见核分裂象（图6-2）。在人乳头瘤病毒感染细胞的初期，当成熟的病毒核壳体在细胞核中出现之前，在核中出现两种颗粒：一种称染色质间颗粒（interchromatin granules），这种颗粒直径25～30nm，常10个以上成簇存在或分散存在于常染色质中；另一种为染色质周围颗粒（perichromatin granules），直径50～80nm，周围

有宽度为 15～20nm 的晕（halo），是因为这种颗粒常单个或分散地存在于异染色质的周围（图6-3）。

在病毒感染的早期，细胞核尚存在另一现象，核内常出现"核小体"（nuclear body），按 Bouteille 的分类，Ⅰ～Ⅲ型，直径 0.1～0.8μm，单个或 2～3 个成簇地分布于病毒感染的细胞核中（图6-4）。

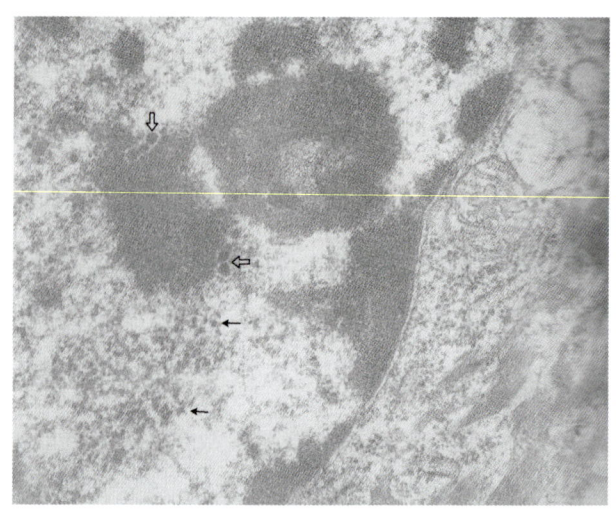

图6-3 宫颈尖锐湿疣病例中增生的鳞状上皮细胞。显示细胞核内大量成簇的染色质间颗粒（↑），（⇧显示染色质周围颗粒）。×50,000

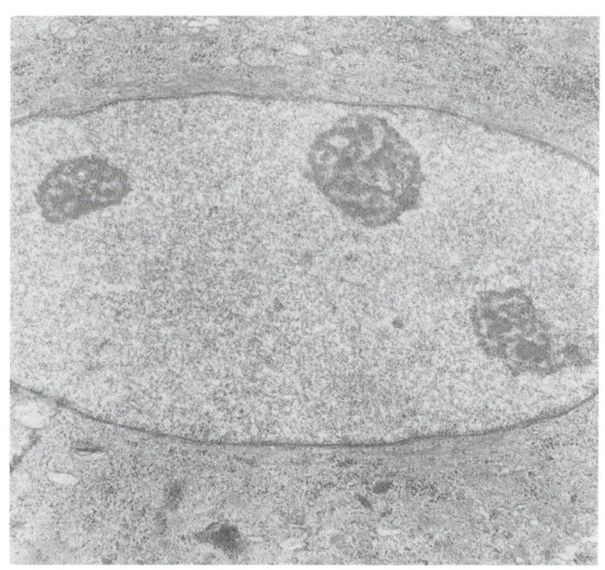

图6-1 宫颈尖锐湿疣病例鳞状上皮副基底层细胞增生明显。在增大的细胞核中可见 3 个核仁和大量的常染色质。×4800

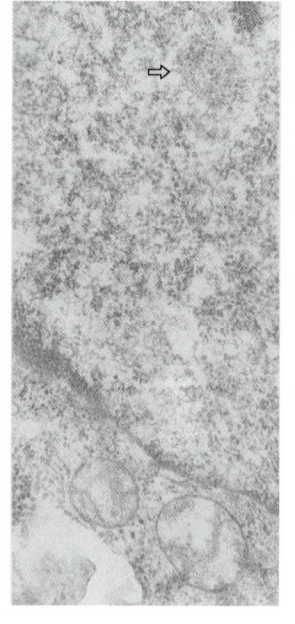

图6-4 宫颈尖锐湿疣病例明显增生的基底层细胞。在大细胞核内可见成簇的染色质间颗粒和核小体（Ⅱ型）以纤细的纤维以同心圆方式排列形成（⇧）。线粒体肿胀。×19,200

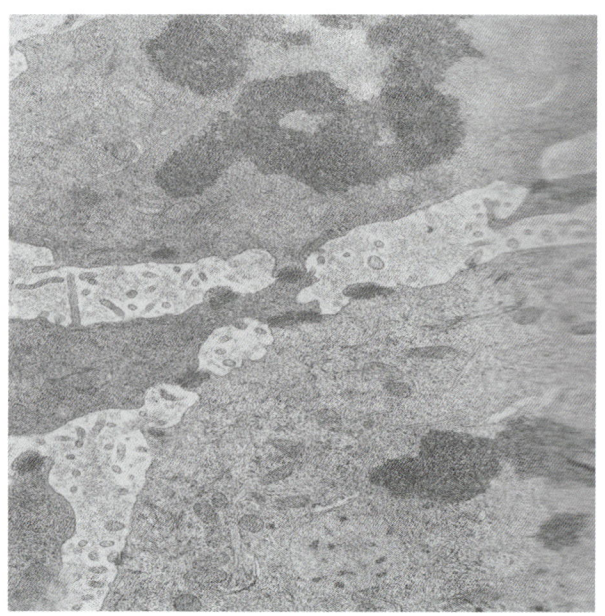

图6-2 宫颈尖锐湿疣病例基底层细胞中可见 2 个有丝分裂象。这表明在尖锐湿疣中基底层和副基底层细胞均显著增生。×9600

病毒感染后的下一步改变为细胞核明显肿胀，并显示核内充满大量的常染色质，而密集浓缩的异染色质则仅在核的周边，称为"异染色质周边化"。这种细胞相当于早年本实验室描述单纯疱疹Ⅱ型病毒感染时出现的"毛玻璃样变细胞核"（ground-glass appearance nucleus）。核仁在人乳头瘤病毒感染的细胞核中，先是出现多核仁现象（如前所述），然后当病毒出现后核仁即消失不见。"染色质间颗粒"和"染色质周围颗粒"越来越频繁的出现，而且更易出现多种型的核小体。

在一些人乳头瘤病毒感染的病例中，在上述肿胀的细胞核内的常染色质区内以及染色质之间颗粒成簇出现的区域内，可观察到人乳头瘤病毒的核壳体（virus nucleo-capsid particles），直径45～50nm（图6-5）。在一些图中，可见到"染色质间颗粒"和"染色质周围颗粒"向病毒核壳体过渡的形态（图6-6）。因此，有些作者认为上述两种颗粒系病毒颗粒成熟过程中的过渡型，是否如此，尚待进一步确定。

在另一些病例中，细胞核中聚集大量的病毒核壳体颗粒，而且与其中一些病例中密集的病毒颗粒呈晶格状排列（crystal lattices）（图6-6～图6-8）。

在一些人乳头瘤病毒感染的病例标本中，我们发现一些细胞核的周围地区，或者在核内出现一些均匀一致、边缘清楚的电子致密物质。在一些病例中它们占据核周很大位置。在有些切片

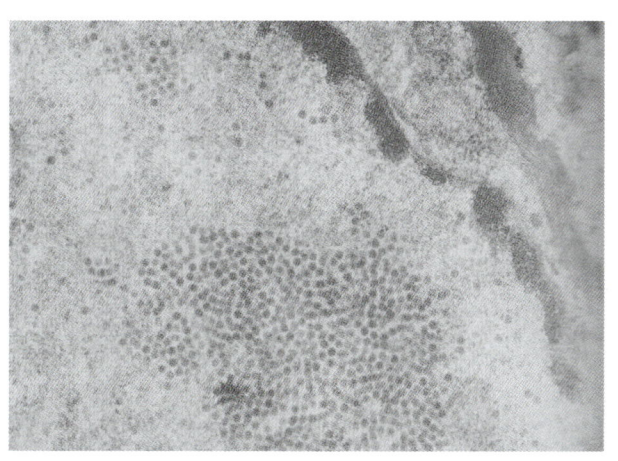

图6-5 在光镜下所谓的"毛玻璃样核"在电镜下为明显肿胀的大量常染色质和周边化的异常染色质所形成。图中可见HPV颗粒开始出现在细胞核。×50，000

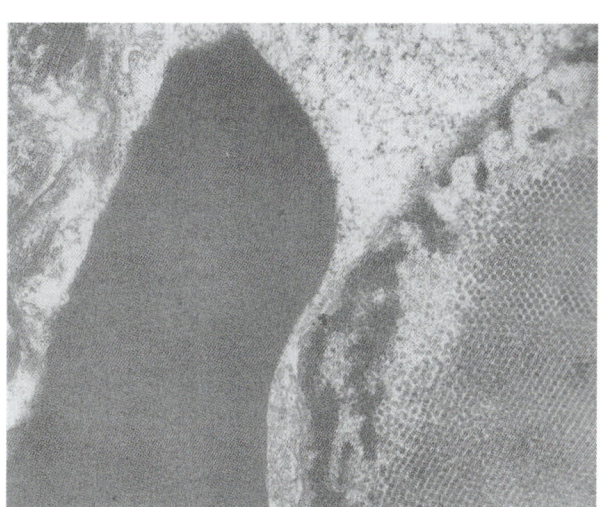

图6-7 HPV质粒紧密排列成晶状体排列在细胞核内。尖锐湿疣病例鳞状上皮细胞的细胞核周围胞质区域可见边缘清晰的大量基质聚集。×40，000

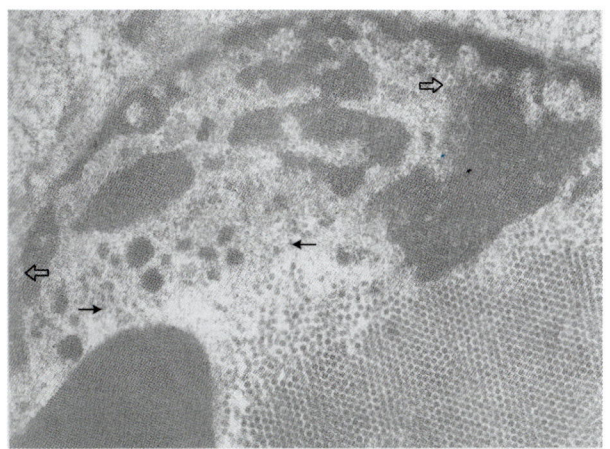

图6-6 HPV质粒紧密排列成晶状体分布在尖锐湿疣病例鳞状上皮细胞核内。边缘清晰的大量基质聚集在细胞核内。在此细胞核内可见大量染色质间颗粒（↑）和一些染色质周围颗粒（⇨）。×40，000

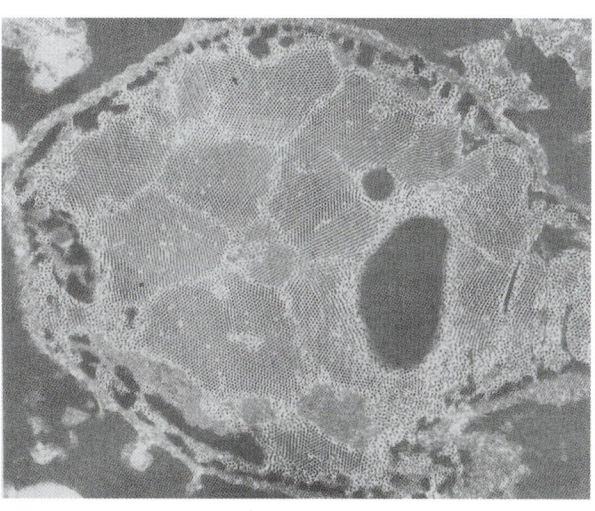

图6-8 HPV感染的细胞核周围有大量致密基质聚集，这占据了细胞核周围胞质的大部分区域，且在细胞核内有2个致密基质聚集区域。HPV颗粒排列成晶体状。×16，000

中，这些致密物质可见规则排列的晶格结构（图 6-9～图 6-11）。这些物质可能与组装病毒核壳体有关的蛋白质有关，尚未见在文献中报道过，其来源与性质尚待进一步肯定。

在病毒感染的晚期，在细胞核四周的细胞质出现透明的空白区域（perinuclear cytopasmic translucent zone）或者呈空泡区（vacuolization

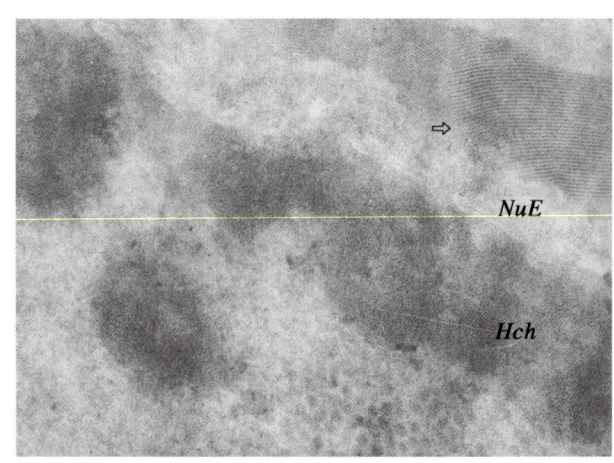

图 6-11 晶状结构（⇨）清晰可见的细胞质致密基质聚集区的高倍放大。Hch，异染色质；NuE，核膜。×100,000

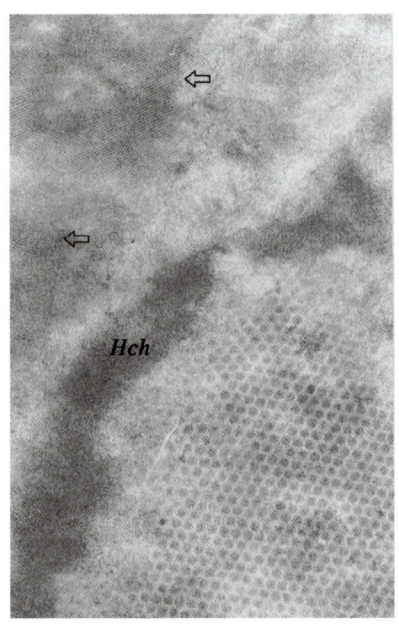

图 6-9 在细胞质致密基质聚集区清晰可见晶状体结构（⇨）。HPV质粒压缩成晶状结构排列在异染色质（Hch）边缘化的细胞核内。×50,000

zone）。有时，它们发展的很大，形成一个很大的核周透明区。其中散布着一些电子致密物质的碎团块和肿胀线粒体及内质网的碎片（图6-12）。这类细胞，与光学显微镜下所见的"凹空细胞"（koilocyte）相当，在一些早年发表的报道中曾描述过。此类细胞曾作为光学显微镜诊断人乳头瘤病毒感染的指标之一（图6-4，图6-7，图6-14，图6-15）。

我们认为，这类"凹空细胞"可视为经人乳头瘤病毒感染后一种高度"变性"或"退化"

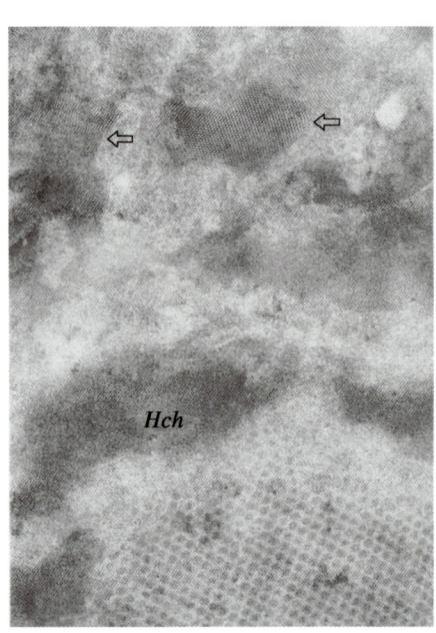

图 6-10 在细胞质致密基质聚集区清晰可见晶状体结构（⇨）。HPV质粒压缩成晶状结构排列在异染色质（Hch）边缘化的细胞核内。×50,000

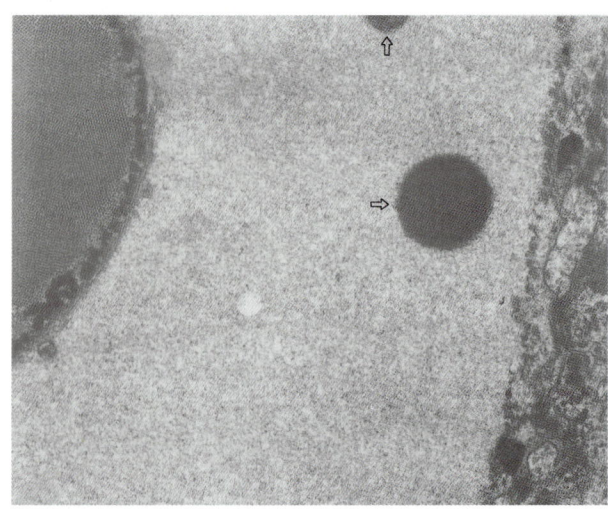

图 6-12 典型"挖空细胞"的电镜照片。核周胞质内出现大的透明区域。在透明区域内可见一些"用尽"的致密基质聚集（⇧）。HPV质粒紧密排列成晶体状分布在染色质周边化的细胞核内。×16,000

细胞（degenerative cell），或称为"被耗尽的细胞"（exhausted cell）。在我们所观察的另一些湿疣（condyloma）标本中，在"挖空细胞"的细胞核中，未见人乳头瘤病毒颗粒，而代之以大量的染色质之间颗粒存在于周边化的致密染色质的肿胀空化的细胞核中（图6-15、图6-16）。

我们对多年来用电子显微镜观察人乳头瘤病毒感染人宫颈上皮细胞的过程，及病毒与宫颈细胞中形态发生过程以及"挖空细胞"的形成过程。综合示意如图6-13。

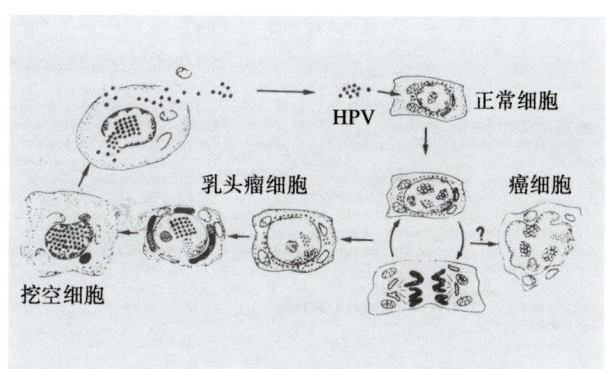

图6-13 HPV感染人宫颈细胞超微结构改变和HPV的形态发生示意图。

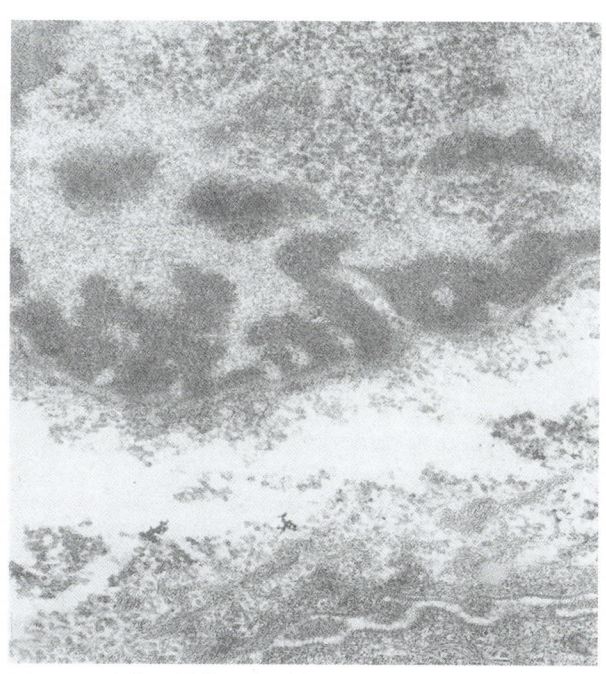

图6-15 光学显微镜观察到的另一种"挖空细胞"的电镜照片。大量的染色质间颗粒成簇聚集在有致密异染色质的细胞核边缘，且核周胞质区域呈透明。在此类"挖空"中见不到HPV颗粒。×19，200

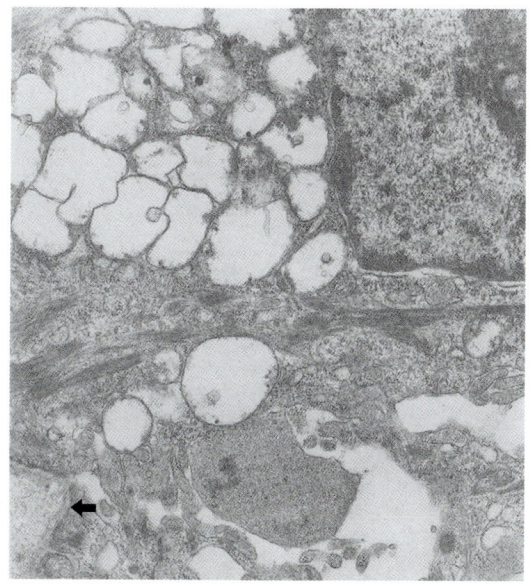

图6-14 在宫颈尖锐湿疣病例鳞状上皮基底层细胞开始出现"挖空改变"。核周区域的线粒体肿胀和明显的空泡变性。在细胞核内可见大量的染色质间颗粒。箭头（↑）显示鳞状上皮底部的基底膜。

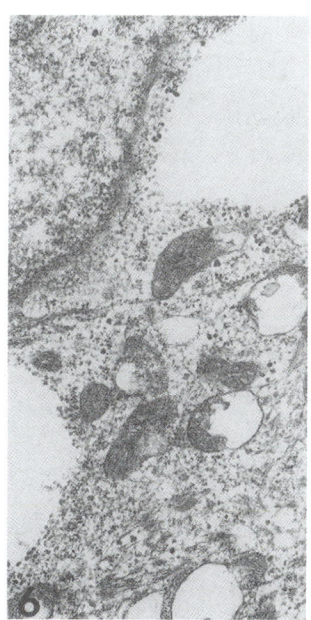

图6-16 核周胞质区域出现"挖空改变"。大片透明区域是由糖原颗粒"溶解"和空泡变性的线粒体组成。细胞核肿胀。在此类型"挖空细胞"中见不到HPV病毒。×24，000

三、人子宫颈鳞状上皮细胞癌（简称人宫颈癌）的超微结构及其与HPV关系的分子生物学

在电子显微镜下，癌细胞核很大，其外形也

不规则。核内有 1~5 个形态大或周边化的核仁，有时占核容积的很大比例（图 6-17）。核的常染色质比例增大，在这些细胞核内常可见染色质间颗粒和染色质周围颗粒。特别是在那些 HPV 病毒基因组检测阳性的病例中（图 6-18），这些结果和我们早年报告的结果相一致。在我们所有病毒核酸杂交呈强阳性和中度阳性病例的细胞核中，常可见不同型核小体（直径 0.1~0.8μm）出现（图 6-19~图 6-24）。在一些病例中，可见在一个癌细胞核有好多簇的核小体出现。这些核小体的出现率随着 HPV 核酸杂交弱阳性及阴性而降低。在正常宫颈上皮细胞中是很难发现上述的核小体的结构的。这些结果使我们认为上述两种颗粒状结构

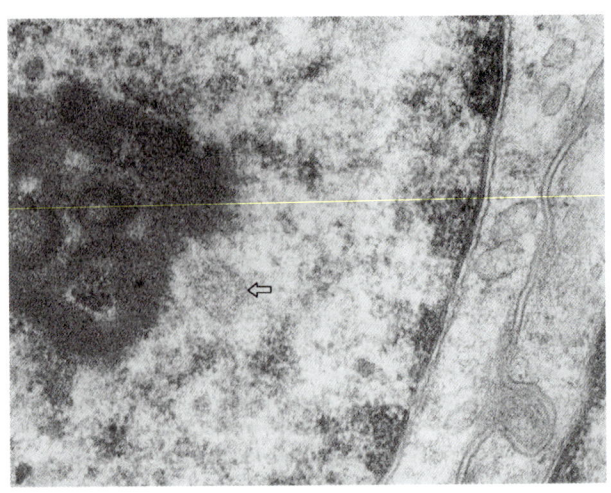

图 6-19 两个大细胞核，胞质很少。其中之一，在癌细胞大核仁旁可见Ⅱ型核小体（⇨）。×50,000

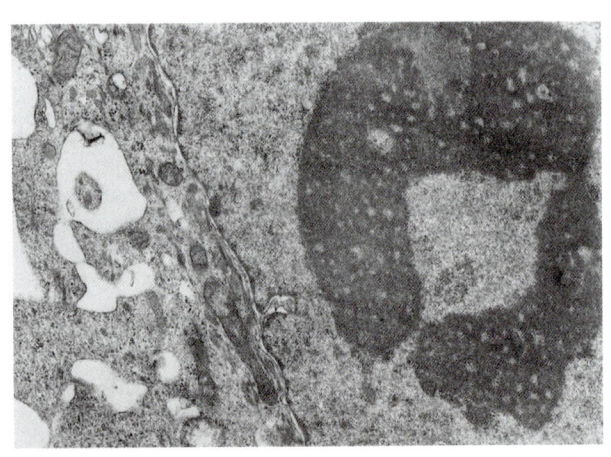

图 6-17 癌细胞大细胞核周围丰富的常染色质和少量的异染色质，细胞核内可见大核仁。×16,000

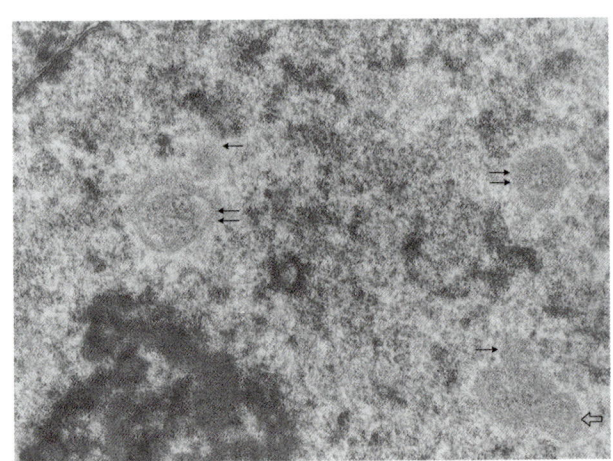

图 6-20 在一个癌细胞核内可见数个成簇分布的核小体。部分为Ⅰ型（→），部分为Ⅱ型（⇨），部分为Ⅲ型（二）。×16,000

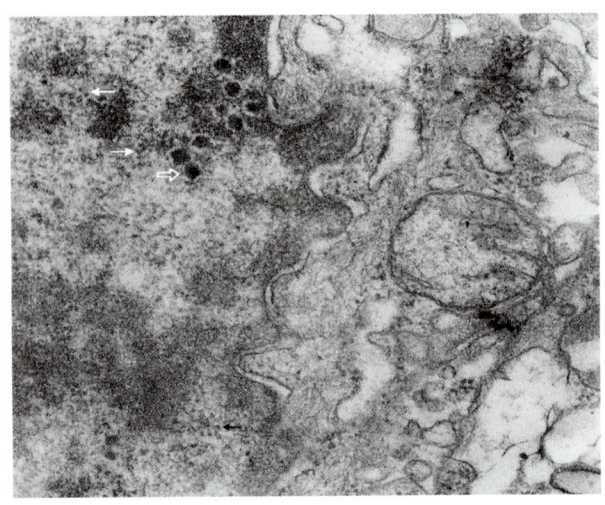

图 6-18 癌细胞细胞核形状不规则，其内可见染色质周围颗粒（⇨）和染色质间颗粒（→），线粒体和 RER 肿胀。×80,000

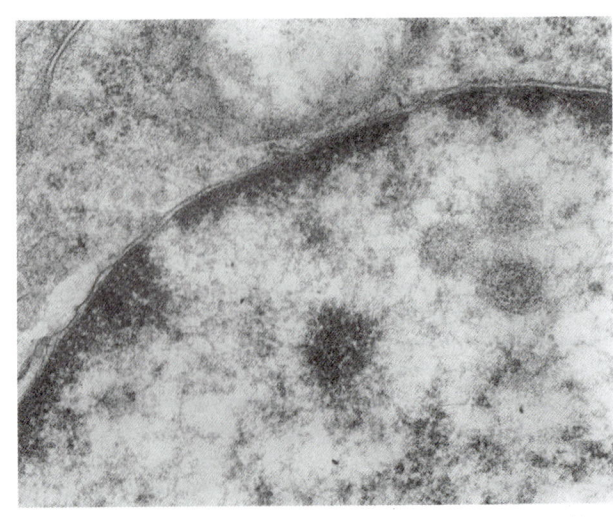

图 6-21 癌细胞核内可见成簇的Ⅰ型和Ⅲ型核小体。×50,000

和核小体的出现可能与病毒感染有关。染色质间颗粒、染色质周围颗粒以及多型的核小体的实质是什么，目前尚未见明确的报导，有待我们的进一步研究。

在我们所观察的上百例宫颈癌病例中，在我们的DNA-DNA核酸杂交中证明，有HPV16型病毒的相关序列，如存在HPV16的E6和E7基因组。但我们未能在这些病例中发现有HPV的病毒核壳体颗粒的存在。这说明当HPV16的一些亚基因组，如致癌的E6和E7基因组，一旦整合到人宫颈上皮的基因组，导致人宫颈上皮细胞癌变后，HPV病毒核壳体本身就不在宿主细胞内出现。这就是我们在数百例人宫颈癌细胞中费了很多精力，未能查看到HPV16病毒核壳体颗粒的原因。尽管这些病例均呈HPV16早期基因E6和E7阳性。我们认为这一结果对阐明HPV16致癌机制是有意义的。

第二节 HPV的检测、临床应用以及处理

德国科学家哈拉尔德·楚尔·豪森（Zur Hausen）因提出人乳头瘤病毒（human papillomavirus，HPV）感染与宫颈癌发病的相关性学说而获得2008年诺贝尔生理和医学奖。使得宫颈癌发病的传统肿瘤研究模式转化为以HPV感染为中心的新病因学的研究模式。持续性高危型HPV感染导致宫颈病变和宫颈癌发生的学说的确立，使得对于HPV在宫颈癌及癌前病变中的早期检测、早期处理及随访中的作用具有了更重要的意义。

一、HPV的检测方法

人乳头瘤病毒（Human papillomavirus，HPV）是一种嗜上皮性病毒，有高度的特异性，属双链闭环的小DNA病毒，包含约8000个的碱基对。其中包括8个早期开放读码框架、2个晚期读码框架和1个非编码长控区。位于早期开放读码框架中的E6和E7基因对细胞生长刺激最为重要，所编码的E6、E7蛋白可以引起宫颈上皮细胞永生化。而晚期读码框L1和L2基因分别编码HPV的

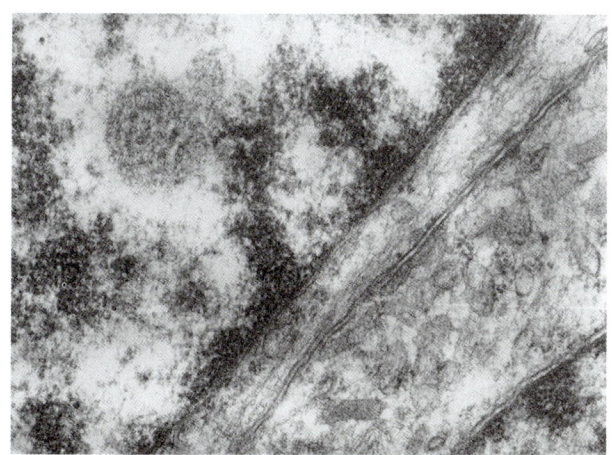

图 6-22　癌细胞核内可见Ⅲ型核小体。×50,000

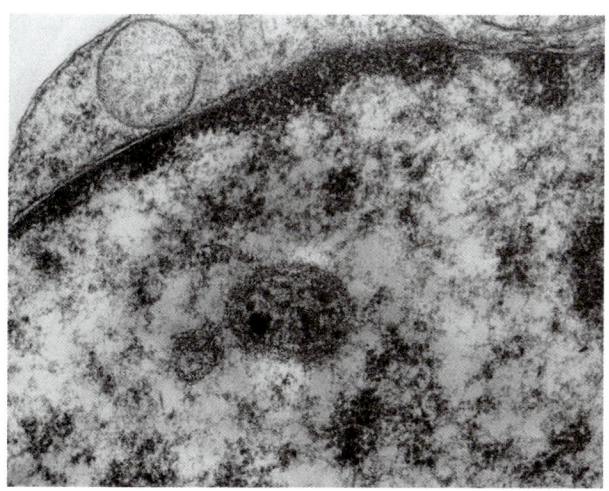

图 6-23　癌细胞核内Ⅴ型核小体。×50,000

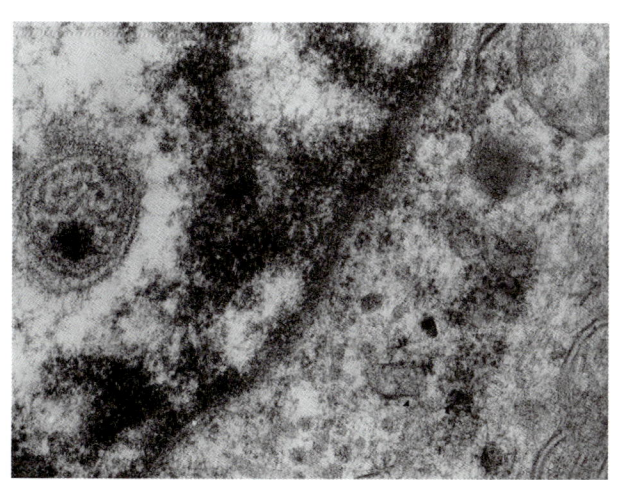

图 6-24　癌细胞核内Ⅴ型核小体。×50,000

主要和次要衣壳蛋白，形成HPV的衣壳。自1976年德国科学家zur Hansen提出HPV可能是导致宫颈癌的的假说以来，HPV感染与宫颈癌关系的研究成为肿瘤病毒病因研究的热门课题。Hansen也因此获得2008年度医学与生理学诺贝尔奖。迄今为止，已发现的HPV有100多个型别，各型别与体内特定感染部位和病变有关，其中40多个型别与人类生殖道疾病有关；而高危型HPV感染是子宫颈癌及癌前病变发病的必要条件，99.8%的子宫颈癌患者存在高危型HPV感染。在临床上，根据HPV亚型致病力大小或致癌危险性大小不同，可将HPV分为低危型、高危型两大类。低危型主要导致尖锐湿疣和低度宫颈上皮内瘤变CIN Ⅰ。如HPV6、11、30、39、42、43、44亚型。高危型除可引起生殖器疣病外，更重要的是引起外生殖器癌、子宫颈癌和高度宫颈上皮内瘤变CIN Ⅱ、CIN Ⅲ。如HPV16、18、31、33、35、45、51、52、53、56、58、66等。

随着分子生物学等技术的进展，对核酸的检测手段也日益多元化。目前HPV核酸检测技术主要包括DNA印迹杂交、原位杂交、聚合酶链反应（PCR）、杂交捕获试验（HC）、低密度基因芯片导流杂交技术、Invader technology等。

1. DNA印迹杂交（Southern blotting）

印迹杂交是利用碱基互补的原理，利用同位素标记的核酸探针检测HPV的核酸，并对病毒DNA进行分型（早期的HPV检测研究中运用比较多）；但该方法敏感性低、耗时，对样本要求高，因此不适用于临床HPV分型的检测应用。

2. 原位杂交技术（in situ hybridization，ISH）

ISH检测技术开发的成功，其主要目的是应用于染色体基因的定位。原理是应用带有同位素标记已知碱基序列DNA，与待测核酸进行杂交，然后反射显影等方法显示，显微镜下就可观测待测RNA或DNA的存在与定位。原位杂交用于研究宫颈组织细胞内是否含有HPV的DNA，不需要从组织细胞中提取核酸，能在成分复杂的组织中进行单一细胞的研究而不受组织中细胞内其他成分的影响，并可完整地保持组织和细胞的形态。但该法有灵敏度较低、实验周期长、操作复杂、实验过程易受到多方面条件限制、无法同时检测多份标本等缺点。还有一种是利用荧光原位杂交法（FISH）检测高度鳞状上皮病变标本中HPVE6、E7 mRNA，结果显示其灵敏度为83.3%，特异度为91.3%。

3. 聚合酶链反应（PCR）

PCR技术采用DNA聚合酶催化特异性引物来选择性扩增HPV的DNA，然后进行检测。迄今已发现HPV有120多种分型，如针对不同分型HPV特异序列，合成特异性引物进行PCR反应，则工作量大，消耗多。为避免此弊端，可依据HPV各型具有高度保守的L1序列合成通用引物，包括MY09/11、PGMY09/11、GP5+/6+和SPF1/2。通用引物PCR具有广谱优势，阳性率高于特异引物PCR，能检测到40多种不同类型HPV，是使用最广泛的实验程序，便于临床大规模筛查和流行病调查。此外，该法既可检出HPV已知序列，又可检出未知序列，结合直接测序法不仅能对HPV DNA分型，还可发现HPV少见和变异类型。PCR扩增产物检测通常用琼脂糖凝胶电泳，该方法灵敏度较差且结果不易保存。实时荧光定量PCR与PCR不同之处在于PCR反应体系中除了有针对HPV型特异性引物之外，还加入一个带有荧光标记的荧光探针，利用扩增过程中荧光信号积累实时监测PCR进程，最后通过标准曲线对未知模板进行定量分析。在常规PCR基础上把基因扩增、分子杂交和光化学融为一体，使PCR扩增和产物分析的全过程在单管封闭条件下进行，实现了实时动态检测和结果自动分析，从根本上解决了扩增产物污染和不能定量的问题。此法通过探针杂交进一步提高了HPV DNA检测的特异性，具有快速、简便、灵敏度高、特异性强等优点，适用于临床工作和大规模筛查。但该技术主要针对HPV6、11、16和18感染，易漏诊其他HPV亚型。而分析HPV型别时则需应用多通道实时荧光定量PCR技术，其检测HPV的DNA是通过使用多种具有不同激发/发射波长的荧光物质标记不同或通用特异性探针进行追踪，从而实现在同一反应管内对不同基因型别进行检测。该方法特异性和灵敏度均高，分型的同时还可以准确定量，但分型检测时工作量大，仪器较贵，限制了其广泛应用，所以目前市场上还没可以分型的荧光PCR产品出现。

4. 杂交捕获试验（HC-Ⅱ）

HC-Ⅱ是利用化学发光对抗体捕获的信号加

以放大的方法，可检测13种高危型HPV。采用RNA探针与对应基因进行杂交，形成RNA-DNA混合物被标记有特异性单克隆抗体的微孔板捕获，通过加入底物进行化学发光比色，光的强弱对应于标记物碱性磷酸酶含量的高低，从而确定待测的HPV DNA的含量。该技术使用两种特异性探针：高危型探针检测HPV16、18、31、33、35、39、45、51、52、56、59和68型，低危型探针检测HPV6、11、42、43、44型，方法标准化，检测效率高。德国学者Petry等对8466例HPV患者进行HC-Ⅱ检测，发现对宫颈上皮内瘤变Ⅱ级（CIN-Ⅱ）HC-Ⅱ检测的敏感性远较常规细胞学的高，前者是97.8%而后者是43.5%，而且HC-Ⅱ检测对其的特异性、阳性预测值和阴性预测值分别为95.3%、10.9%和100%，与细胞学检测基本吻合。另有报道HCⅡ对于检测CINⅡ、Ⅲ和浸润癌中的HPV，其敏感度为66%～100%，特异度为61%～96%。此法的缺点是不能对HPV分型，当任何一种型别的HPV DNA超过阈值，其检测结果均为阳性。此外，高危型探针还可与其他型别HPV交叉反应，例如53、66、67和73，产生假阳性结果，降低试验特异性。

5．低密度基因芯片导流杂交技术

导流杂交法是Hybribio的核心技术（美国专利号：5，741，647；6，020，187）。其原理是主动将目标分子导向固定在基因芯片上特别设计的探针，跟捕捉到的分子进行杂交而产生复合物，同时不受限制的的分子则穿过芯片被清除。导流杂交法提高了分子之间的相互作用，将传统杂交法的二维平面作用提升至三维空间的相互作用，提升了DNA分析的特异性，达到临床快速检测的要求。不仅省时，而且耗用的样本和试剂量少，大大减低检验成本，提高检测效率，且操作方便，从而避免了传统杂交方法冗长的操作过程。利用该技术可以一次检测出包括13种HPV高危型（HPV-HR：HPV 16、18、31、33、35、39、45、51、52、56、58、59和68）、5种HPV低危型（HPV-LR：HPV 6、11、42、43和44）和中国人群常见HPV病毒类型（HPV-53、66、CP8304）共21种HPV亚型，并能够检测出混合型感染，最终给出HPV病毒感染分型结果。研究结果表明，该检测技术平台对HPV检测的灵敏度和特异性均在95%以上。阴性预测值和阳性预测值分别为94.80%和98.27%。另外，同传统的使用杂交炉或杂交箱方法相比，该技术平台最大的优点就是时间短，背景干净，且不会发生常见的交叉污染现象。

6．Invader 技术

该技术主要原理为：反应体系包含两个同步进行的等温反应。特异性的HPV探针（primary probe）和Invader Oligo片段存在于反应体系中。如果提取的样本含有高危HPV病毒，则HPV探针和Invader Oligo片段同时与病毒模板结合，形成an invasive structure，该结构能被Cleavase enzyme识别，进行切割反应，释放出5'端部分（flap），该flap能够同体系中另外一个FRET探针结合，释放出荧光基团F1，形成荧光信号（fluorescence signal）。病毒模板越多，释放出的F1越多，荧光信号就越强。最后通过荧光阅读系统（Fluorescence plate reader）判断阴性或者阳性。该技术平台一次可以检测出16、18、31、33、35、39、45、51、52、56、58、59、66、68十四个高危亚型HPV病毒。该技术的优点是不经过PCR扩增，减少了产生污染的环节。但缺点是不能够进行分型。

随着预防医学和临床检验学的发展，HPV核酸检测技术，尤其是HPV分型技术的出现，将会对有关HPV和宫颈癌关系的临床和医学基础研究提供强有力的工具。

三、HPV分型检测在临床工作中的重要意义

1．高危型HPV的检测用于宫颈癌及其癌前病变的筛查

世界卫生组织和国际癌症研究所（WHO/IARC）早已明确HPV持续感染是宫颈癌的主要病因。专家的大量研究表明：对于两次以上检测HPV阳性，只有检测出属于同一基因型才能确认是HPV持续感染。不同高危型的反复感染患CINⅡ/Ⅲ的风险比为192，而相同高危型的持续感染，患CINⅡ/Ⅲ的风险比显著升高达813。尽管细胞学作为宫颈癌筛查方法取得了成功，细胞学还是存在一些明显的局限性。这些局限性导致细胞学联合HPV检测来进行宫颈癌的筛查产生相当好的效果。十余年回顾性追踪研究证明，细胞学和高危HPV双项检测阴性的女性，只有不足

1‰的危险患CIN Ⅱ或更严重的病变，且发展成CIN Ⅲ的危险性极小。30岁以下的女性因为她们发生一过性HPV感染比例很高，所以WHO建议HPV-DNA检测与宫颈液基细胞学联合用于年龄在30岁以上妇女的宫颈癌筛查中，两项检测联合应用对于CIN Ⅱ/Ⅲ和宫颈癌检测的敏感性达到96%～100%。我们的资料显示：HPV检测发现的敏感度为95.49%，特异度为34.85%，阳性预测值37.13%，阴性预测值95.04%。美国阴道镜及宫颈病理协会(the American Society for Colposcopy and Cervical Pathology, ASCCP)认为，如果没有足够的对患者的心理辅导，HPV检测会增加女性的焦虑，这样会使这类女性接受阴道镜检查，和其他不必要LEEP治疗，换言之，这些筛查与获益相比将会带来更大的伤害。因此，对于HPV知识的普及是非常重要的工作。

2. ASC-US患者的分层管理

对ASC人群的管理需要考虑多种因素。因素之一是，ASC细胞学结果是所有分类中重复性最差的。另一个因素是，ASC人群的浸润癌患病率很低（0.1%～0.2%）。来源于在ASCUS/LSIL治疗的类选法（the ASCUS/LSIL Triage Study for Cervical Cancer，ALTS）和其他研究的临床数据表明，6个月间隔2次重复细胞学检查、检测HPV和单独使用阴道镜检查都是管理ASC-US人群的安全有效方法。鉴于HPV是宫颈癌及其癌前病变的主要病因，在美国和英国首选高危型HPV检测已被广泛用于细胞检查结果为ASC-US的女性，这样做对ASCUS进行了分层管理，以减少不必要的检查和过度治疗。我们对184例宫颈细胞学诊断为ASCUS的患者，分别进行高危型HPV检测和阴道镜下宫颈组织活检，高危型HPV阳性组CIN以上病变检出率明显高于高危型HPV阴性组（$P < 0.003$）。由此可见，高危型HPV检测能够显著降低ASCUS患者中进行进一步阴道镜检查的概率，减轻患者的焦虑和经济负担。

在ASCUS分层处理中，无需特别强调分型检测，这是基于以下的事实：仅仅大约50%的CIN Ⅱ/Ⅲ与HPV16或者HPV18感染有关。在ALTS研究中，对于HPV阳性的21岁以上的ASCUS妇女，累计2年的CIN Ⅱ/Ⅲ的发生率为25%，通过HPV基因型分层研究，发现HPV16或者18阳性的ASCUS妇女，其CIN Ⅱ/Ⅲ的累积发生率为40%，而其他高危型HPV阳性的ASCUS妇女其CIN Ⅱ/Ⅲ的累积发生率为20%，在21～29岁以及30岁以上的妇女中也观察到相似的情形，所以除HPV16和18以外的其他的高危型阳性的ASCUS妇女，其发生CIN Ⅱ/Ⅲ宫颈上皮内高等级病变的风险高，也足以进行阴道镜检查，因此，在2006年ASCCP共识的指南中，对ASCUS患者仅仅检测是否有高危型HPV感染即可，不建议再进一步行HPV分型处理。

波兰的学者们，对20 810位细胞学阴性的30岁以上妇女进行长达十年的追踪后发现，在HPV16和18型感染者中，发展为CIN Ⅲ的患者中分别为21%和18%，而其它高危亚型仅占1.5%。宫颈癌及其癌前病变的发生主要与某些特殊高危亚型的感染有关，如HPV16、18型等。我们的研究发现，在CIN Ⅲ中HR-HPV的感染高达98.1%，其中HPV 16在CIN Ⅲ中占了大多数，高达75.5%。应用Logistic回归分析，HPV 16是发生HSIL风险性最高的亚型，其次是HPV 33和31型。鉴于我们的资料，我们认为HPV 31型，33型者也建议行阴道镜检查。由此可见，HPV分型检测在决定患者是否需进一步进行阴道镜检查是很重要的。2009年ASCCP发布了HPV基因分型检测指南，明确指出：对于那些宫颈细胞学无异常而HPV阳性的30岁以上的妇女，如其为HPV 16、18亚型感染者，应立即进行阴道镜检查，如其为其他高危型HPV阳性，则12个月后重复细胞学和高危型HPV检测。因此，HPV分型检测相对于单纯的高危型HPV检测更有临床指导意义。

3. CIN治疗后残留或复发病变的预测及随访：

消融或切除治疗CIN失败的比率在1%～25%之间。系统性的综述表明，不同方法的整体失败率为5%～15%，不同方法间无显著差异。大多数失败发生在治疗2年后。此外，关于复发/持续CIN的发展，CIN Ⅱ/Ⅲ治疗后的女性在拖延一段时间后会增加浸润癌的风险。一个最近的系统性综述报道，在治疗后20年内女性浸润癌的罹患率约56/10万，高于美国普通人群（5.6/10万人·年）。因此，随访是必需的。

治疗后随访中应用HPV DNA检测的系统性综述表明，其性能优于细胞学随访方法。总体来看，治疗后 6 个月 HPV 检测鉴别复发 / 持续性 CIN 的敏感性达 90%，而且保持这种水平到 24 个月。与此相比，细胞学的敏感性大约为 70%。另外，CIN 治疗失败或术后复发的主要危险因素是，同一亚型高危型 HPV 的持续感染。如果 HPV 分型结果是阳性，则需要判别病人现在感染的 HPV 亚型与术前感染是否相同，如果相同则说明手术存在着有残留的风险；如果感染的是不同亚型，则说明致病的优势亚型已经消除，曾经伴随的劣势亚型显现出来，说明宫颈仍有 HPV 感染，进行随访就可以。对 HPV16、18 型感染的患者其随访强度大于其他类型感染者。因此，HPV 分型检测在追访中有助于判断高危亚型的持续感染还是新亚型的新型感染；是多型混合感染还是单独亚型病毒感染。应重视 CIN 及宫颈癌手术治疗前、后应用 HPV DNA 分型检测进行病变的随访。

4．指导 HPV 疫苗的研究与使用

在"诺贝尔奖"评审委员会发布的新闻公告中这样写道，"拉尔德·楚尔·豪森敢于摒弃教条，他所做出的探索性工作，让人类了解了 HPV 与宫颈癌的关系，促进了针对 HPV 疫苗的开发"。宫颈癌也由此可能成为人类通过注射疫苗、筛查和早诊早治来预防，并被消除的第一个恶性肿瘤。我们应该免疫和筛查哪种类型的 HPV？需要通过 HPV 基因分型检测来完成。IARC 从 25 个国家募集的 3607 名子宫颈癌妇女的一些研究显示，96% 的标本中检测到了 HPV DNA，最常见的 15 种 HPV 基因型别是（按频率的降序排列）16、18、45、31、33、52、58、35、59、56、39、51、73、68 和 66。在北非 16 型分布比平均比例高，南非是 18 型，亚撒哈非洲是 45 型，美洲中部和南部是 31 型。含有 HPV16 和 18 型的疫苗能潜在预防世界范围内 87% 的子宫颈癌。我们对 3086 名有性生活史妇女 HPV 感染分型检测。结果 21 种 HPV 亚型均被检出，3086 名妇女中 HPV 阳性率为 63.1%，检出率在 5.0% 以上的有 5 种高危型，依次为 HPV16、58、52、33 和 53。因此，必须通过 HPV 分型检测来分析不同地区 HPV 感染的流行状况，才能据此开发出有针对性的 HPV 病毒基因预防性疫苗。在欧洲现有两种正规的 HPV 预防疫苗，即 Gardasil 针对 HPV 6，11，16，18（+31）和 Cervarix 针对 HPV 16，18（+31，33，45）。疫苗是模拟 HPV16/18 的 L1 蛋白衣壳（一种病毒样颗粒—病毒脂蛋白），两种疫苗都无感染性。研发的机制是使机体产生抗 –HPV L1 抗体，在尽可能用最少量的抗原下，加用不同的辅助剂延长免疫反应。通过 HPV 分型检测证实 HPV 阴性的女性接种这两种疫苗后，有 90% 以上的人不会产生由 HPV16/18 型引起的癌前病变。到目前为止，这种高浓度，长效抗 HPV 持续感染的预防疫苗才开展了 6 年，如果接受预防者在接种时已经 HPV16/18 阳性，是否有治疗作用尚未明了。如果接种了 HPV16 和 18 型疫苗，也还有感染其他高危型 HPV 的可能，仍需要采用 HPV 分型检测进行监测。

HPV 基因分型检测的意义在于：宫颈病变及宫颈癌的筛查，不同亚型致癌能力不同，通过分型检测，对患者进行个体化评估，预测宫颈病变发生的风险度，如 HPV16 亚型主要引起鳞癌，HPV18 亚型主要引起腺癌；未明确诊断意义的非典型鳞状细胞和腺细胞（AS-CUS/AGUS）和宫颈上皮内低度病变（LSIL）的分流，HPV 基因分型检测可排除可疑或低度病变，提高诊断的可信度，降低漏诊风险；宫颈病变治疗后的追踪和随访，通过分型检测，预测病变进程及复发的风险，有效指导术后追踪及随访。治疗前后感染亚型是否相同可作为手术成功与否的一个重要标志，HPV 流行病调查研究和疫苗研制的重要依据，因为不同国家地区引起宫颈疾病的 HPV 亚型分布有差异，据此结果可指导疫苗研制及应用。

四、HPV 感染的处理

1．对因处理

大量的临床研究和实验室资料表明，HPV 宿主的免疫反应，对控制其 HPV 感染及相关病变具有十分重要的作用。大多数 HPV 感染者都可以自发清除其感染的 HPV，而不会出现任何继发病症，只有持续性 HPV 感染才与宫颈病变密切相关。对已感染了 HPV 病毒并已引起相应疾病的个体，细胞免疫比体液免疫更为重要。同时有研究发现，感染了 HPV 的 CIN 和宫颈癌患者体内，普遍存在对 HPV 的低免疫状态。因此，有可能使用疫苗，特别是联合免疫疫苗来刺激患者的机体产生强有力的免疫反应。这种联合免疫能诱发机体产生针对 HPV 早期蛋白（E6 和 E7 转化蛋白）的细胞毒性淋巴细胞反应，从而将含有整合 DNA 的细胞或癌细胞杀伤，同时控制早期 HPV 感染的病毒增殖。它还能诱发机体产生中和抗体，以中和病毒，减少病毒感染细胞数，并帮助 CTL（肿瘤特异性杀伤 T 淋巴细胞）更好地清除病毒感染。这种中和抗体主要由具有天然空间结构的病毒壳蛋白（HPV 晚期蛋白）诱发。上述两类免疫反应建立后，就能有效地清除已有的 HPV 感染和手术后残余的癌细胞，以及预防 HPV 的再次感染，达到预防和治疗宫颈癌的目的。

由于 HPV 在体外难以培养和具有致癌性，因此不大可能将完整的 HPV 的病毒颗粒制成疫苗，只能研制基因工程疫苗。近十几年来，HPV 疫苗研究可以分为两类，即预防性疫苗研究和治疗性疫苗研究。预防性疫苗一般以 HPV16 主要衣壳蛋白 L1 和次要衣壳蛋白 L2 为靶抗原，其作用在于诱发机体产生特异性的中和抗体和有效的局部免疫反应，以阻止 HPV 的长期感染和再感染。HPV 的衣壳蛋白在真核以及原核表达系统中表达时，能自我装配或形成病毒样颗粒（VLP），其结构和抗原表位与天然的病毒颗粒十分相似。VLP 能与细胞受体结合并进入细胞，这样有利于抗原的加工呈递以及诱发较强的细胞免疫。治疗性疫苗通常是以经修饰后去除其转化活性，但仍保留其抗原性的 HPV16 早期蛋白作为靶抗原，它可诱导特异性的细胞免疫反应，被用于控制或消除感染 HPV 的良性和恶性病灶，并可作为这类疾病的手术后的辅助治疗。在大多数与 HPV16 相关的宫颈癌及其癌前病变中，HPV16 的 E6 和 E7 蛋白持续表达，而这种持续表达是肿瘤细胞转化和维持恶性特征所必需的。并且，正常组织中不存在这两种蛋白。因此，E6 和 E7 蛋白就成为 HPV16 相关宫颈癌及癌前病变治疗性疫苗的理想靶抗原。对中晚期宫颈癌病人手术后残留的肿瘤细胞，可应用这种治疗性疫苗——通过激发病人的细胞免疫来杀伤、清除这些肿瘤细胞和已感染的上皮细胞，从而防止或限制肿瘤的复发和扩散。预防性和治疗性 HPV 疫苗的作用也有交叉，如在良性疣和轻度 CIN 病变中存在 HPV 晚期蛋白的表达，预防性疫苗对这些疾病也有一定治疗作用。近年研制的一些疫苗，如嵌合性疫苗、HPV 假病毒疫苗等，同时具备预防和治疗双重作用。

2006 年，宫颈癌的预防性疫苗，在经历长达十多年的临床研究后，终获美国 FDA 批准上市。宫颈癌也由此可能成为人类通过注射疫苗、筛查和早诊、早治来预防，并被消除的第一个恶性肿瘤。它包括已净化并且未激活的来自 4 种最常见的 HPV 类型的蛋白质：低危型 HPV6、11 型和高危型 HPV16、18 型。预防性四联 HPV 疫苗（GARDASIL）为灭菌悬液注射剂，其抗原是 HPV 主要衣壳蛋白的 L1 片段。通过重组 DNA 技术，L1 蛋白在酵母中表达，并自我组装到构象完整且无感染性的病毒样颗粒（vLPs）中。美国妇产科学会（ACOG）鼓励 9～26 岁女性全部注射疫苗。2006 年两家公司虽均已向中国食品药品管理局提出了注册申请，目前仍在审批之中；HPV 疫苗目前只在中国香港和台湾地区上市。

疫苗的成分为每剂 0.5ml 包含 20μg HPV 6 L1 蛋白，40μg HPV11 L1 蛋白，40μg HPV 16 L1 蛋白和 20μg HPV18 L1 蛋白。每剂 0.5ml 还包含 225μg 无定形硫酸羟基磷酸铝。其他成分还有氯化钠、L-组氨酸、聚山梨醇酯 80、硼酸钠和注射用水，未加入抗生素。应用时分 3 针肌内注射，每针 0.5ml。第 2 针应在首次接种后的第 2 个月进行，第 3 针接种的时间为首次接种后第 6 个月。四联 HPV 疫苗要求在 2～8℃ 条件下保存，禁止冷冻。四联 HPV 疫苗对于预防 HPV6、11、16 和 18 相关的持续性感染、CIN Ⅱ/Ⅲ 和外生殖器病变（生殖器疣、VIN 和 VAIN）。

然而，疫苗注射是对免疫系统的刺激，虽然可以产生抗病的免疫，也可能产生不良反应。目前的 HPV 疫苗需要肌内注射，容易引起不良反应，而且其长期效果并不清楚，是否能降低子宫颈癌的发病率值得观察，多长时间需要复种才能有效，目前都不知道，需要继续关注。

在宫颈癌筛查做得很好的国家，预防接种并不能进一步降低宫颈癌的发生率，预防接种三年内，可以降低 20%～25% 的诊断性阴道镜检查量，Cervarix 疫苗降低宫颈活检量 69% 与 Gardasil 疫苗降低宫颈活检量 42%。免疫接种后必须继续进行宫颈细胞学筛查，否则十年后宫颈癌会增加到现有的两倍；在宫颈癌筛查做得不好的国家，如果疫苗可以持续作用长达 15 年，宫颈癌发病率会明显降低，但也只是宫颈细胞学检查的两倍（从50到5/100 000），如果疫苗的作用小于15年，宫颈癌仅仅会推迟而不会被预防。HPV疫苗是提高控制宫颈癌发病的一种新的补充工具，但是并不能够因为它而消减宫颈的筛查计划。有关机构除了应当引进预防接种外，还要继续努力去广泛的提高宫颈筛查工作的质量。目前，不论接受疫苗注射与否，宫颈检查的三阶梯计划未改变。

2. 对症处理

经宫颈病变规范化诊断无CIN后，患者宫颈存在高危型HPV感染的30岁以上的妇女，我们建议采取三个措施。

（1）调动全身免疫功能：滤过性病毒能够引起疾病的原因是病毒能够利用病人身体中的基因复制系统来复制自身。如果病毒大量复制，则身体自身的细胞就不能正常工作。于是，身体中的免疫细胞就会清除这些感染病毒。然而，这些病毒能够产生某种化学物质而导致正常的免疫细胞死亡。除此以外，病毒变异不易被我们的身体识别。这样，在免疫系统和病毒之间就会展开一场长时间的斗争。实际上，病毒并不能杀死一个健康人身体中的所有免疫细胞。人身体的免疫功能越强，此人受病毒侵害的概率就越小。所以，在感染病毒后的病情严重情况和康复的概率基本上取决于感染者的免疫功能有多强。你无法避免被感染，除非你不去接触被感染者和被感染地区。但是，你可以尽你所能调动你的免疫系统，确保你处于"非常健康"的状态，至少在这段非常时期。如果你的免疫系统够强，就算你非常不幸地被感染上病毒，也会将病毒的侵害降到最低限度。所以一定要保证自身免疫力强大，归纳有以下几点：

1）全面均衡适量营养：维生素A能促进糖蛋白的合成，细胞膜表面的蛋白主要是糖蛋白，免疫球蛋白也是糖蛋白。维生素C缺乏时，白细胞内维生素C含量减少，白细胞的战斗力减弱，人体易患病。除此之外，微量元素锌、硒、维生素B_1、B_2等多种元素都与人体非特异性免疫功能有关。所以，除了做到一日三餐全面均衡适量外，还可以补充维生素等。

2）适度劳逸：适度劳逸是健康之母，人体生物钟正常运转是健康保证，而生物钟"错点"便是亚健康的开始。

3）经常锻炼：加强自我运动可以提高人体对疾病的抵抗能力。

4）培养多种兴趣，保持精力旺盛：广泛的兴趣爱好，会使人受益无穷，不仅可以修身养性，而且能够辅助治疗一些心理疾病。

5）戒烟限酒：医学证明，吸烟时人体血管容易发生痉挛，局部器官血液供应减少，营养素和氧气供给减少，抗病能力也就随之下降。

6）心理健康：善待压力，把压力看作是生活不可分割的一部分，学会适度减压，以保证健康、良好的心境。向患者宣讲HPV知识，解除患者对"HPV是性病，也就是癌症"的思想压力，保持好的身体状态，及早将HPV病毒消除。

（2）可以对患者宫颈局部的免疫功能进行改善，选择一些能刺激宫颈局部免疫细胞，例如单核细胞、NK细胞或者巨噬细胞等免疫细胞的药物，抑制病毒的合成，达到消除的目的。干扰素生物效应的发挥，首先与细胞表面的受体相结合，通过一系列信号传导分子，而发挥其抗病毒和免疫调节作用。在抗病毒作用中，干扰素与受体结合后可诱导蛋白激酶、2'，5'寡核腺苷合成酶和MxA等具有降解病毒核酸和抑制病毒复制等分子的表达，从而抑制细胞内病毒的复制。由于干扰素诱导的抗病病毒蛋白对病毒复制的抑制多发生在胞质，而对细胞核内复制机制的病毒难于发挥直接的抗病毒效应，因此对HPV的治疗效果需要继续观察。

（3）积极建议患者采取避孕套同房。HPV感染者体内抗体出现高峰的时间，一般是在感染后6～12个月，病毒可通过摩擦与接触传播。因为HPV病毒有传染性，是一种传染性疾病。它的主要传播途径就是男女之间的性接触，因此也是性传播疾病。在女性第一次性交后的第一年，感染率约为30%；四十岁的妇女，累积感染率为70%～80%。绝大部分的性传染病，是性伴侣越多，发生率也越大；但宫颈癌不同，即使只有单一性伴侣，第一次性行为，只要有性器官接触，不论男女，也存在被感染的机会。因此，积极建议患者采取避孕套同房，减少宫颈HPV的再感染以及其他炎性有害物质对宫颈的伤害。

（赵　健）

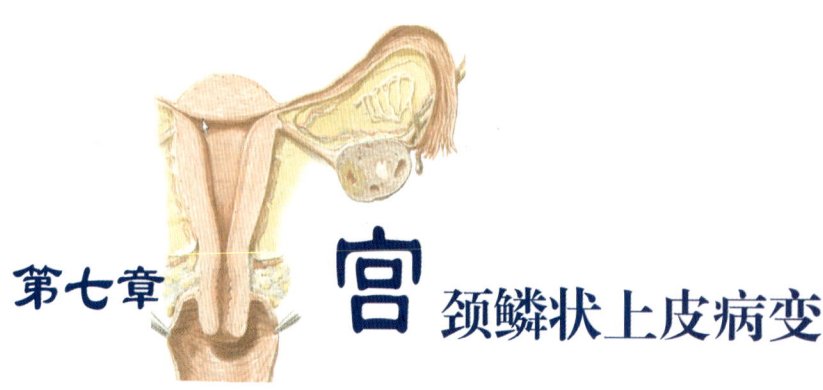

第七章 宫颈鳞状上皮病变

宫颈癌是女性生殖道最常见的恶性肿瘤，其中以鳞状细胞癌最为常见。子宫颈鳞状上皮由正常结构发展成宫颈癌的过程是一个连续变化的过程，需经历几年或十几年的时间，宫颈上皮内瘤变（cervical intraepithelial neoplasia，CIN）是目前对宫颈癌前病变最为普遍的名称。

关于宫颈癌的病因很多，包括生物学因素、行为学因素等各方面。自 20 世纪 70 年代以来，人乳头瘤病毒（human papilloma virus，HPV）成为很多学者对宫颈癌的病因学研究的焦点，宫颈癌现已被认为是一种感染性疾病，并已证实 HPV 感染是宫颈癌及其癌前期病变发生、发展的关键因素。宫颈癌及其癌前期病变好发于宫颈转化区，即新旧鳞柱交界之间的区域。

第一节 流行病学

一、人乳头瘤病毒

人乳头瘤病毒（human papilloma virus，HPV）属于乳多空病毒科的乳头瘤病毒属，是无包膜的小 DNA 肿瘤病毒。其在自然界广泛存在，侵犯人的皮肤和黏膜，可导致不同程度的增生性病变，与多种肿瘤相关，其中病因学关系最为密切的是包括男性阴茎癌在内的生殖器癌症，尤其是宫颈癌与 HPV 的病因学关系最为明确。目前鉴定出的 HPV 种类有 100 余种型别，大约有 20 多种与生殖道肿瘤相关。根据其在宫颈癌发生中的危险性不同，可将 HPV 分为 3 类：高危型 HPV，包括 16、18、31、33、35、39、45、51、52、56、58、59、68、73 和 82 型等 15 种，且不同型别的感染能导致不同组织学类型的宫颈癌的发生，其中 HPV16 与宫颈鳞状上皮病变密切相关，而 HPV18 与宫颈腺癌的发生有关；3 种疑似高危型，26、53 和 66 型；12 种低危型，包括 6、11、40、42、43、44、54、61、70、72、81、candHPV 89（CP6108），主要与宫颈湿疣等良性病变相关。

HPV 基因组根据上皮分化阶段的早晚分为早期基因和晚期基因。早期基因包括 E1、E2、E4、E5、E6 和 E7，与病毒的复制和肿瘤发生相关；晚期基因包括 L1、L2，编码结构蛋白，形成病毒衣壳。其中 E6 和 E7 为癌基因，HPV E6 蛋白和 P53 结合以后，使 P53 降解增加，使细胞逃避细胞周期调控点，产生抗凋亡；此外，E6 蛋白还可以激活细胞永生化所必须的端粒酶；E7 蛋白和 Rb 结合，使细胞避开细胞调控点进入 S 期。E2 为保护性基因，但在 HPV 感染后，HPV 整合过程中会引起 E2 的破坏和丢失，从而导致 E6、E7 失去调控，造成肿瘤的发生。目前研究发现，HPV 16 型不但嵌合型致病，其游离型也会诱导致病。L1 编码主要衣壳蛋白，是疫苗的主要成分；L2 编码次要衣壳蛋白，是市售抗体的主要识别位点。

像其他病毒一样，HPV 的复制完全取决于宿主的免疫机制。首先，HPV 病毒通过表面黏膜破损部位感染鳞状上皮的基底层。HPV DNA 沿着核分裂活跃的细胞复制，当细胞迁移至黏膜表面时，人细胞 DNA 复制停止，但是 HPV DNA 的复制仍然继续，每个鳞状上皮细胞都能产生无数的病毒拷贝。晚期基因在成熟鳞状上皮细胞内表达，HPV DNA和衣壳蛋白构成完整的病毒颗粒。基底细胞感染HPV后发生成熟延迟和轻微的细胞学改变，整个病毒颗粒产物从细胞排出从而造成胞质空腔形成，这就是挖空细胞（koilocytotic）的特征。

宫颈鳞状上皮HPV感染的形态特征主要是基底细胞增生和挖空细胞形成。研究表明，此病变主要与病毒E4蛋白表达和由此引起的胞质内细胞骨架（cytoskeleton）破坏有关，挖空细胞有明显的核周空晕，空晕不规则且周围胞质深染，细胞核增大，深染，呈多形性（葡萄干样），有皱襞的核膜，染色质呈绳索状，可见双核或多核。有时，HPV感染的细胞仅表现为细胞核增大，甚至完全没有变化。被HPV感染的鳞状细胞常有轻度的非典型性，但是一般不会以此为依据诊断为CIN，将其称为HPV引起的挖空细胞非典型性增生更为确切。

HPV感染很普遍，数据显示在正常女性中HPV感染达4%～20%，妇女一生中感染的概率可达到60%～70%，但这种感染绝大多数是一过性的，人体能通过自身免疫功能的调节将其清除，清除时间常需要8个月到一年左右，甚至可达2年。目前认为，同一高危HPV型别的持续性感染发生宫颈癌和癌前期病变的可能性较大。因此，如果有了HPV感染但没及时清除，时间超过1～2年就形成持续性HPV感染。如果发生了持续HPV感染，那么它演变为宫颈癌的相对危险性比正常人高250倍。HPV感染的高峰年龄在生育期，约25～30岁。且随着年龄的增长，免疫力下降，HPV感染的自发清除率下降，30岁后持续感染的可能性增加，发生宫颈癌前期病变甚至宫颈癌的可能性大为增加，因此对于HPV感染我们要给予适当的重视。

二、危险因素

（一）过早性交

大量流行病学调查表明，初次性交年龄较小是宫颈癌及癌前病变发生的重要危险因素，初次性交年龄在初潮后的前三年，其宫颈癌及其癌前期病变的患病率比成熟后者明显增高。这是因为青春期宫颈上皮发育尚未成熟，抵抗病毒的能力较差，易受病毒的攻击而感染，而且青春期女性的免疫系统相对脆弱，感染后机体的免疫系统也不能有效地对抗病毒（如HPV）。随着年龄和性经历的发展，女性生殖道系统才逐渐发育成熟，从而具有正常的抗病毒能力。

早婚、早育似乎也与宫颈癌发生的危险因素有关，但两者都可能是由于初次性交年龄较小及宫颈过早损伤有关。

（二）多性伴

性伴侣的数量是一个与宫颈癌发生有密切关系的重要因素。很多大样本的流行病学研究都表明有两个以上性伙伴的女性，发生宫颈癌的危险是正常已婚女性的4～6倍。有多次婚姻经历的人群也比一般人群宫颈癌发病率高。没有性生活的女性通常不会发生宫颈癌。这可能是由于，多性伴使性传播感染疾病的概率增加，同时，感染的代谢产物也增加了HPV对宫颈上皮的侵袭力。

（三）高危性伴

性伴中，如男方是阴茎癌或其女伴曾罹患宫颈癌或癌前期病变，则其现任性伴发生宫颈癌前期病变或宫颈癌的风险增加。

（四）口服避孕药

英国科学家对1.25万名妇女所做的28项临床研究结果进行的评估表明，与从不服用口服避孕药的妇女相比，使用口服避孕药不到5年的妇女患宫颈癌的概率为10%，而口服避孕药已使用了5～9年的妇女的宫颈癌发生机会为60%，如果口服避孕药的使用期延长至10年以上，宫颈癌的发生率则可更高。然而，也有研究认为，其中有很多不确定因素，如避孕药的种类、服药后性行为的改变等。因此，两者的关系仍有一定的争议。

（五）吸烟、吸毒、免疫抑制剂的使用

吸烟会增加发生宫颈癌的概率，因为吸烟会降低身体免疫力而使宫颈癌细胞加速发展，而且吸烟本身会产生一些有可能导致宫颈癌发展的物质。

三、临床表现

宫颈上皮内瘤变及早期宫颈癌常无症状，也无明显体征，有时甚至可见宫颈光滑，尤其是老年妇女宫颈已萎缩者。患者一旦出现症状，早期主要表现为接触性出血，常发生在性生活、妇科检查或便后等。

四、筛查策略

宫颈癌目前认为是一种感染性疾病，是可以预防、可以早期诊断及可以治愈的疾病。这是因为：①了解宫颈癌的病因；②通过普查和随诊可以早期诊断并发现宫颈上皮内瘤变；③宫颈早期肿瘤可以治愈。子宫颈的癌前病变是个相对长时间的过程，使干预和治疗成为可能，关键在于普查、发现和处理。三阶梯诊查技术是全世界公认的用于筛查、诊断 CIN 与宫颈癌的常规诊断技术，第一阶梯为细胞学检查，包括液基细胞学和传统巴氏涂片，由于 HPV 与宫颈癌病因学关系的明确，对于 HPV DNA 检测在有条件的地区也建议与细胞学进行联合筛查，以提高检出率，降低漏诊率，且 HPV 检测有可能作为宫颈癌的初筛方法。第二阶梯为阴道镜检查作为助诊，对镜下可疑有病变的区域进行针对性取材，以提高取材的准确性。第三阶梯为组织病理学检查，是宫颈病变及宫颈癌诊断的"金标准"。

（廖秦平　陈　锐）

第二节　子宫颈上皮内瘤变的组织学改变

一、概念与命名

由结构正常的子宫颈鳞状上皮发展成癌是一个连续变化的过程，而用来描述这种癌前病理改变的名称一直都存在争议。20世纪50年代，"dysplasia"首先被用于描述宫颈鳞状细胞的非典型增生，并根据宫颈上皮被异型细胞所取代的程度不同，分为轻、中、重三个级别，当鳞状上皮全层都被分化差的非典型细胞取代时则定义为原位癌（carcinoma in situ, CIS）。然而，对于宫颈上皮病变应用"非典型性增生/原位癌"的诊断术语，对临床医师及患者可能造成一种误导，认为"非典型性增生"与"原位癌"是两种截然不同的病变，导致对某些原位癌的患者进行"过治疗"，而对某些重度非典型性增生患者治疗不足。事实上，人们在使用过程中，逐渐发现重度非典型性增生与原位癌，在诊断中可重复性差，两者在病变程度和预后转归上并没有差异，并且随着基础研究的深入和对宫颈癌发生机制的不断揭示，人们认识到构成非典型性增生和原位癌的细胞是同一种细胞，它们只是量的变化，而没有质的突变，因此命名体系简化。目前的观点是取消宫颈鳞状上皮原位癌这一术语。

宫颈上皮内肿瘤（cervical intraepithelial neoplasias, CIN）命名方式的提出，突出了肿瘤形成的过程并更好地反映了组织形态变化的连续性。它是根据宫颈鳞状上皮异型增生的程度分为3级：CIN Ⅰ 相当于轻度非典型增生，CIN Ⅱ 相当于中度非典型增生，CIN Ⅲ 相当于重度非典型增生和原位癌。这种命名系统有利于临床医师和患者更好地理解这种疾病的本质，并指导治疗，是目前为止使用最为广泛的命名方式。

近年来随着对 HPV 致瘤机制和宫颈癌形成过程多阶段、多因素特点的深入理解，认识到高危及低危型 HPV 病毒在宫颈疾病中扮演的角色不同，低危亚型 HPV 6、11 主要与尖锐湿疣和 CIN Ⅰ 有关，高危型 HPV 16、18 主要见于高级别 CIN 和宫颈癌。特别是认识到单纯 CIN 组织学分级在提示病变的发展方向，即病变可能自然消退，还是持续进展方面显然存在局限性，因此最新的 WHO 分类（2003年）中逐渐倾向于采用更加简单的两级分类法对宫颈癌前病变进行描述和诊断，即低级别 CIN（low-grade CIN），CIN Ⅰ 和高级别 CIN（high-grade CIN），包括 CIN Ⅱ 和 CIN Ⅲ（表7-1）。最初提出两级分类法的是 Bethesda 命名系统，这是20世纪80年代末建立的宫颈细胞学涂片分级系统，它把宫颈上皮病变分为两级，即低级别和高级别鳞状上皮内瘤变（low-grade, high-grade squamous intraepithelial lesion, LSIL 和 HSIL）。LSIL 包括湿疣病变及 CIN Ⅰ，而 HSIL 涵盖了 CIN Ⅱ 和 CIN Ⅲ，这样的分类可以提高诊断的重复性，且其临床治疗也基本相同，由于其简便实用，因此被越来越多的病理医生和科研工作者所采用。要注意的是，LSIL 和 HSIL 主要用于细胞学，而 CIN 则用于组织学。

二、CIN 发生的部位及组织学特征

宫颈被覆的上皮有两种，一种是被覆于宫颈阴道部的鳞状上皮，另一种是被覆于颈管的柱状

表 7-1 宫颈鳞状上皮病变分类方法的对比

分类	非典型增生/原位癌	Bethesda命名系统	两级CIN分类法
湿疣病变	—	LSIL	—
CIN Ⅰ	轻度非典型增生	LSIL	低级别CIN
CIN Ⅱ	中度非典型增生	HSIL	高级别CIN
CIN Ⅲ	重度非典型增生 原位癌	HSIL	高级别CIN

上皮,两种上皮交汇的区域,是一个不稳定区域,受女性的生理年龄和体内激素水平影响而反复发生一种上皮被另一种上皮取代的过程,因此解剖位置来回变化,这一区域被称为移行带或转化带(transformation zone or T-Zone),是 CIN 以及宫颈癌的好发部位。因此宫颈涂片和组织活检需要在这个部位进行取材。但值得注意的是鳞柱交界处并不位于解剖学上的宫颈外口,青春期以前,鳞状上皮与柱状上皮交界处,位于宫颈外口或附近,青春期后,性激素水平增加,子宫体及子宫颈体积增大,宫颈向外翻转,子宫颈管黏膜上皮向下方延伸,处于宫颈的阴道部,这种现象称宫颈"外翻"或"异位",由于宫颈管黏膜被覆单层柱状上皮,因而肉眼观察粗糙色红,过去曾错误地将此种改变描述为"糜烂"。绝经后,这一外翻转过程又发生回退,这一过程称为"内翻","移行带"又退回到子宫颈管内,此时肉眼及阴道镜则看不清移行带的存在,因此对于绝经后妇女宫颈涂片或活检时可能见不到腺体细胞。在生育期妇女随着 CIN 级别的提升,病变累及范围也可很大。CIN Ⅲ 时可累及宫颈前唇或后唇,涉及两个以上的象限,并向颈管内延伸,因此宫颈锥切和 LEEP 手术要根据临床情况涵盖适当的范围。

目前应用最为广泛的 CIN 三级分类法是将鳞状上皮层分为三层,即下 1/3、中 1/3 和上 1/3 三层,从细胞分化成熟度、核的异型性、核分裂活性三方面观察各层细胞的形态改变,综合评判分级。细胞的分化成熟度:是指鳞状上皮是否具有正常结构层次(基底层、副基底层、中间层、致密层和浅表层),正常时,越接近表层,细胞分化越成熟,核浆比例越小,因此核浆比是评价上皮细胞是否分化成熟的指标之一,随着 CIN 级别的提升,细胞分化成熟越差,胞质越少;细胞核的异型性:包括核多形性,核增大,富于染色质而导致核深染及染色质不规则块状聚集,核膜皱褶等;核分裂活性:它反映细胞增生的程度,正常和反应性增生时,宫颈鳞状上皮中可有少数核分裂象,但局限于基底和副基底层。CIN 时,核分裂象增加,CIN 程度越重,核分裂象数量越多,并出现在上 1/3 层,因此应当注意观察核分裂的数量,分布,有无病理性核分裂,但还需要注意一点,有研究表明不论是正常的还是存在 CIN 的宫颈上皮,其核分裂象受激素水平的影响,数量会随月经周期的变化而变化,增殖期时核分裂指数高,分泌期低,因此不能单凭核分裂象的数目来判定病变,认识到这种现象的存在,有助于对 CIN 的认识和正确诊断。

(一)CIN Ⅰ

CIN Ⅰ 的病变以鳞状上皮的下半部分,主要是上皮的下 1/3 层最为显著,表现为细胞核的极性轻度紊乱,大小不等,有轻度的异型性,可见核分裂象,但很少出现病理性核分裂象。上 2/3 层的上皮细胞分化成熟,细胞界限清晰,越接近表层,细胞越成熟,核浆比越低(图 7-1)。

CIN 常常伴随 HPV 感染的表现,主要是出现挖空细胞。挖空细胞是具有非典型细胞核的鳞状上皮细胞,其较为特征的表现是细胞核周围伴有空晕。细胞核的非典型性主要体现在细胞核增大并深染,染色质粗糙,核膜不规则并可见双核或多核改变(图 7-2)。挖空细胞主要分布在上皮的上半部,需要注意的是不能根据这种挖空细胞在

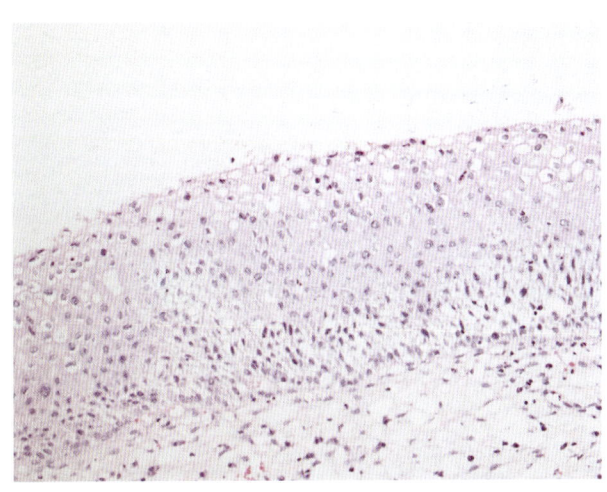

图 7-1 CIN Ⅰ。

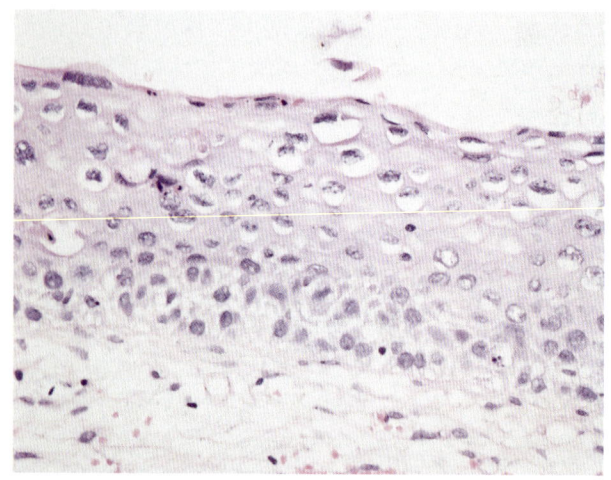

图 7-2 CIN Ⅰ 本病例伴有 HPV 感染,可见大量具有非典型性的挖空细胞。

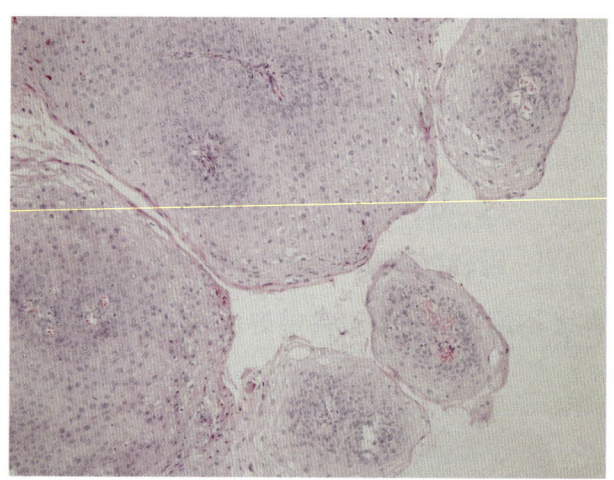

图 7-3 尖锐湿疣。

上皮中所占的比例和位置来确定 CIN 的级别。

近年来,随着对 HPV 感染与 CIN 及扁平湿疣相关性的认识,现已将高危 HPV 感染所致的宫颈扁平湿疣归入 CIN Ⅰ。扁平湿疣在肉眼上常常看不到明确的病变,但在阴道镜检查时,采用 3%～5% 的醋酸涂抹时,病变区可呈现白色或不透明状,称为"醋白上皮"。显微镜下,扁平湿疣不形成乳头状增生,只是病变处鳞状上皮增厚,细胞内缺乏糖原,棘层肥厚,可伴有角化不全及角化过度。并可见到特征性的挖空细胞。

尖锐湿疣由于其病理特点独特,需单独诊断,因此不包括在 CIN 的范畴内。尖锐湿疣在肉眼上表现为外生性、无蒂的突起,多数病例在治疗后消退。组织学表现为明显的乳头状增生,每个乳头状中心都有纤维血管轴心,乳头表面被覆的鳞状上皮可呈现与扁平湿疣相类似的改变,但挖空细胞改变可能较扁平湿疣更为明显(图 7-3)。

(二) CIN Ⅱ

CIN Ⅱ 与 CIN Ⅰ 级相比,病变的范围扩展到下 2/3 层,细胞核的异型性比 CIN Ⅰ 时更为明显,细胞核极向消失,核深染,核膜皱褶,核分裂象和病理核分裂象增多,而且重要的是位置上升,出现在上皮的中 1/3 层中(图 7-4)。上皮上 1/3 向成熟分化,但是由于下层病变是向上推进,而不是截然的改变,所以表层成熟度较 CIN Ⅰ 级时低,也正是因为如此,宫颈脱落细胞学的诊断才能成立。

(三) CIN Ⅲ

CIN Ⅲ 仅在宫颈上皮上 1/3 层内保留几层分化成熟的鳞状上皮细胞,甚至全层上皮完全被病变的细胞替代,成熟细胞完全消失,病变细胞明显增多,超过上皮的下 2/3 层(图 7-5),细胞核浆比例增大,极向紊乱,核深染,染色质不规则,核膜下聚集,核膜皱褶,核分裂活跃,并且可在上皮各层发现核分裂象,常可见病理核分裂象。在原来的命名方法中,重度非典型增生与原位癌的区别就在于成熟的鳞状上皮细胞是否完全消失。

各个级别的 CIN 都是可以累及腺体的,但随着 CIN 级别的上升,腺体受累的频率及数量也相应上升。对 CIN 累及腺体的正确诊断和评价关系到治疗和预后,并且研究表明 CIN 累及腺体是提

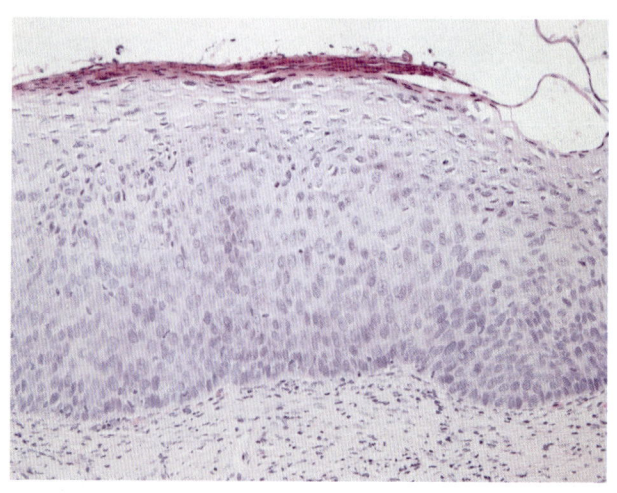

图 7-4 CIN Ⅱ。

示病变残存和复发的独立因素之一。如果病变只累及部分腺体，可以看到腺腔残留一些正常的黏液柱状上皮，这种情况诊断并不困难（图7-6）。但如果整个腺体完全被CIN病变特别是CIN Ⅲ所取代，并且受累腺体与表面上皮之间有间质相隔时，需要进行仔细的鉴别，以免误诊为浸润癌，CIN受累的腺体应该呈圆形或卵圆形，边缘光滑，周围间质正常，而浸润癌边缘粗糙，并伴有间质纤维组织增生。

上文所讲述的是各级别CIN的一般特征，但是具体到每个标本时，就算是相同的级别的CIN，组织学特点却可能不完全一致，细胞的分化成熟度、细胞核的异型性、核分裂活性这三个标准在不同病例中各自所出现的程度不同，有的以上皮表层成熟度降低和细胞异型性为主要特征，而有的是以核分裂象增多、位置上移和出现病理核分裂象为主要特征。因此，在具体工作中需合考虑上述的诊断适应证，做出准确客观的最终诊断。

三、鉴别诊断

（一）反应性鳞状上皮增生

反应性鳞状上皮增生是鳞状上皮炎症和修复性改变的结果。基底层病变比较明显，细胞密度增加，细胞核增大，因此易与CIN I相混淆。但反应性增生通常发生在炎症背景下，细胞极性较好，核浆比例正常，细胞核形态较一致，虽然常有轻微的异型性，核仁明显，但染色质纤细，均匀，并且无病理性核分裂象。而CIN I很少伴有广泛的慢性炎症，但细胞核的异型性常较为明显，核染色质粗糙、边集，易找到核分裂象。免疫组织化学染色也可帮助鉴别，与CIN不同，反应性鳞状上皮增生的p16是阴性的或仅局限于基底层，Ki-67阳性细胞少于20%并位于上皮的基底层。

（二）基底细胞增生

基底细胞增生表现为基底细胞层次增加、细胞核轻度增大，但增生细胞的形态与正常的基底细胞基本相同，细胞极性正常，不出现细胞核的异型性、核深染等特征，而且表层细胞的成熟度同正常的鳞状上皮。目前对基底细胞增生的意义还不太肯定，认为可能是原始鳞状上皮非典型增生的早期表现。

（三）不成熟鳞状上皮化生

鳞状上皮化生是一种生理性改变，主要发生在鳞—柱交界处宫颈内膜侧，在化生的早期储备细胞增生，这种细胞核圆形、略增大，显得核浆比高，有可能被误诊为CIN病变。但化生的鳞状上皮整体感觉形态温和，细胞核的大小和形态比较一致，细胞核的异型性不明显，染色质均匀，偶见核分裂象，无病理性核分裂象，在镜下的整体感觉较为平和，而且化生的鳞状上皮表面常常还保留有宫颈黏液柱状上皮（图7-7）。

当然，非典型鳞状上皮化生也并不少见，只要存在真正的细胞核异型性，即使表面还可以见到黏液柱状上皮，也应该诊断CIN。对这类病变可进行免疫组化辅助分析，如p16和Ki-67的染色，如果p16弥漫阳性，Ki-67 > 15%阳性，并且高

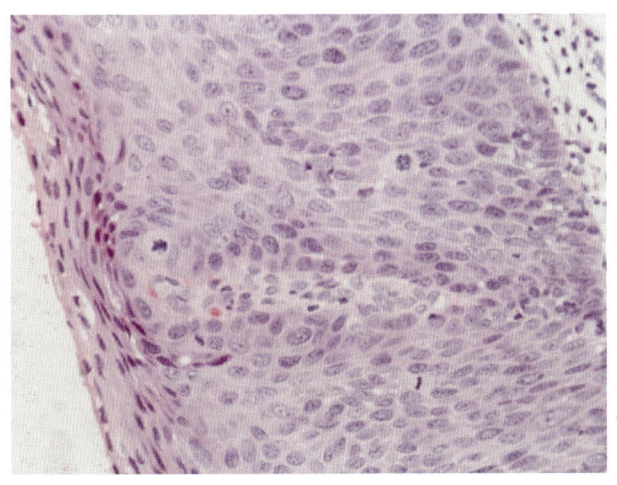

图7-5 CIN Ⅲ。

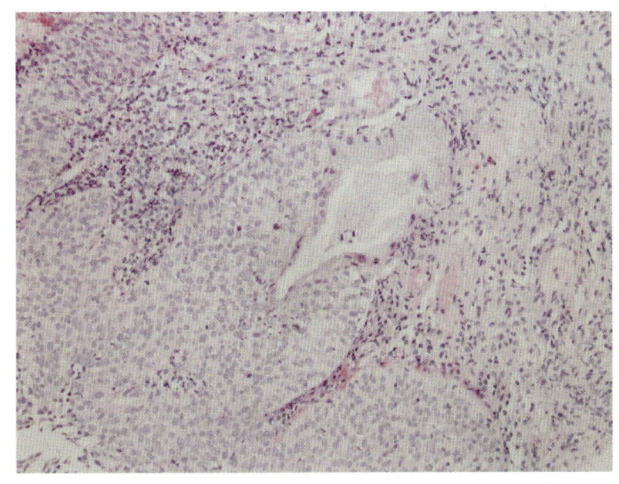

图7-6 CIN Ⅲ累及腺体。

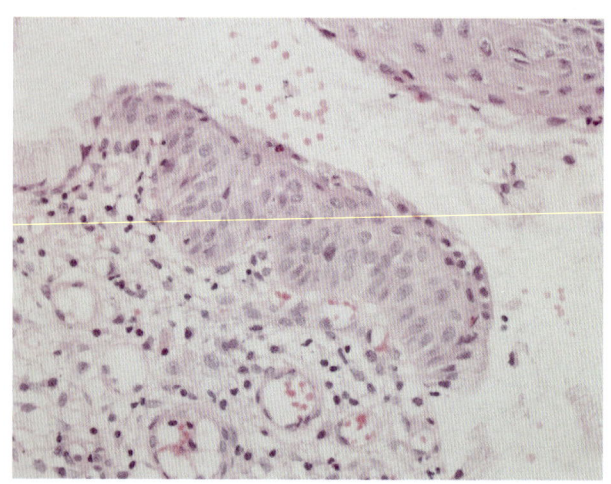

图7-7 宫颈上皮不成熟鳞状上皮化生。

危性HPV阳性，这些病例应被诊断为CIN。如果p16阴性或仅有局灶阳性，Ki-67增生指数<15%，高危型HPV阴性，则支持其为不成熟鳞状化生。但也有学者认为这类病变可能是低级别鳞状上皮内病变的一种特殊形态学表现，应作为一种独立的组织形态加以描述。

（四）萎缩

当体内雌激素水平下降时，如绝经期妇女或服用某些药物，宫颈鳞状上皮常变薄，甚至完全由副基底层细胞构成。宫颈细胞涂片中可能会提示有不典型细胞，宫颈活检的组织学可以看到细胞核染色略深，大小稍有不同，还可见到多核细胞，但是细胞大小和形状比较一致，异型性不明显，细胞核染色质细腻、分布均匀，没有病理核分裂象。免疫组织化学染色时，显示Ki-67增生指数低，没有p16的染色。此外在绝经后妇女中，宫颈鳞状上皮中常常存在具有核周空晕的细胞，形态与挖空细胞类似，但需注意其细胞核无明显增大，染色质细腻，分布均匀，不出现双核及多核细胞，HPV阴性。此种假挖空细胞还可见于正常的富于糖原的鳞状上皮以及一些反应性增生上皮中。只要结合年龄、细胞核特点，必要时进行HPV检测，即可与CIN病变或扁平湿疣鉴别开。

（五）移行上皮化生

移行上皮化生可发生于老年女性的宫颈，类似于泌尿道的移行上皮取代宫颈上皮，细胞核卵圆形或梭形，淡染一致，深层细胞一般垂直排列，浅表层细胞层流水状或漩涡状排列，表层罕见伞细胞。由于其核浆比例较高，细胞显得较为拥挤，并且有时可见核旁空晕，易被误诊成CIN病变，但移行上皮细胞核染色质细腻，核仁不明显，有时可看到纵形核沟，不出现或罕见核分裂象。免疫组织化学染色显示化生的移行上皮表达CK13、CK17和CK18，与泌尿系统的移行上皮相似，但不同的是不表达CK20。

（六）浸润性鳞状细胞癌

宫颈活检组织常常较小，有时组织破碎，间质成分少，在判断是浸润性鳞状细胞癌还是CIN Ⅲ级病变时，有一定困难。当出现有以下特征时，高度提示浸润性癌：病灶中出现大而怪异的细胞以及角化的细胞，找到角珠，出现坏死以及肿瘤细胞中见新生血管形成现象。

（七）人工假象

临床在应用LEEP对宫颈进行诊断及治疗时，不可避免会使组织破碎或产生电热效应影响组织形态，如果热效应严重时会造成细胞形态不清，给CIN诊断和分级带来困难。

（八）放射导致的改变（radiation effect）

盆腔的放射治疗可影响宫颈鳞状上皮和腺上皮。主要表现为细胞核增大，胞质丰富，因此具有相对低的核浆比，胞质常有空泡变性，染色质模糊不清。而CIN时细胞染色质常常粗糙深染，色彩鲜明；另外一个重要鉴别点是放射治疗后的宫颈上皮核分裂象少。

四、生物标记物在CIN诊断和判断预后中的应用

上述病变在实际工作中有时与CIN相鉴别十分困难，况且单凭组织学分级很难对患者的预后做出准确判断。为了发现那些可能进展为癌的CIN病变，科学家们一直致力于分子标志物的研究，并希望找到突破。迄今为止，还没有哪个指标可以完全替代传统的组织学诊断，但不可否认，更多分子指标的发现和应用使我们在诊断和预测CIN病变转归中获取更丰富的信息。

（一）HPV病毒检测

随着持续高危HPV病毒感染与高级别CIN和浸润性癌发生之间关系的明确，HPV病毒检测在辅助宫颈癌的筛查、治疗后残存病变的检测、复发的监测及组织学的辅助诊断中均发挥了重要

的作用。HPV病毒的检测方法基于分子生物学技术，主要包括三大类：①非信号放大的杂交分析，如转膜杂交（southern transfer hybridization）、点杂交（dot blot hybridizaiton）、原位杂交（in situ hybridization）；②信号放大的杂交分析，如杂交捕获（hybrid capture assays）；③靶序列扩增的分析，如PCR和原位PCR（in situ PCR）。转膜杂交需要大量的DNA，因此在临床中不实用，通常仅用于实验研究中；原位杂交技术敏感性不够高（中度）；PCR技术具有高的敏感性和特异性；杂交捕获的敏感性与PCR相似。由于PCR检测所需DNA微量，因此特别适用于DNA含量少的组织标本的病毒分析。一项对宫颈癌前病变和宫颈癌的石蜡包埋组织中HPV DNA的研究显示PCR阳性率显著高于信号放大的原位杂交检测（catalysed signal amplification in situ hybridizaiton，CSA-ISH）（62.4%和34.7%），特别是高级别CIN中CSA-ISH阳性率更低。如前所述，在实际工作中由于HPV病毒感染的替代物p16的出现，又由于免疫组化染色敏感性和特异性均优于HPV原位杂交检测，且技术更加简练稳定，因此p16免疫组化染色基本已替代HPV病毒原位杂交检测。

（二）p16

p16是可用来作为协助判断CIN病变级别的一个相对特异的标志物，它是一种抑癌基因，在正常情况下，通过阻止抑癌基因——视网膜母细胞瘤蛋白（pRb）磷酸化，而抑制细胞周期。高危型HPV病毒蛋白与pRb结合，导致转录因子E2F的释放，从而引起pRb依赖的p16表达上调。因此p16阳性被视为存在高危HPV感染的替代性标志物而应用于CIN的辅助诊断中。p16染色在宫颈细胞学的诊断评估中也起着重要的辅助作用；一项312例细胞学分析显示：p16阴性表达者，进一步随访显示86.9%的患者，随后细胞学检查恢复正常；p16阳性者，其中14例进行了宫颈组织活检，全部存在宫颈上皮内病变。研究显示90%以上的宫颈鳞癌，高级别CIN中p16呈弥漫强阳性（图7-8），而低级别病变中常为局灶弱阳性，且阳性率不足50%，少部分（24%）宫颈上皮化生性改变中p16可呈阳性表达，同样表现为散在局灶的阳性信号。用p16来代替高危HPV检测的敏感性和特异性达到80%以上。与HPV病毒检测

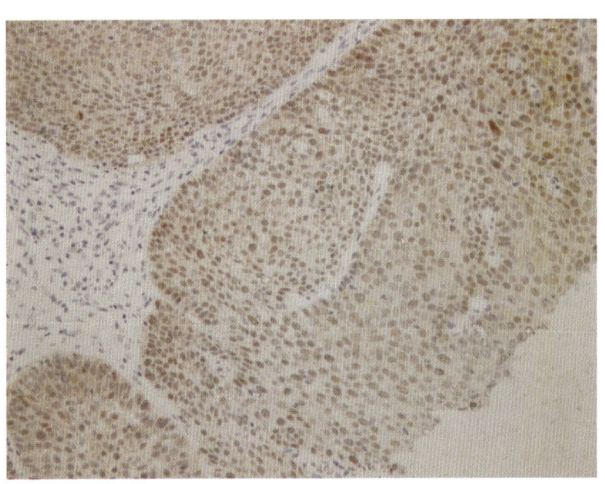

图7-8　p16在CIN Ⅱ中弥漫阳性表达。

相比，p16免疫组化染色具有简单实用，经济可靠等优势，因此已替代HPV病毒原位杂交检测，在CIN的诊断和鉴别诊断中成为普遍使用的标志物。

（三）Ki-67

Ki-67是反映细胞增殖活性的一个指标，其中SI90（stratification index 90）和鳞状上皮中间1/3层的阳性细胞百分比（MIDTHIRD）两个数值能够很好地预测早期CIN病变（CIN Ⅰ/Ⅱ级）的转归，较CIN组织学分级更为准确。SI90（stratification index 90）是结合计算机图像采集和相应软件计算出来的一个数值。SI是指距基底膜最远的MIB-1（Ki-67）阳性细胞距基底膜的距离占该处上皮全层厚度的比值，计算的SI乘以90%的所得数值即SI90。显然SI90测量和计算比较复杂耗时，在日常工作中不实用。但随着计算机量化手段在病理诊断和研究中应用的增加，采用Ki-67染色得到具体数值来反映细胞增值活性显然较当前普遍采用的半定量法更为精确。

符合SI90＜0.57，MIDTHIRD＜30%提示为低危病变，随访这组病变没有进展，其他为高危病变，30%进展为CIN Ⅲ。

（四）ProEx C

ProEx C可用来标记染色体拓扑异构酶（topoisomerase Ⅱ-a，TOP2A）和微小染色体维持蛋白2（minichromosome maintenance protein 2，MCM2），它们是S期DNA合成复制所需要的蛋白。TOP2A在DNA复制过程中将DNA双链打开，MCM2使DNA解旋并将复制所需的前体复

合物运载到 DNA 上而促进 DNA 合成。HPV E6/E7 可干扰正常细胞周期，使细胞不断增殖从而诱导 S 期所需的蛋白转绿增加，TOP2A，MCM2 表达增加。因此 ProEx C 可以用于高级别 CIN 和宫颈癌的辅助诊断。ProEx C 信号定位于胞核，分布与 p16 相似。

（董　颖　廖秦平）

第三节　子宫颈或阴道上皮内瘤变的细胞学改变

病理学上宫颈上皮非典型增生被认为是癌前病变，细胞学上亦已将癌前病变认为是阴道细胞病理变化中癌前一个阶段。

杨大望将癌前病变的细胞形态变化概括为过多角化细胞、异常或早熟角化细胞、各层鳞状上皮的癌前核异质细胞、基底细胞及储备细胞增生。但从病理组织学的变化来理解阴道细胞学中不同级别的上皮内瘤变，除了细胞形态变化外，参考各层细胞的数量亦很重要。因为上皮内瘤变的基本变化是基底细胞增生和非典型细胞，乃至癌细胞出现在上皮层内，再根据这些细胞占据上皮全层的层次多少而定级别。因此在细胞涂片中，除了观察细胞类型，同时估计细胞的大概数量亦是重要指标。

Okagaki 等用计数涂片中异常细胞成分（核异质及恶性基底细胞）的方法，区别结构不良与原位癌。提出，若涂片中恶性基底细胞少于异常细胞总数的 30%，诊断为结构不良；当超过 30% 的异常细胞为恶性基底细胞时，则诊断为原位癌。

藤原以核异质细胞的类型和量为指标，提出细胞病理学诊断依据：①涂片中有大量表、中层核异质细胞和极少量外底层核异质细胞者符合轻度非典型增生；②涂片中有大量外底层核异质细胞和少量表、中层核异质细胞者则符合重度非典型增生；③涂片中有大量外底层核异质细胞和少量恶性细胞则为原位癌高度可疑；④涂片中恶性细胞占优势，而各型核异质细胞较少，可考虑为浸润癌。近年来 Bethesda 系统细胞诊断法中提出一类鳞状上皮内病变（squamous intraepithelial lesion, SIL）的细胞诊断，并分为：①低度鳞状上皮内病变：包括伴有人乳头瘤病毒（HPV）感染的细胞变化及轻度结构不良（即 CIN Ⅰ 级）；②高度鳞状、上皮内病变，包括中等结构不良（即 CIN Ⅱ 级）、重度结构不良（即 CIN Ⅲ 级）及原位癌（亦属 CIN Ⅲ 级）。Bethesda 系统细胞诊断法建议用 SIL 的新名词，但并不排除细胞病理学家保留 CIN 或结构不良级别的名称。SIL 的细胞学诊断中较有争论的问题是 CIN Ⅱ 级包括在高度 SIL 中，因为 CIN Ⅱ 级比 CIN Ⅲ 级病变好转的情况更多见；另外，CIN Ⅱ 级和 CIN Ⅲ 级的治疗方法是否相同，亦有不一致的意见，因此，Bethesda 系统细胞学诊断方法尚需不断总结经验。

关于 SIL 的分级，由于细胞病理学诊断的级别比组织病理学诊断的级别简化，更方便于涂片细胞的判断，因此将 SIL 分为两级很合适，但反映病变的严重程度，称"轻度"和"重度"比"低度"和"高度"更合适。本书将 SIL 的细胞病理学诊断分为轻度 SIL（即 Bethesda 系统细胞诊断法的低度 SIL，Low Grade SIL，LSIL 或 LGSIL）和重度 SIL（即 Bethesda 系统细胞诊断法的高度 SIL，High Grade SIL，HSIL 或 HGSIL）其细胞病理学和组织病理学的相应形态表现如下：

（一）轻度 SIL

相应的组织病理学变化为 CIN Ⅰ，基底细胞或非典型细胞增生不超过上皮全层的下 1/3；表层细胞层次减少，深棘层和基底细胞层次增多，有的可见角化不良和角化不全细胞。在细胞涂片中，可见表层细胞明显减少，中层细胞占大多数，底层细胞（包括内、外底层细胞，以下同义）；并可见散在表层和中层的核异质细胞和变形细胞，以及少数底层核异质细胞，偶见异常角化细胞。

依 CIN Ⅰ 局部病变的大小，涂片中正常细胞与各种异常上皮细胞的多少可有不同。

（二）重度 SIL

相应组织病理学变化为 CIN Ⅱ 和 CIN Ⅲ。基底细胞或非典型细胞增生占据上皮全层的 1/3 以上，达下 2/3 乃至全层。表层和棘层细胞层次更少，基底细胞层次明显增多，并可见较多非典型细胞和异常角化细胞，有的可见过度角化。在细胞涂片中，因局部病变大小和病变程度不同，各层正常上皮细胞和各种异常上皮细胞的成分及数量多少会有差别。可见多数底层核异质细胞及少数表层、中层核异质细胞。

此外，还常见异常角化细胞。在重度 SIL 的细胞涂片中有时还可见成片刮下的底层细胞或底层核异质细胞，这说明底层细胞增生达到上皮浅层，很易取到。CIN Ⅲ 的原位癌涂片中可见散在单一或成群的底层型或储备细胞型癌细胞。

由于宫颈非典型增生和原位癌多发生自柱状上皮下储备细胞的增生，因此在 SIL 涂片中经常还可见较多储备细胞出现；原位癌时则可见异型储备细胞。

轻度和重度 SIL 的涂片中均亦可见邻近区域的正常鳞状上皮细胞，伴有腺性糜烂时，则可见柱状上皮细胞。

在 Bethesda 宫颈阴道细胞病理学分类中不采用"核异质细胞"的名词，而是采用非典型鳞状上皮细胞（ASC）和非典型腺上皮细胞（AGC）的名词，请参考本书第二章第六节。

（鲍冬梅　周美梅）

第八章 子宫颈恶性肿瘤

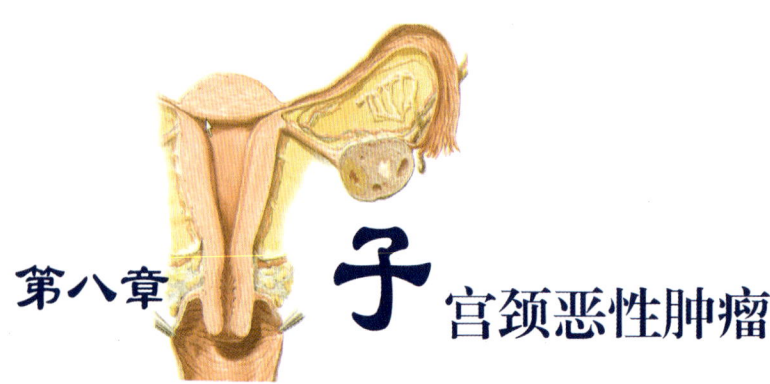

第一节 子宫颈恶性肿瘤的流行病学

子宫颈恶性肿瘤是危害妇女健康最严重的疾病之一。据WHO公布的数字,全世界每年新发宫颈癌病例46.6万,其中80%发生在发展中国家。我国每年新发病例15万左右,占全世界总新发病例数的1/3,高发地区主要集中于中西部发展相对落后的地区。

20世纪80年代德国学者Harald zur Hausen以及他的研究团队明确了人乳头瘤病毒(HPV)在宫颈癌发病中的重要作用。这一重大发现使得宫颈癌成为目前所有癌症中唯一的一种病因明确、可以早期预防和治疗以及有望根除的癌症。得益于此,近20年宫颈癌筛查制度的建立日渐完善,诊疗水平的逐渐提高,子宫颈浸润癌的发病率以及死亡率都呈明显下降趋势。但在我国中西部某些欠发达地区,发病率仍居高不下,如甘肃省武都县和山西省阳城县,子宫颈癌的死亡率高达36.0/10万,超过全国的子宫颈癌死亡率的10倍,也明显高于世界平均水平(8.0/10万)。因此,在我国进行宫颈癌防治工作面临的任务是很严峻的。宫颈癌的高发年龄为40~55岁,以上皮源性肿瘤多见,还有一些少见的如宫颈肉瘤及淋巴来源的罕见恶性肿瘤。上皮性肿瘤以鳞状细胞癌为主,占80%~85%,在90%以上的宫颈鳞癌细胞中能检测到HPV病毒颗粒的存在,其中以HPV16型多见;宫颈腺癌占上皮性肿瘤的15%~20%,近年来发病率有上升和年轻化趋势。

第二节 宫颈微小浸润癌

宫颈微小浸润癌(micro invasive cervical cancer, MIC)是指处于早期间质浸润的宫颈癌,与间质浸润较深的宫颈癌相比,它的淋巴结转移率很低,预后要好得多,临床处理要比浸润癌相对保守,因此要将其从浸润癌中单独划分出来加以讨论。

一、定义

1937年国际妇产科联合会(International Federation of Obstetrics and Gynecology,FIGO)首先在宫颈癌中使用临床分期系统,当时将Ⅰ期界定为局限于宫颈的癌。1964年又将宫颈癌Ⅰ期再细分为ⅠA(早期间质浸润)和ⅠB两期。1973年,ⅠA期被进一步被定义为仅能通过显微镜诊断的临床前期浸润癌。1985年FIGO分期又将ⅠA期分为ⅠA1和ⅠA2两期,ⅠA1期是指仅有小灶肿瘤细胞突破基底膜,浸润深度不超过3mm,是可以辨认的最早的间质浸润;ⅠA2期是指肿瘤浸润深度不超过5mm,而水平浸润范围不超过7mm。1994年FIGO分期进行了重新修订,ⅠA1期定义为浸润深度≤3mm,水平播散范围≤7mm;ⅠA2期:间质浸润深度>3mm,但≤5mm,水平播散范围≤7mm。FIGO分期还强调:包括静脉或淋巴管在内的血管间隙受累,不改变病变的分期。1974年妇科肿瘤医师学会(Society of Gynecologic Oncologist,SGO)正式采用了微小浸润癌的名称，这个组织本着尽一切可能将治疗失败的概率减小到零的分期制定原则，对宫颈微小浸润癌是这样定义的：在上皮的基底膜下≤3mm内有1处或多处出现肿瘤性上皮侵犯间质。这一定义虽然与FIGO分期的ⅠA1期相近但不同的是，SGO没有限定宫颈微小浸润癌病变的水平宽度，但强调了无淋巴管或血管的受累。

FIGO与SGO对于宫颈癌的分期和命名虽然存在差异，但两者都特别强调肿瘤的浸润深度，因此浸润深度是确定肿瘤分期和预后最为重要的因素。

二、临床症状与体征

大多早期的宫颈浸润癌无任何症状或体征，肉眼观可为光滑宫颈。少数患者于早期即可出现接触性出血、阴道排液等症状。

三、组织学

WHO（2003）指出高级别CIN发生几种特定的形态时，可以帮助我们来判断是否存在微小浸润癌：CINⅢ病变广泛，病变广泛侵犯至上皮下陷处的隐窝腺体，存在腺腔坏死及上皮内鳞状细胞的分化成熟。浸润最初始的征象是出现早期间质的浸润，这种病变非常微小，不足1mm，是无法测量的。早期浸润的病灶往往要比CIN病灶的分化程度好。

微小浸润癌的诊断通常根据浸润的深度确定，但WHO（2003）并没对其浸润深度给出精确值，正如前所述，目前国内及国际妇产科及病理学界对于微小浸润癌的命名及定义尚不统一，但一般采用FIGO IA1期作为微小浸润癌的诊断标准，即：浸润深度≤3mm，水平宽度≤7mm，没有血管淋巴管浸润。微小浸润癌常见的生长方式主要有芽状、迷芽状和舌状生长方式。芽状生长（bud growth）是可以辨认的最早期的浸润方式，表现为在CINⅢ级病变的基底部肿瘤细胞像出芽一样，突破基底膜，浸润到间质中，浸润深度很少超过1mm，可以是单灶性的也可是多灶性的。随着浸润深度增加，浸润病变就会逐渐呈现迷芽状生长（spray bud growth），表现为多个小的浸润性病灶脱离基底膜像水滴喷洒一样散布在周围间质中，这种浸润病灶的深度一般也在1~2mm以内。如果病变进一步进展，浸润灶增大、变宽，并逐渐相互融合，形成舌状生长（tongues growth）。

四、预后相关因素

（一）浸润深度与宽度

对于微小浸润癌定义中的浸润深度虽然存在争议，但可以比较肯定的是浸润越深，预后越差。虽然还有很多其他的评估指标，但是由于浸润深度最客观，最易于测量，所以它是病理医师在常规工作中应用最广泛的一个指标。

通过大样本的病例分析和随访，人们发现浸润深度不超过1mm的肿瘤几乎无转移的潜能。而所有研究微小浸润癌的文献都认为浸润深度不超过3mm的肿瘤转移的发生率也是极低的，一般为1%~2%。这就是FIGO分期中ⅠA1期界定肿瘤浸润深度不超过3mm以及SGO分期对微小浸润癌的诊断标准制定的依据。说明微小浸润癌的患者预后大多较好。随着浸润深度的增加，淋巴结转移率也在增加，当浸润深度在3~5mm时，其淋巴结转移率为4%~8%，有的报道达到13%。

（二）组织学形态

呈现芽状浸润生长方式的微小浸润癌的预后较好，但随着浸润深度增加，芽状浸润就会逐渐表现为"迷芽状"浸润。随着病变进一步发展，浸润灶增大、变宽，并逐渐相互融合呈"舌状"浸润。很多较早期的研究认为具有舌状浸润形态的病灶更具侵袭性，出现复发的病例报告最初的病变形态通常为舌状。SGO 1996版中有关微小浸润癌的定义中明确指出不包括融合性舌状浸润的浸润癌。而在FIGO分期中，这种浸润病变多为ⅠA2期，以舌状生长方式生长的早期浸润癌，如果进行多取材，往往能发现浸润更深的病灶，因此应当引起注意。

（三）淋巴管受累

FIGO分期允许ⅠA1期出现淋巴管受累，而SGO则明确指出微小浸润癌不能出现淋巴管和血管受累。关于微小浸润癌的研究和统计学都表明淋巴管受累是与预后最密切相关的因素。研究认为相同的浸润深度，有淋巴管受累比无淋巴管受累患者复发和淋巴结转移的概率都明显增加。

（四）切缘情况

研究显示检查子宫颈锥形切除标本的切缘状

况对于临床分期及确定下一治疗有帮助。但需注意切缘阴性并不能确保在随后的子宫切除标本中无残留病变。

五、鉴别诊断

微小浸润癌最需要与 CIN Ⅲ 累及腺体相鉴别，特别是在横切标本中，看不到 CIN Ⅲ 累及腺体与表层上皮的关系，导致在间质中出现实性细胞巢，易误诊为早期浸润，但这些实性细胞巢的周边是光滑的。从表面黏膜向下形成不规则的舌状突起，周围伴有纤维化，也很像浸润间质的病灶，但通过连续切片通常可以证实是腺体的延伸。一些炎症增生性的鳞状上皮或 CIN Ⅰ 级病变下方间质出现水肿并且可以有慢性炎症浸润，从而使得基底膜模糊不清，很像微浸润病灶，因此，有学者提出，仅靠检查基底膜是否完整来判断是否出现了浸润性病灶并不可靠。此外，在进行过活检或锥切后，再次活检时，偶尔可以看到下陷到间质中的非典型性细胞，这可能是由于以前的治疗造成的。注意，在真正的间质浸润病变中，所发现浸润病灶通常是孤立的单个或数个肿瘤细胞，也可以是边缘不规则的肿瘤细胞岛，并且细胞都具有异型，周围间质常纤维化。

虽然可以在宫颈活检标本中观察到微小浸润病灶，但是浸润的深度和宽度都不能代表真实的情况。因此，对于微小浸润癌的诊断，最好是通过对 LEEP、锥切、子宫颈切除术或者子宫全切除所获得的标本进行全面的检查后来确定。

六、预后及治疗

关于微小浸润癌的治疗问题一直都存在争议，锥切、单纯性子宫切除术和根治性子宫切除术同时并存。Raspagliesi 等对 67 例行锥切的微小浸润癌（浸润深度不足 3mm）进行长期随访（平均 121 个月），仅有 4 例复发（6%）。虽然研究都认为淋巴管受累是一个危险的适应证，很有可能导致淋巴结转移，应该进行根治性切除，但也有研究表明对有淋巴管受累的病例行根治术后，并没有找到淋巴结转移。比较一致的观点认为浸润的深度越大，治疗的方式应该更积极，也就是切除的范围更广泛。一般认为浸润深度在 < 1mm 的患者可以选择锥切，而在 3～5mm 的肿瘤应该选

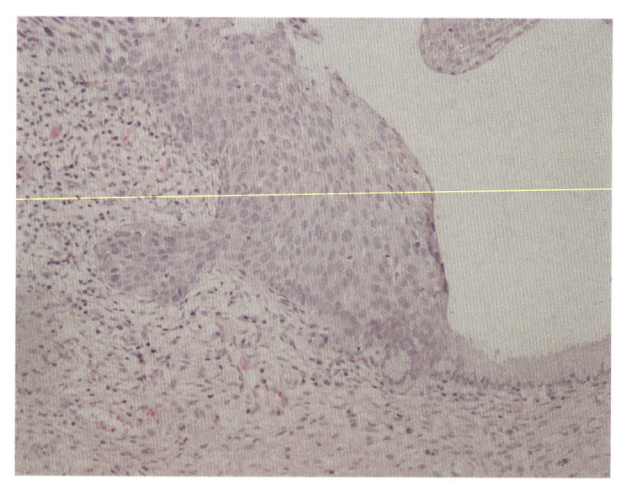

图 8-1 微小浸润性鳞状细胞癌，可见芽状浸润。

择子宫根治术，而为保留生育能力可以行锥切，并进行盆腔淋巴结清扫。

第三节 子宫颈浸润性鳞状细胞癌

一、临床表现

得益于宫颈癌筛查的普及，大多宫颈癌患者能够被较早的发现并得到治疗，据统计约 50% 的患者在诊断时为 Ⅰ 期癌。浸润性宫颈癌早期可以没有临床表现；随着肿瘤的进展，常常出现阴道出血和排液；当肿瘤浸润生长累及宫旁组织和周围邻近器官时，则会引起相应的症状，如累及或压迫输尿管或膀胱则导致血尿、尿痛、输尿管梗阻的表现；肿瘤累及盆腔的神经则引起疼痛。

二、大体特征

早期宫颈浸润癌可以表现为粗糙、隆起、肉芽肿样、红色的颗粒样外观。阴道镜下需要与宫颈糜烂相鉴别。晚期宫颈癌大致可以分为两种：外生型和浸润型。外生型表现为子宫颈口质脆、外生性生长的新生肿物呈息肉样，多数鳞状细胞癌具有这样的生长方式，有时可累及阴道穹隆；浸润型是指黏膜表面没有明显突起，肿瘤向间质浸润性生长，使宫颈质地变硬，形成"桶状子宫颈"，表面黏膜改变轻微，肉眼难以判断有无肿瘤。

两种生长方式均可因肿瘤坏死而形成溃疡。

三、组织学类型

目前，最常用的宫颈鳞状细胞癌组织学分类都是主要参照肿瘤细胞的类型以及分化程度来制定，比如 Reagan 建立的分类系统，它将鳞状细胞癌分为三类：大细胞非角化型鳞状细胞癌、大细胞角化型鳞状细胞癌以及小细胞非角化型鳞状细胞癌，但实际上此分类方法对预后提示作用不大。此外被大家所熟知的 Broder 分类方法主要根据肿瘤细胞的分化程度分为三级：高分化是指肿瘤由分化成熟的鳞状细胞构成，胞质丰富，可见细胞间桥，有角珠形成；中分化是指肿瘤细胞界限不清，胞质中等，细胞核异型性明显，有细胞角化现象，但无典型的角珠形成；低分化是指肿瘤细胞较小，呈卵圆形，胞质稀少，细胞核深染，核分裂象多见，无细胞角化。高、中、低分化大致对应 Reagan 分类系统的大细胞角化型、大细胞非角化型以及小细胞非角化型，其预后意义也不大。下面介绍一下 WHO(2003) 对宫颈鳞状细胞癌组织分类：

1. 角化型鳞状细胞癌（keratinizing squamous cell carcinoma）

约占子宫颈鳞状细胞癌的 1/6。根据定义肿瘤中出现角珠，才诊断这一类型。角珠是指由复层鳞状上皮围成的类圆形漩涡状结构，中心为无细胞的角化巢。这一类型肿瘤细胞大都分化成熟，成巢状分布。肿瘤细胞通常较大，胞质丰富，嗜酸性，细胞核可以很大，也可以呈梭形，核分裂象少见。细胞间桥明显，细胞连接紧密，常常可见到单个细胞角化（图 8-2）。

2. 非角化型鳞状细胞癌（non-keratinizing squamous cell carcinoma）

是宫颈鳞状细胞癌中最多见的组织学类型，约占总数的 2/3。肿瘤细胞具有鳞状上皮细胞的特征，呈多角形，边界清楚，有时可见细胞间桥，胞质较丰富，但不出现角化珠，细胞核异型程度不等，核分裂象可多可少。肿瘤部分区域分化较好，类似于宫颈被覆的鳞状上皮，部分区域则可分化不成熟，鳞状上皮细胞分化的特征不显著，细胞呈卵圆形，边界不清呈合体样（图 8-3）。

3. 基底细胞样鳞状细胞癌（basaloid squamous

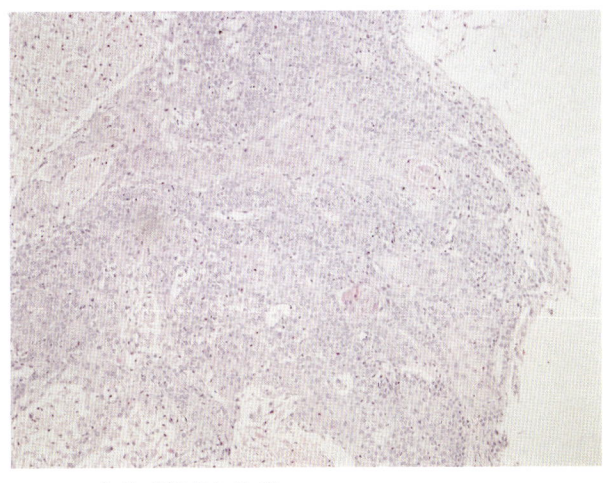

图 8-2　角化型鳞状细胞癌。

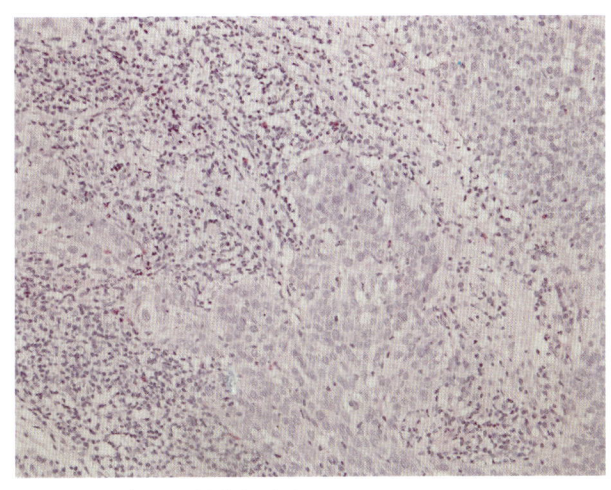

图 8-3　非角化型鳞状细胞癌。

cell carcinoma）

此型约占鳞状细胞癌的 1/6，由小的、类似 CIN Ⅲ 级的基底样细胞构成，细胞形态较一致，呈卵圆形，胞质稀少，细胞核深染，核分裂象多见，局部可偶见鳞状上皮分化或细胞角化，但是没有角珠形成。肿瘤细胞呈片状或巢状分布，常伴有坏死（图 8-4）。此外 WHO（2003）指出基底细胞样鳞状细胞癌可以表现为低级别腺样基底细胞癌至腺样囊腺癌的谱系变化，而且这种组织学类型具有高侵袭性的特点。有学者研究认为这类肿瘤中很多病例有神经内分泌颗粒，类似于肺癌的小细胞癌。WHO 的肿瘤分类中已将神经内分泌癌作为宫颈癌的少见组织学类型独立出来，作为宫颈小细胞癌是其中的一个亚型。

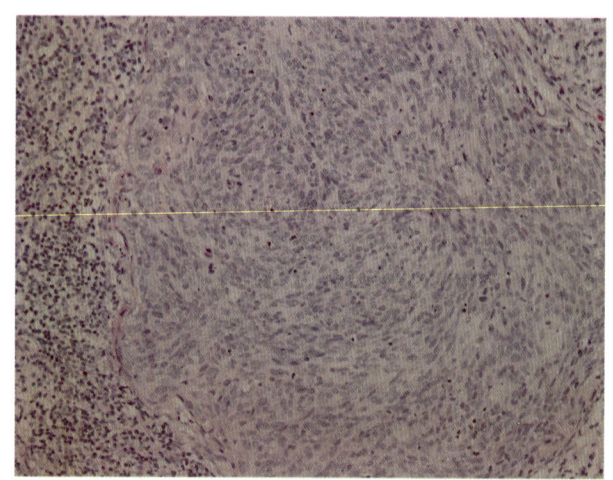

图 8-4 基底细胞样鳞状细胞癌。

4. 疣状癌（verrucous carcinoma）

疣状癌属于高分化的鳞状细胞癌，好发于老年女性，多见于下生殖道及外阴，偶可发生在子宫颈。多数可检测到 HPV6 DNA。大体上，肿瘤呈外生乳头状结构，肿瘤生长较缓慢。显微镜下，肿瘤由粗大乳头构成，但乳头通常没有纤维血管轴心，表面被覆分化很好的角化型鳞状上皮，细胞胞质丰富，与正常鳞状上皮相似，看不到挖空细胞。肿瘤以推进方式向下浸润间质，但不形成孤立的细胞巢。活检时与乳头状瘤及尖锐湿疣鉴别困难。完整切除后，仔细检查基底部，特征性推进式间质浸润，有助诊断。疣状癌预后很好，很少出现转移，故广泛切除即可，无需进行淋巴结清扫，因此，应注意与普通的角化型鳞状细胞癌鉴别。

5. 湿疣状癌（warty or condylomatous carcinoma）

属于鳞状细胞癌的一种变异亚型，较少见。主要是指那些外表呈湿疣状的鳞状细胞癌，显微镜下有明显的挖空细胞出现。高危 HPV 常阳性。

6. 乳头状鳞状细胞癌（papillary squamous carcinoma）

这一类型好发于生育后期以及绝经后女性，常表现为宫颈大的外生性肿物。发现时多为临床 Ⅱ 期或更高分期。显微镜下，肿瘤可由粗大或纤细的乳头组成，乳头中心为纤维血管轴心，表面被覆异型增生鳞状上皮，核分裂象多见，肿瘤基底部有时可以看到肿瘤侵犯间质，有时并不能找到明确的间质浸润，此时肿瘤呈高级别鳞状上皮内病变表现。特别是活检组织，因取材表浅，有时仅看到乳头结构，而实际上，深部间质中可以同时存在典型的浸润性鳞癌（图 8-5）。本型 HPV16 DNA 阳性多见，约 30% 的病例出现复发和转移。

7. 淋巴上皮样癌（lymphoepithelioma-like carcinoma）

较少见，目前发生在宫颈者仅有数十例报告。临床表现与大体改变与普通型鳞状细胞癌相似。肿瘤的组织形态与发生在鼻咽部的淋巴上皮样癌非常相似，肿瘤细胞大小较一致，核呈空泡状，可见核分裂象，胞质淡染，散在或成小簇状分布于丰富的淋巴组织中。这类肿瘤可能与 EBV 感染有关，特别是亚洲女性的宫颈肿瘤多可检测到 EBV 病毒，而此类肿瘤 HPV 的检出率也远远低于普通型的鳞状细胞癌，仅约 20%。研究认为此类型肿瘤的预后好于普通型的鳞状细胞癌。

8. 鳞状移行细胞癌（squamotransitional cell carcinoma）

形态与发生于尿路上皮的移行细胞癌非常相似，属于罕见类型。可以是纯粹的移行细胞成分，也可以混合有鳞状细胞癌成分，特别是乳头状鳞状细胞癌成分。显微镜下，肿瘤呈乳头状，也可以呈内翻性生长，乳头中心有血管轴心，表面被覆多层类似 CIN Ⅲ 级的异型上皮，常常与乳头状鳞状细胞癌不能区分。免疫组化 p63、p16 常阳性，Uroplakin Ⅲ 多阴性，可以检测到 HPV16 DNA，表明这一肿瘤只是组织形态类似尿路上皮，而其

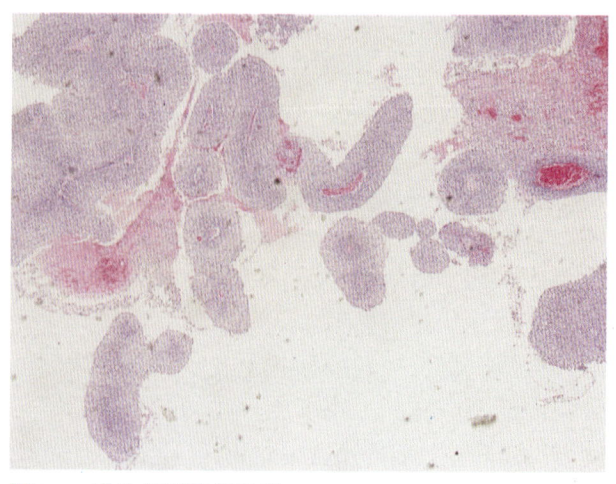

图 8-5 乳头状鳞状细胞癌。

免疫表型与真正的尿路上皮并不相同，目前也没有证据表明这一肿瘤起源于移行上皮化生。

四、生物学行为

鳞状细胞癌主要通过局部扩散和淋巴结转移。局部扩散是指侵犯阴道、宫旁软组织、子宫体、盆腔壁、膀胱、直肠等部位，淋巴道结转移首先是宫颈旁、宫旁淋巴结，接着是闭孔肌淋巴结、髂内淋巴结、髂外淋巴结，再发展下去就是髂总动脉淋巴结和主动脉旁淋巴结。宫颈淋巴结转移通路比较复杂，存在一些旁路，当前哨淋巴结（宫颈旁和宫旁淋巴结）没有发现肿瘤转移时，可能髂总动脉旁淋巴结已经出现癌转移，所以宫颈癌无法像乳腺癌那样应用前哨淋巴结来判断肿瘤的生长情况。

五、预后的相关因素

宫颈癌的预后因素包括临床分期、年龄、肿瘤大小、浸润深度、淋巴道及血道浸润和播散等。浸润性子宫颈鳞状细胞癌的组织学类型及分级系统，在临床预后中的意义，一直存在着争议。近年来研究显示不同组织类型的宫颈鳞状细胞癌之间的生存率并无显著差异，而只少部分不伴有HPV感染及CIN病变的角化型鳞状细胞癌预后差。

临床分期是重要的预后影响因素，资料显示Ⅱ期患者5年生存率为70%，而Ⅲ期仅为30%~35%。

宫颈癌的发病有年轻化的趋势，Kokawa对一组4975例（其中441例年龄在35岁以下）日本女性宫颈癌的材料分析显示，年轻女性预后好于年龄大的女性，特别是在Ⅲ期的患者，35岁以下女性5年生存率几乎是35以上女性的2倍。

很多研究表明，肿瘤大小是一个比较重要的预后因素，一组对1178例单纯放射治疗的宫颈癌患者的分析表明，肿瘤体积小于3cm时，ⅠB期肿瘤有6%治疗失败，肿瘤体积3~5cm，15%治疗失败，当肿瘤体积超过5cm，有30%治疗失败。在大多数研究中肿瘤的大小是根据它的二维直径来确定的，也有研究者制订了详尽的测量方法，但因方法复杂，并不实用。近年来，随着影像学技术的发展，应用图像技术测量肿瘤体积要比病理组织学观察更为准确和方便，在手术前就能获得较为精确的肿瘤三维体积，可以更好地指导临床医师确定治疗方案。肿瘤浸润深度是病理医生在手术标本中最容易获得的数据，且浸润深度通常与肿瘤体积呈正相关，实际上间接的反映肿瘤的体积。研究显示在Ⅰb期和Ⅱ期宫颈癌患者中，如果淋巴结阴性，则肿瘤侵犯的深度是一个独立的预后指标。

血管淋巴管的侵犯是肿瘤侵袭周围组织的早期征象，若已存在淋巴结转移，则提示肿瘤具有更强的侵袭性，预后不良。因此在无淋巴结受累情况下，血管淋巴管受累是重要的预后因素。早期的研究将因无法很好的将血管淋巴管进行区分，因此将两者并入一组进行分析，目前已有特异识别淋巴管内皮的抗体（D2-40）。近期研究提示肿瘤周围淋巴管密度和淋巴管受累与淋巴结转移关系密切。

除此之外，大量研究对包括癌基因、抑癌基因、细胞周期因子、细胞黏附分子、细胞增殖活性、杂和性丢失及微卫星不稳定性与宫颈鳞癌预后相关性进行探讨，但目前研究结果并不一致，目前仍缺少能很好评估患者预后的分子标志物。

六、TNM分期

T分组的定义与国际妇产科联合会（FIGO）所接受的分期相对应。

原发肿瘤（T）

TNM FIGO

分组　分期

Tx　　　　原发肿瘤无法评估

T0　　　　无原发肿瘤证据

Tis　0　　原位癌

T1　Ⅰ　　宫颈癌局限于子宫

T1a　ⅠA　仅能在镜下诊断的浸润癌，从上皮基底测量间质浸润深度≤5mm，水平扩散≤7mm。脉管间隙受累（静脉或淋巴管），不影响分类。

T1a1　ⅠA1　间质浸润深度≤3mm，水平扩散≤7mm

T1a2　ⅠA2　间质浸润深度＞3mm，但是≤5mm，水平扩散≤7mm

T1b　ⅠB　临床所见病变局限于宫颈，或者镜下病变超过T1a/ⅠA2

T1b1　ⅠB1　临床所见病变最大直径≤4cm

T1b2　ⅠB2　临床所见病变最大直径>4cm

T2　Ⅱ　宫颈癌浸润超过子宫，但是未至盆壁或下1/3阴道

T2a　ⅡA　肿瘤无子宫旁浸润

T2b　ⅡB　肿瘤伴有子宫旁浸润

T3　Ⅲ　肿瘤侵犯盆壁和（或）累及下1/3阴道，和（或）引起肾盂积水或无功能肾

T3a　ⅢA　肿瘤累及下1/3阴道，但未扩散至盆壁

T3b　ⅢB　肿瘤扩散至盆壁，和（或）引起肾盂积水或无功能肾

T4　Ⅳ　肿瘤浸润膀胱或直肠黏膜，和（或）浸润真盆腔之外（大疱性水肿不是将肿瘤归为T4的充分证据）

*所有大体可见的病变，甚至是浅表的浸润，都是T1b/ⅠB。

局部淋巴结（N）

Nx　　局部淋巴结无法评估

N0　　无局部淋巴结转移

N1　　局部淋巴结转移

远处转移（M）

Mx　　远处转移的存在无法评估

M0　　无远处转移

M1　ⅣB　远处转移

表8-1　TNM分期

0期	Tis	N0	M0
Ⅰ期	T1	N0	M0
Ⅱ期	T2	N0	M0
Ⅲ期	T1~3	N1	M0
	T3	N0	M0
ⅣA期	T4	任何N	M0
ⅣB期	任何T	任何N	M1

七、宫颈癌的治疗以及疫苗的应用

宫颈癌的首选治疗仍是根治性子宫切除术，特别是IB1期，肿瘤较小（不超过2cm），术后5年生存率几乎为100%。肿瘤大小超过4cm或伴有血管淋巴管浸润，除根治性子宫切除术以外，术后的辅助性放射治疗或化疗，可降低术后复发的风险。

近年新辅助化疗加根治性子宫切除术，随后再辅以放疗，使许多进展期的患者生存率得到显著提高。新辅助化疗可使肿瘤缩小，使许多进展期的宫颈癌患者有可能获得进一步手术治疗的机会。近年研究证明，对ⅠB2/Ⅱ期患者行新辅助化疗后，如果手术仍不能根治性切除或手术后仍有肿瘤残存，则患者预后差，再次手术或放疗或化疗均无法使预后改善。因此对进展期的宫颈癌，新辅助化疗加手术是否优于放疗加化疗，也还存在争议。

自宫颈癌的病因——HPV明确以来，大量研究投入到疫苗的研制中。1997年美国开始进行分别针对HPV11和HPV16外壳蛋白的预防性疫苗的Ⅰ期临床试验，随后Cervarix的针对HPV16/18的二联疫苗及Gardasil的针对HPV6/11/16/18的四联疫苗的临床试验进一步肯定了疫苗能够激发人体产生保护性中和抗体而达到预防病毒感染和降低CIN发生的作用。人们期待随着疫苗的普及推广而阻断HPV感染，并最终消除宫颈癌前病变形成和宫颈癌的发生。但目前也还存在一些问题，首先现有疫苗只能对抗相应的病毒类型，不同病毒型别之间没有交叉免疫保护；另外现有疫苗对已经存在的病毒感染没有对抗作用。因此目前科学家们也在探讨治疗性疫苗的可能，治疗性疫苗的靶点是E6/E7，通过阻断E6/E7对机体细胞的转化作用而阻断或逆转宫颈肿瘤的形成。

第四节　子宫颈腺体上皮肿瘤

近几十年来宫颈腺体病变的发病率不断升高，主要的原因有以下几个：宫颈脱落细胞涂片的广泛推广，使宫颈鳞状上皮病变得以早期发现、早期治疗，而造成腺上皮病变发病率相对升高；随着免疫组化技术的发展，使得以往被误诊为鳞癌的部分低分化或未分化的宫颈腺癌得以正确诊断；此外腺癌的发病与内分泌紊乱以及口服避孕药的应用相关，此类人群有增加的趋势，也在一定程度上增加了腺癌的发生。

一、HPV 感染与宫颈腺上皮病变的发生

宫颈鳞状上皮病变与人乳头瘤病毒（humanpapilloma virus，HPV）之间的密切关系已得到证实。其中HPV16是高级别CIN及鳞状细胞癌中最常见的HPV DNA类型。随着宫颈腺癌发病率的增加，HPV与其的关系也越来越受到关注。推测宫颈腺癌可能具有与鳞状细胞癌相似的发病机制。使用敏感的PCR技术可以在超过80%的宫颈腺癌及腺鳞癌中检测到HPV16、18及31型DNA。Tase等的研究显示70%的宫颈原位腺癌、64%的微浸润性腺癌以及40%的浸润性宫颈腺癌中可以检测到HPV DNA，其主要类型为HPV 18型，其次为HPV 16型。该项研究还发现在所有HPV DNA阳性的微浸润性腺癌中含有与原位腺癌中相同类型的HPV DNA，表明原位腺癌是宫颈浸润腺癌的前期病变。但有关宫颈腺体异型增生中HPV DNA的类型还有待研究。宫颈原位腺癌及微浸润腺癌中常含有CIN Ⅱ~Ⅲ级病变，而且大约89%的CIN病变中所含的HPV DNA类型与腺性病变中所含的HPV DNA类型相同，表明与腺癌共存的CIN病变可能来自腺癌的化生，或是来自储备细胞的双向分化。只有极少数组织类型的宫颈腺癌与HPV感染无关，如透明细胞型、浆液性及中肾腺癌。

二、非浸润性宫颈腺体病变

（一）命名法

1953年由Friedell和McKay首次提出的原位腺癌（adenocarcinoma in situ，AIS）的命名，而宫颈腺体异型增生（endocervical glandular dysplasia，EGD）的提出是基于一种假设，即宫颈腺体肿瘤类似于鳞状上皮肿瘤，是由一系列连续进展的病变构成。最新版WHO分类采用了这种命名，将宫颈腺体的增生性非浸润性病变分为EGD和AIS，这种命名在美国和许多国家及地区普遍使用。而在英国将这类病变称为宫颈腺体上皮内肿瘤（cervical glandular intraepithelial neoplasia，CGIN），并分为两个级别：低级别CGIN（low grade CGIN，LCGIN）和高级别CGIN（high grade CGIN，HCGIN）。

另外，其他被使用的名称还有：宫颈腺体上皮内肿瘤（cervical intraepithelial glandular neoplasia）、宫颈柱状细胞上皮内肿瘤（endocervical columnar cell intraepithelial neoplasia）、非典型性宫颈腺体（atypical endocervical glandular）。在很多文献和书籍中可以看到应用CGIN这种命名法，主要是因为它与现在普遍使用的宫颈鳞状上皮内肿瘤CIN的命名系统比较一致。但命名方法的不统一不仅给病理诊断和临床诊疗造成混乱，也给科学研究和文献统计造成一定的困难。因此尽量统一命名，如采用WHO命名。

（二）组织学特征

AIS的定义为宫颈表层黏膜及腺体出现细胞学恶性特征的上皮，但不伴有间质浸润。组织学表现如下：病变保持正常腺体结构，累及全部或部分表面或腺腔上皮，核增大，染色质粗糙，有小的单个或多个核仁，核分裂活性增加，有不同程度的细胞核复层化。胞质黏液量可以减少或者丰富。

此外，AIS根据其组织学形态可以分为以下几种亚型。宫颈型：最常见的一种亚型，与正常宫颈黏液上皮有相似的组织学特征，至少上皮局灶为黏液性上皮，具有颗粒状、透明、嗜酸或嗜碱胞质。肠型：病变上皮细胞胞质为大量的黏液，位于细胞一侧，类似肠上皮的杯状细胞。子宫内膜样型：病变上皮细胞核复层，胞质致密、嗜酸性、不含黏液，类似于增生的子宫内膜腺体。少数情况下也可见到原位腺鳞癌，即同时具有鳞状和腺体分化的特征。

EGD的组织学特征包括：病变腺上皮细胞异型，但异型程度不及AIS，胞质黏液减少，细胞核中等增大，深染，复层，有核分裂象（每个腺体不超过2个），可见凋亡小体，而且有人认为仅出现一个具有AIS组织学特征的腺体，也应该归为EGD。需要注意的是在显著的炎症性背景时诊断EGD要特别慎重，因为要除外炎症和放疗的反应性改变。

非浸润性宫颈腺性病变可以发生在宫颈任何表层和隐窝的腺体，较多见于鳞柱移行带、CIN以及浸润性鳞癌和腺癌的边缘，所以EGD和AIS常常合并鳞状上皮病变，甚至高达90%的腺体增生性病变合并鳞状上皮CIN。

三、浸润性宫颈腺癌

浸润性宫颈腺癌的临床表现与宫颈鳞癌类似，由于肿物从颈管腺体发生，呈膨胀性生长，所以，临床常见宫颈状态为增粗的硬韧的桶状宫颈，或从内向外生长的癌肿。

（一）早期浸润性腺癌（early invasive adenocarcinoma，EIA）

定义：EIA是指浸润性腺癌最早期的形式，浸润间质非常微小，没有淋巴结转移的危险，以致可以忽略。还称为微小浸润性腺（microinvasive adenocarcinoma，MIA）。

EIA的诊断标准一直都有争议。总的来说，可以分为以下两个方面进行讨论：

首先是病变的组织学特征与AIS相比，EIA腺体分布更加密集，形状更不规则，或者以扩散的方式出现在正常腺体不应该出现的部位。所谓扩散至正常腺体范围以外，在具体工作中常很难评判，虽然EIA的肿瘤细胞也可以像鳞癌一样以出芽的形式向间质浸润，但在实际工作中这种病例并不多见。所以当出现不规则的筛状、乳头状以及相对实性的巢状结构时，我们要考虑是否有浸润，而且浸润通常伴随间质反应，如间质水肿、炎症反应和结缔组织增生等。血管—淋巴管间隙受累也有助于确定浸润。

其次是浸润深度。FIGO最新分期FIGO 1994年修订的宫颈微小浸润癌分期，即ⅠA1期的浸润深度≤3mm，宽度≤7mm；ⅠA2期肿瘤深度3～5mm，宽度≤7mm。而SGO为宫颈微小浸润癌的定义是，肿瘤浸润间质的深度在3mm（含3mm）以内，并且强调了必须没有淋巴管或血管的受累。FIGO和SGO的分期没有对于腺癌和鳞癌作特殊的说明，我们只能认为两者分期标准没有不同之处。

与宫颈微小浸润性鳞状细胞癌不同，由于宫颈腺体结构复杂，如何准确测量腺癌的浸润深度非常困难。基于早期浸润是由AIS进展而来，有学者推荐从原发灶开始测量浸润深度，另外也有人认为应该从表面腺上皮的基底膜测量至病变最深处，但这样往往会造成过诊断，所以有学者认为应该测量肿瘤的厚度，而不是浸润深度。浸润灶还可能出现多灶状分布，有专家建议如果浸润灶彼此孤立应该分别测量，然后进行累加；如果浸润灶在同一区域，又彼此关系密切，应该测量整个病变的深度及宽度（包括间质）。此外，需要说明的是作出EIA诊断至少应该是锥切标本。

病变腺体在低倍镜下可以看到明显的结构和细胞的异型性，而腺体的绝对深度在鉴别正常腺体、EGD、AIS和早期浸润性腺癌时不能作为独立的指征，因为正常腺体的分布深度变化很宽（3～10mm）。

（二）浸润性腺癌（invasive adenocarcinoma）

2003年版WHO分类中宫颈腺癌分为以下组织学类型：黏液性腺癌、子宫内膜样腺癌、透明细胞腺癌、浆液性腺癌、中肾腺癌，其中黏液性腺癌包括宫颈型、肠型、印戒细胞型、微小偏离型、绒毛状腺性乳头状型共5种亚型。

1. 黏液性腺癌（图8-6）：是指至少一些肿瘤细胞中含有中等到大量胞质内黏液，其中又分为一些不同的亚型：

（1）宫颈型：是最常见的类型，约占宫颈腺癌的70%。大多数肿瘤中到高分化，类似于宫颈腺体，由中等大小的腺腔构成，有密集的、不规则的、复杂的分支，并有乳头突入腺腔，局部区域可形成筛状结构。肿瘤细胞胞质黏液卡红染色阳性，间质中可以出现多少不等的黏液，并可以形成黏液湖。细胞大多复层，细胞核位于基底，排列拥挤，极向紊乱，异型性明显，核分裂象活跃，常可见凋亡小体。细胞核圆形或卵圆形，染色质粗糙，可见核仁。低分化时细胞胞质几乎消失，

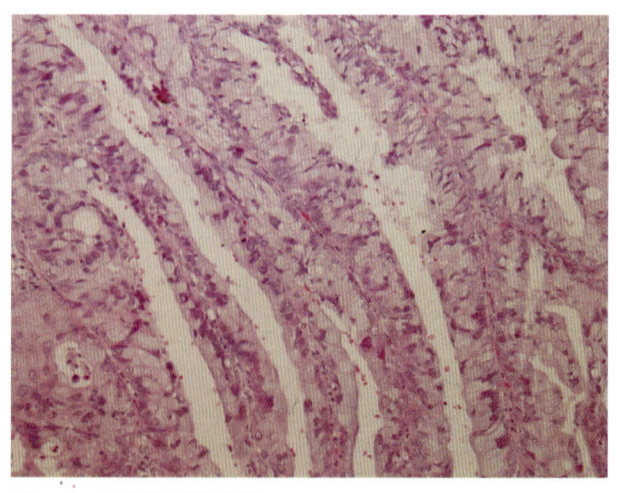

图8-6 宫颈黏液性腺癌。

但仍可辨认出腺样结构。

（2）肠型腺癌：由类似于结肠腺癌的肿瘤细胞构成，通常具有腺样结构。杯状细胞是其特征性的表现，偶有神经内分泌细胞和 Paneth 细胞。肠型腺癌可以呈弥漫性改变，也可以是黏液腺癌的局部改变。

（3）印戒细胞型：在宫颈原发性印戒细胞癌非常少见，通常印戒细胞腺癌只是低分化黏液腺癌和腺鳞癌的局部表现。在宫颈发现印戒细胞腺癌首先要除外转移癌。

（4）微小偏离性腺癌（minimal deviation adenocarcinoma）：又称恶性腺瘤。是一类少见的腺癌，约占宫颈腺癌的1%。镜下肿瘤分化极好，与正常宫颈腺体无法区别，细胞呈柱状，黏液丰富，核位于基底。其具有诊断意义的形态学特征：腺体排列杂乱无章，超出宫颈正常腺体所在的范围，并可侵犯血管和神经，偶见核分裂，肿瘤腺体形状多样，大小不一，并可有乳头状结构凸向腺腔。

Mikami 等研究发现微小偏离性腺癌和普通型宫颈腺癌与宫颈腺体增生相鉴别时可以应用雌激素受体（ER）/α-平滑肌肌动蛋白（SMA）的双染标记染色：对于普通型宫颈腺体增生，腺上皮细胞核 ER 阳性，而其周围的间质细胞 ER 阳性/α-SMA 阴性；相反，无论是分化好的宫颈腺癌还是微偏型腺癌，其间质中都有丰富的 SMA 阳性的梭形细胞，而且这些细胞仅有 ER 的弱阳性表达，并且两种腺癌中的腺上皮细胞均不表达 ER。近年来较多研究关注 HIK1083 在宫颈微小偏离性腺癌中的表达情况。HIK1083 是一种针对胃幽门腺中的黏液的单克隆抗体，研究显示 HIK1083 在90%～100%的宫颈微小偏离性腺癌呈阳性表达，仅少数普通型宫颈腺癌有弱表达，正常宫颈腺体不表达。

（5）绒毛状腺性乳头状腺癌：是类似于结肠的绒毛状腺癌，通常分化较好，肿瘤细胞呈柱状，单层或复层，部分含有黏液，通常呈绒毛状结构，有纤维性轴心，肿瘤可以没有浸润或仅在基底处有微小浸润，淋巴结转移非常少见，所以该亚型预后很好。仅有个别病例有结节状扩散。

2．宫颈子宫内膜样腺癌：组织学形态与子宫内膜发生的内膜样腺癌相同。肿瘤常常排列成紧密的腺腔，也可见乳头状和筛状结构，部分区域可呈实性，肿瘤细胞复层，细胞核垂直于基底膜呈栅栏状排列，极少有胞质内黏液。由于部分宫颈型腺癌在缺乏黏液时可能被诊断为子宫内膜样腺癌，因而各家报告的宫颈此型腺癌的比例差距较大，从7%～50%不等。就实际工作中来看，真正原发于宫颈的子宫内膜样腺癌还是比较少见，所以仅在排除子宫内膜腺癌侵犯宫颈之后，诊断才成立。

3．宫颈透明细胞腺癌与女性生殖道其他部位发生的透明细胞腺癌一样，由透明细胞或鞋钉样细胞构成实性、囊性、管状或乳头状结构，或其中几种结构混合而成。透明细胞胞质含有丰富的糖原，鞋钉样细胞常常出现在管状结构，细胞核大，多形性，凸向管腔。

4．宫颈浆液性腺癌：是近年来提出的宫颈腺癌的一个亚型，预后与普通型宫颈型腺癌明显不同。肿瘤形态学表现与发生在卵巢或子宫的浆液性腺癌相同：由分支复杂的乳头状结构构成，可见实性乳头形成，肿瘤细胞异型性明显，常可见砂粒体。由于原发于宫颈的浆液性腺癌非常少见，因此诊断时一定要除外卵巢、输卵管及子宫内膜原发的浆液性腺癌播散累及宫颈。

5．宫颈中肾腺癌：非常少见。中肾腺癌起源于宫颈壁深部的中肾残件，常发生于宫颈后壁两侧。肿瘤通常由被覆立方上皮的小管状腺腔组成，细胞不含有黏液或糖原，管腔内可见嗜酸性或玻璃样的分泌物。也可以为实性、乳头状、管状或筛状结构。现已明确中肾管腺癌起源于宫颈壁深部的中肾残件，常在肿瘤周围能找到增生的中肾残件可以证实这一点。有文献报告中肾管腺癌可以表达 CD10，但不表达 ER 或 PR，这有助于与子宫内膜样腺癌区别。

（三）鉴别诊断

1．隧道样腺丛（tunnel clusters）：又称隧道腺丛状增生，是一种常见的宫颈腺体增生性病变，常发生在30岁以上的妇女。显微镜下表现为呈叶状分布的宫颈管腺腔，腺管排列紧密，管腔扩张，腔内含有浓稠的分泌物，由单层扁平上皮构成，宫颈黏液型，极向明显，无核分裂象。可以伴有或不伴有腺体的潴留扩张。病变边界清楚。主要需与微小偏离性腺癌相鉴别，后者有深部间质浸润，可伴有血管和神经的侵犯，偶见核分裂象。

2．小叶性腺体增生（lobular endocervical glandular hyperplasia）：表现为以一个较大的腺体为中心，小到中等大小的黏液腺体呈小叶状增生。值得注意的是，这种病变与微小偏离性腺癌有相同的免疫表型，即对胃黏液抗体呈阳性反应，两种病变的不同之处在于前者细胞没有明显异型性，不向间质浸润。

3．微小腺体增生（microglandular hyperplasia）：是一种良性病变，因其腺体排列复杂，常易与腺癌混淆。以前认为可能与口服避孕药或妊娠有关。但近年的报告并未发现其明确的关系。大体上，病变常呈息肉状突入宫颈管。显微镜下，病变由非常多的小而密集排列的腺腔构成，腺腔被覆规则的扁平或矮立方上皮，细胞核均匀一致，可见细胞内或细胞外空泡，可以有一定的异型性，偶见核分裂。有时病变呈实性或网状结构，缺乏间质，此时易误诊为子宫内膜样腺癌；空泡状细胞的出现可能会误诊为没有乳头状结构的透明细胞癌。具有重要意义的鉴别点是：微腺性增生中常常可以找到分支腺体导管的存在，这种导管被覆单层上皮，胞质一致，并可出现鳞状化生。免疫组织化学对鉴别诊断也有所帮助，癌胚抗原（CEA）在此病变中为阴性，而腺癌为阳性，Ki-67增生指数的高低也有助于区别良恶性病变。

4．中肾管残留及中肾管增生：中肾管残留大约从宫颈管内口水平进入宫颈侧壁，它们可以出现在宫颈侧壁深层的平滑肌组织中。由于位置深，而且增生时原有的小叶状结构排列紊乱，易误诊为恶性，但是细胞学特征有利于做出良性的诊断，而且中肾管腔中特征性的PAS染色阳性的嗜酸性物质可以提示诊断。而中肾腺癌的细胞具有一定的异型性，可见核分裂象，以及管腔内核碎片可以与良性病变相鉴别。

5．输卵管子宫内膜样化生（tuboendometrioid metaplasia）：这一病变常见于对创伤性病变的修复反应，如活检、锥切以及其他手术后。表现为宫颈黏膜裂隙被覆输卵管或子宫内膜样上皮。在组织学上可能与宫颈腺体异型增生相混淆，特别是在脱落细胞学检查中可能造成误诊。Cameron等联合应用MIB1、bcl-2和p16辅助HE染色鉴别CGIN与输卵管—子宫内膜化生，其中p16是细胞周期依赖性激酶的抑制体，与高危型HPV有关。CGIN常显示p16弥漫阳性，MIB1增生指数较高，而bcl-2阴性或仅局灶阳性；而输卵管—子宫内膜化生，则表现为bcl-2弥漫强阳性和MIB1增生指数较低，且输卵管—子宫内膜化生p16阴性。

6．弥漫层状宫颈腺体增生（diffuse laminar endocervical glandular hyperplasia）：是一种少见的良性病变，好发于20～40岁妇女。表现为宫颈内膜1/3区域中出现分布均匀、中等大小、分化良好的宫颈内膜腺体。增生腺体与其下方的间质的分界清楚。间质中经常可以见到炎症反应及间质水肿，但没有促结缔组织增生性反应。依据以上特征可以与微小偏离性腺癌等进行鉴别。

7．Arias-Stella反应（Arias-Stella reaction）：大约在10%的妊娠子宫的宫颈腺体中可以出现Arias-Stella反应。病变可以仅见于1～2个腺体，也可广泛累及宫颈内膜腺体。后者可能导致与宫颈透明细胞癌相混淆。注意临床妊娠病史，并且Arias-Stella反应不形成肉眼肿块。虽然，组织学上Arias-Stella反应的细胞可以增大、出现空泡状或嗜酸性胞质，甚至有些细胞出现多形性，但一般很少见核分裂象，并且也不出现间质反应，这些都有助于与腺癌鉴别。对于临床病史不详细的病例，在宫颈活检标本中出现透明细胞及鞋钉样细胞，但又缺乏明确的间质浸润，首先要考虑Arias-Stella反应，应及时与临床医生联系详细了解病史。

四、免疫组织化学在子宫颈腺体病变中的应用

在宫颈腺性病变中癌胚抗原（CEA）和Ki-67增生指数应用较为普遍，通常CEA阳性，并伴有Ki-67增生指数中到高等程度升高者高度可疑为恶性病变，而在正常宫颈黏液上皮和良性病变CEA为阴性或仅腔面着色，Ki-67增生指数也很低。

免疫组织化学染色对确定腺癌是起源于宫颈还是子宫内膜有一定的帮助。一般情况下，起源于子宫内膜的腺癌ER阳性，Vimentin阳性，而CEA阴性；相反，来源于宫颈的腺癌常ER阴性，Vimentin阴性，而CEA阳性，但是需要注意的是不能仅根据免疫组化来法判断内膜样腺癌来源于子宫内膜还是宫颈，要诊断宫颈子宫内膜样腺癌必须先除外子宫内膜源性。

P16 是近年来应用较为广泛的肿瘤标志物,它是细胞周期依赖性激酶（CDK4）的抑制子,与高危型 HPV 感染的替代标志物（详见 CIN 一节）有关。联合应用 Ki-67、bcl-2 和 p16 可以辅助判断宫颈腺体异型增生（EGD）与输卵管—子宫内膜化生、子宫内膜异位症和宫颈微腺型增生。EGD 常显示 p16 弥漫阳性,Ki-67 增生指数较高,而 bcl-2 阴性或仅局灶阳性；而输卵管—子宫内膜化生以及子宫内膜异位症等则表现为 bcl-2 弥漫强阳性和 Ki-67 增生指数较低,且输卵管—子宫内膜化生 p16 阴性,但子宫内膜异位症则可呈 p16 弥漫阳性；微小腺性增生一般显示 Ki-67 低增生指数、bcl-2 和 p16 阴性。

五、WHO 宫颈肿瘤组织学分类

WHO 宫颈肿瘤组织学分类

摘自《WHO 肿瘤分类 2003,乳腺与女性生殖系统分册》

1. 上皮性肿瘤
   1.1 鳞状上皮肿瘤和癌前病变
      1.1.1 鳞状细胞癌,非特异性
         1.1.1.1 角化型
         1.1.1.2 非角化型
         1.1.1.3 基底细胞样
         1.1.1.4 疣状（verrucous）
         1.1.1.5 湿疣状（warty）
         1.1.1.6 乳头状
         1.1.1.7 淋巴上皮瘤样
         1.1.1.8 鳞状移行细胞癌（squamotransitional）
      1.1.2 早期浸润性（微小浸润性）鳞状细胞癌
      1.1.3 鳞状上皮内肿瘤
         1.1.3.1 宫颈鳞状上皮内肿瘤（CIN）Ⅲ级
         1.1.3.2 原位鳞状细胞癌
      1.1.4 良性鳞状上皮病变
         1.1.4.1 尖锐湿疣
         1.1.4.2 鳞状上皮乳头状瘤（阴道微乳头状瘤病）
         1.1.4.3 纤维上皮性息肉
   1.2 腺体肿瘤及其癌前病变
      1.2.1 腺癌
         1.2.1.1 黏液腺癌
            1.2.1.1.1 宫颈型
            1.2.1.1.2 肠型
            1.2.1.1.3 印戒细胞型
            1.2.1.1.4 微小偏离型
            1.2.1.1.5 绒毛腺型
         1.2.1.2 子宫内膜样腺癌
         1.2.1.3 透明细胞腺癌
         1.2.1.4 浆液性腺癌
         1.2.1.5 中肾管型腺癌
      1.2.2 早期浸润性腺癌
      1.2.3 原位腺癌
      1.2.4 腺体非典型增生
      1.2.5 良性腺体病变
         1.2.5.1 米勒源性乳头状瘤
         1.2.5.2 宫颈息肉
   1.3 其他上皮性肿瘤
      1.3.1 腺鳞癌
         1.3.1.1 毛玻璃细胞亚型
      1.3.2 腺样囊性癌
      1.3.3 腺样基底细胞癌
      1.3.4 神经内分泌肿瘤
         1.3.4.1 类癌
         1.3.4.2 非典型性类癌
         1.3.4.3 小细胞癌
         1.3.4.4 大细胞神经内分泌癌
      1.3.5 未分化癌
2. 间叶性肿瘤
   2.1 平滑肌肉瘤
   2.2 子宫内膜样间质肉瘤,低度恶性
   2.3 未分化宫颈管肉瘤
   2.4 葡萄状肉瘤
   2.5 腺泡状软组织肉瘤
   2.6 血管肉瘤
   2.7 恶性外周神经鞘瘤
   2.8 平滑肌瘤
   2.9 生殖道型横纹肌瘤
   2.10 手术后梭形细胞结节
3. 上皮和间叶混合性肿瘤
   3.1 癌肉瘤（恶性米勒源性混合瘤,化生性癌）

3.2 腺肉瘤
3.3 Wilms 瘤
3.4 腺纤维瘤
3.5 腺肌瘤
4. 黑色素细胞肿瘤
   4.1 恶性黑色素瘤
   4.2 蓝痣
5. 生殖细胞型肿瘤
   5.1 卵黄囊瘤
   5.2 表皮样囊肿
   5.3 成熟性囊性畸胎瘤
6. 淋巴组织和造血组织肿瘤
   6.1 恶性淋巴瘤（特殊类型）
   6.2 白血病（特殊类型）
7. 转移性肿瘤

（董　颖　廖秦平）

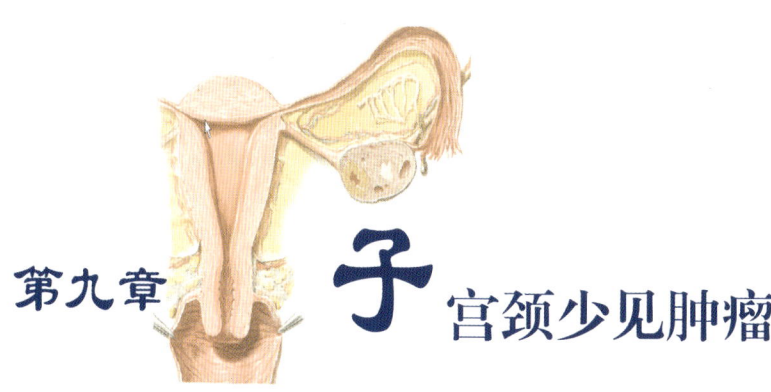

第九章 子宫颈少见肿瘤

第一节 子宫颈上皮来源的少见肿瘤

一、疣状癌（verrucous carcinoma）

此名称 1948 年由 Ackerma 首次在口腔肿瘤使用。疣状癌是变异型鳞癌，最常发生于口腔、外阴及阴道部位。宫颈部位很少见。此癌的基本特点是外观酷似恶性、镜下呈良性表现的低度恶性肿瘤。生长缓慢，病程长，很少发生转移，有局部复发的可能，有时可浸润阴道及子宫腔。

肉眼所见呈乳头状或菜花状，体积较大，质地柔软。有时刺状外观。表面有时角化亢进，外观呈白色。有时表面出现溃疡。

镜下表面呈粗大的叶状突起，被覆厚层角化和角化不全的上皮。在乳头之间的沟隙中充以角化不全上皮。增生的鳞状上皮分化良好，无明显异型性，很少有核分裂象。上皮脚增大、钝圆，呈球状。基底膜完整。增生上皮脚按同一方向伸向间质中，间质内有明显炎性反应。间质内一般无孤立的癌巢。

以上形态与乳头状瘤与尖锐湿疣难以区别。活检诊断有困难，确诊需送检足够大的标本，必须包括肿瘤基底部，结合肉眼全面分析，正确诊断很重要。疣状癌很少转移，手术时只需广泛切除，不需清扫淋巴结。

二、梭形细胞癌（spindle carcinoma）

这是一种少见的肿瘤，多数人认为来自鳞状上皮基底细胞，因此也称基底细胞样癌（basaloid carcinoma）。形态学特点是肿瘤细胞呈梭形，周边呈栅栏状排列，与肉瘤相似肿瘤细胞呈束状，电镜下肿瘤细胞有桥粒和张力原纤维。免疫组化角蛋白呈阳性，这些特征都说明其来源于鳞状上皮。

三、淋巴上皮瘤样癌（lymphoepithlioma-like carcinoma）

是一种特殊类型、分化差的鳞状细胞癌。临床及肉眼形态与一般鳞状细胞癌很难区别。显微镜下与鼻咽部的淋巴上皮癌相似，癌细胞大小比较一致，胞质透明，或嗜酸性，核圆形或卵圆形，呈空泡状，核仁明显。癌细胞之间没有清楚的境界，常出现合体细胞样外观。间质内大量致密淋巴细胞浸润及其他炎性细胞浸润。鼻咽部这种类型的癌与 EB 病毒有关，子宫颈淋巴上皮瘤样癌尚无证据与该病毒有关。

四、腺鳞癌（adenosquamous carcinoma）

腺鳞癌是指在癌瘤中，鳞状上皮癌与腺癌两种癌成分混合存在的一种恶性肿瘤。两种癌成分从不同的分化级别、不同比例形成组合。有时鳞状上皮成分有高度分化，表现为良性形态，并出现角化，称为腺棘皮癌。腺癌与鳞癌两者可以移行，或两者直接接触没有移行的，称为碰撞癌。肿瘤腺癌呈一般高柱状上皮或出现黏液呈印戒细胞癌，黏液卡红染色呈阳性反应。

腺鳞癌临床发病率近年有增高的趋势，其恶性度较同级鳞癌或腺癌恶性度高，预后差。分化程度愈低，预后愈差。

根据腺癌与鳞癌分化组合形式可分为如下类型：

（一）原位腺鳞癌（adeno and square cell carcinoma in situ）

是原位腺癌的一种类型。此癌十分罕见。肿瘤不突破基底膜，有时在原位鳞癌中出现黏液或印戒细胞（PAS染色阳性）。

（二）成熟型腺鳞癌

细胞较大，多角形，有角化现象，相当于高分化鳞癌。腺癌部分呈管状腺，腺腔明显，相当于高分化的鳞癌的腺癌混合构成高分化腺鳞癌的形态特点。

（三）未成熟型腺鳞癌

1．毛玻璃细胞癌（glassy cell carcinoma）：是一种分化极差的腺鳞癌。临床患者多为年轻女子，病程进展较快，预后差，手术与放射治疗效果不佳。

形态学观察肿瘤细胞缺乏向鳞、腺癌分化的特征，细胞呈实性排列，无腺腔结构。癌细胞较大，多边形，紧密镶嵌成片。胞质丰富，呈均一的毛玻璃样或细颗粒样组织形态。胞质境界比较清楚，细胞微绒毛相互交叉，核大，呈圆形或椭圆形。有明显的核仁。有时在肿瘤中可找见腺癌或鳞癌分化灶。但PAS染色为阴性。间质中常见大量浆细胞与嗜酸性粒细胞浸润。末梢血中有时嗜酸性粒细胞也增高。

2．印戒细胞癌（signet-ring cell carcinoma）在鳞状细胞癌的癌巢中，出现黏液印戒细胞散在其中。鳞状细胞癌多为大细胞鳞癌。

细胞学：当涂片中同时出现典型的鳞癌和腺癌细胞时，要考虑鳞腺癌的诊断。

五、腺样囊腺癌（adenoid cystic carcinoma）

子宫颈此类肿瘤十分罕见，形态特点与唾液腺腺样囊腺癌相似，癌细胞大小一致，细胞体积较小，似基底细胞，呈较小的多边形上皮细胞组成的条索、片状、小梁状、巢状分布，其周边呈栅栏状。中心有大小不等的圆孔（腺样小囊），呈筛孔结构，筛孔内充以嗜伊红透明物质或碱性黏液样物质。此种肿瘤细胞体积较小，大小比较一致，有人认为其来源是柱状上皮下的储备细胞。发病年龄多在绝经后期，预后较差。

六、透明细胞癌（clear cell carcinoma）

子宫颈此类癌很少见。从前曾认为来源于中肾残留。命名为中肾瘤或中肾癌。近来多数认为此癌来源于米勒管的胚胎残留。肿瘤的发生可能与患者出生前在胎儿时期受母体服用己烯雌酚的影响有关。

肉眼形态与宫颈其他癌不易区别，肿瘤可以多发，呈灰白色或淡红色结节。早期，在宫颈深部形成硬结，晚期可形成溃疡。显微镜下，瘤细胞大致有三种形态：透亮细胞、鞋钉细胞及扁平或立方形细胞。瘤细胞排列组合成多种形式，呈乳头型、管囊型、腺型及实质型。由于肿瘤细胞胞质中含有大量糖原，胞质透亮，核圆形深染，漂浮于细胞中央（图9-1）。

这种细胞过碘酸—希夫（Periodic acid-schiff）染色阳性，部分细胞抗消化酶，说明胞质内含糖原及黏液。管囊型细胞呈腺样腔隙，内衬扁平或立方形细胞，有的细胞核突出于腔面呈鞋钉状外观（图9-2）。此种细胞核大，形状不规则，有时呈空泡状核或核染色质集中在核周边，这种细胞向腔内面突出或形成乳头。在肿瘤细胞之间或血管周围及乳头柄部经常出现无细胞结构的玻璃状红染物质或坏死组织，间质可出现大量炎细胞浸润。

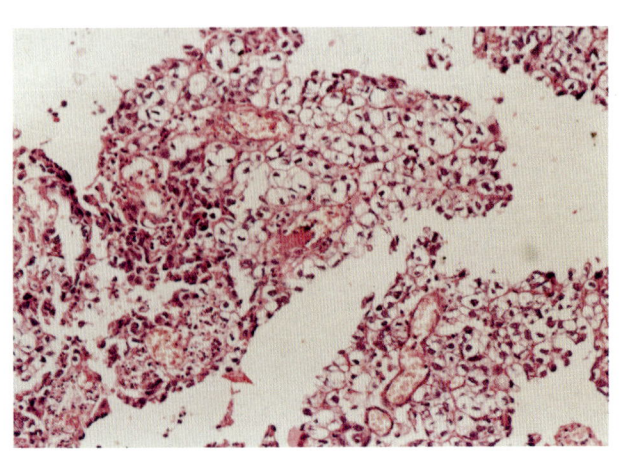

图 9-1 子宫颈透明细胞癌。

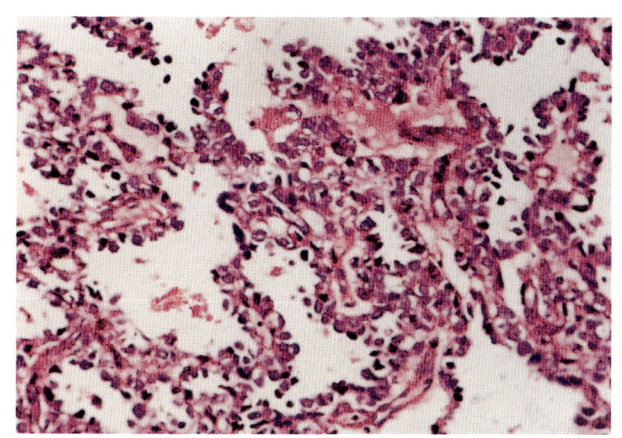

图 9-2 子宫颈透明细胞癌。

七、神经内分泌癌

也称小细胞未分化癌（small cell undifferentiated carcinoma）

组织学：此种癌以前误认为是小细胞鳞癌，近十几年来发现这种癌大多数有神经内分泌表达，并在子宫颈癌中有灶性神经内分泌细胞（或称 APUD 细胞）。肿瘤细胞小呈巢状，细胞呈卵圆形或短梭形，胞质少，核深染，核结构不清。有的细胞呈多边形，胞质嗜酸性，细胞边界不清。有时细胞巢周边呈栅栏状排列。核分裂象多，肿瘤细胞的嗜银（argyrophilic）染色可见胞质内存在嗜银颗粒。亲银（argentaffin）染色少数肿瘤呈阳性。电镜下多数病例能找到多少不等的致密核心颗粒。免疫组化癌细胞对多种抗原有反应，如神经特异性烯醇酶（NSE）、嗜铬蛋白（Chromagranin）、癌胚抗原（CEA）、上皮膜抗原（EMA）等呈阳性。

肿瘤早期有经淋巴路和血行转移的倾向，肿瘤的预后与肿瘤细胞异型性和核分裂象有关。

细胞学：宫颈小细胞癌较少，仅占宫颈恶性肿瘤的 1%～2%。涂片中表现与肺小细胞癌相似，细胞小，多成片或成堆出现，排列紧密，核镶嵌，可出现条索状或葡萄串样的排列方式。胞质极少，甚至看不到胞质，呈裸核样，核呈圆形、椭圆形或瓜子形，染色质颗粒样，核仁不清。

需要注意的是：①因细胞学涂片缺乏组织学结构，仅通过细胞形态诊断，当鉴别鳞癌或腺癌的亚型困难时，不必勉强分类；如果鳞癌与腺癌区分困难，只报告癌即可；②在诊断鳞腺癌时，因为腺癌细胞相对于鳞癌多形性不明显，很容易漏诊，必须仔细寻找腺癌细胞的特征性形态。

第二节　子宫颈间叶性肿瘤及其他少见肿瘤

一、葡萄簇状肉瘤（botryoid sarcoma）

葡萄簇状肉瘤是来源于横纹肌母细胞的胚胎性横纹肌肉瘤的一个类型。此瘤多发生在婴幼儿阴道，宫颈部位比较少见；性质比发生在阴道的瘤偏良性，预后较好。发病年龄除婴幼儿外也可发生于绝经后妇女，绝大多数是年轻妇女，表现为阴道出血。

肉眼所见：肿瘤息肉状，有蒂，表面光滑湿润呈黏液状，可伴出血。

显微镜下所见，肿瘤细胞位于黏膜上皮下方，肿瘤细胞是一层致密未分化的细胞带。肿瘤细胞呈梭形及小圆形两种。形态与胚胎时期幼稚的横纹肌母细胞相似。梭形细胞呈平行束状排列，细胞境界清楚，部分胞质嗜酸性，核位于中央，部分细胞空泡状淡染。核分裂象多见。圆形细胞与淋巴母细胞相似，核小深染，胞质少。

圆形肿瘤细胞与梭形肿瘤细胞夹杂分布。在不分化的肿瘤细胞中可以找到带状或球拍状细胞，其胞质嗜酸性，出现横纹。肿瘤细胞的分布疏密不均匀，部分区域细胞密集。部分细胞稀疏，间质黏液样变性，出现星形黏液细胞，有时与黏液瘤难以区分。免疫组化可帮助鉴别，葡萄状肉瘤显示 Vimentin、desmin、HHF35 和肌球蛋白（myoglobin）等阳性反应。

二、平滑肌肉瘤（leiomyosarcoma）

组织学：在子宫颈肉瘤中最为常见，绝大多数起源于宫颈未分化间叶细胞，少数由平滑肌瘤恶变而来。肿瘤呈息肉状或结节状，切面呈鱼肉伴出血、坏死，无典型的编织状结构，边缘呈浸润性生长。显微镜检查肉瘤细胞有明显的异型性，核大，大小不等，核一端可见空泡，多数核分裂象，核内出现大核仁。低分化瘤细胞弥漫成片，细胞大小不等，出现瘤巨细胞。肿瘤间质可出现黏液样变性、出血、坏死等变化。平滑肌肉瘤的诊断需综合细胞异型性、核分裂象、继发变化等多种因素综合考虑，较其他器官平滑肌肉瘤应更严格。

细胞学：多表现为密集成群的未分化细胞，核卵圆形或梭形，胞质红染或不清楚。常有退变，此时应与鳞癌细胞鉴别。

三、子宫颈内膜间质肉瘤（endocervical stromal sarcoma）

肿瘤来自子宫颈内膜间质，位于子宫颈内或宫颈外口附近，肿瘤呈息肉状或弥漫性增大。临床表现为不规则阴道出血，多发生在绝经前后的妇女。镜下肿瘤细胞呈梭形或星形，瘤细胞胞质少，呈片状或束状排列，有些肿瘤细胞呈漩涡状或编织状排列。细胞核呈多形性，染色深，核分裂象多见。肿瘤组织及间质中伴有水肿出血、坏死及炎细胞浸润。

四、米勒腺肉瘤（Müllerian's adenosarcoma）

一般发生在绝经后妇女，但也有一些发生在绝经前。该肿瘤是 Clement 和 Scully 于 1974 年首次报道。将良性腺上皮与肉瘤性间叶成分组成的肿瘤命名为米勒腺肉瘤。

常见的临床表现为阴道不规则出血伴盆腔肿物。

肉眼可见：多数呈息肉状及乳头状。切面海绵状多囊性，伴水肿及黏液变性。当继发出血时呈棕红色及灰白色相间分布。

显微镜检查发现腺上皮成分与间质结缔组织混合存在。腺上皮呈腺腔、囊状分布，腺体内衬多样化的米勒上皮，如增生的宫内膜上皮、黏液型宫颈管上皮、输卵管纤毛上皮或靴钉状上皮。上皮内可出现灶性鳞状上皮化生。有时上皮细胞增殖出现异型性。间质与宫内膜间质相似，但有明显异型性，也可出现与纤维肉瘤相似的组织像。核分裂象多见。少数情况间质有异源性成分出现，如幼稚的横纹肌、不成熟软骨或骨及脂肪成分。

米勒腺肉瘤是一种低度恶性潜能的肿瘤，1/3 的患者可出现复发，血行播散很少，生长相对缓慢，预后较好。

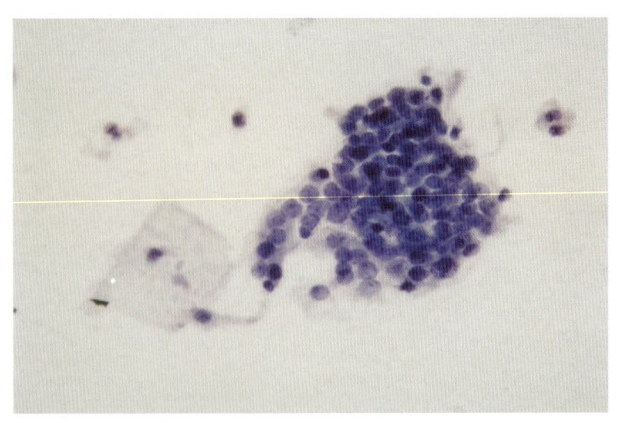

图 9-3　子宫颈恶性淋巴瘤。

五、子宫颈恶性淋巴瘤（malignant lymphoma）

1．组织学：宫颈恶性淋巴瘤罕见，外观多呈息肉状或结节状。组织学上为各型淋巴组织构成的肿瘤。其中 B 型淋巴瘤较多见，肿瘤细胞在宫颈间质中浸润，不破坏原有腺体。此种肿瘤预后比原发于淋巴组织中的预后较好。高分化肿瘤有时与炎症需认真鉴别。

2．细胞学：原发于宫颈的淋巴瘤几乎全为非霍奇金淋巴瘤（non-Hodgkin lymphoma，NHL），且多为弥漫大 B 细胞淋巴瘤（diffuse large B-celllymphoma，DLBCL）。涂片中恶性细胞弥漫分布，细胞多圆形或卵圆形，胞质很少甚至不易看到，核圆形或卵圆形，可见核沟或核凹，染色质颗粒状或网状，可有核仁（图 9-3）。

3．鉴别诊断：

（1）小细胞鳞癌：细胞形态不一致，间质内常有炎症细胞浸润，有时能见到典型的鳞癌细胞的特点，免疫组化标记有助于鉴别。

（2）小细胞癌：成片或成堆出现，核排列紧密镶嵌，可出现葡萄串样排列，核形状不一；而淋巴瘤细胞弥漫分布，核圆形或卵圆形，染色质较小细胞癌匀细。

（3）低分化腺癌：细胞多成群出现，相互重叠，胞质内可见小空泡，核异型性大。

（4）转移性小细胞癌：结合病史及免疫组化可鉴别。

六、子宫颈蓝痣与恶性黑色素瘤

1．宫颈蓝痣（blue naevas of cervix）也称宫

颈黑色素沉积（cervical melanosis）。子宫颈的色素沉积是除皮肤之外色素沉积最常见的部位。一般多偶然发现，在宫颈出现黑色、蓝色或灰色斑块。多数小于1cm。显微镜下，与皮肤蓝痣形态相似，位于宫颈浅层间质，细胞呈梭形或多边性，有时有树枝状突起，细胞内外有大量黑色素，细胞结构不清，痣细胞之间有噬黑色素细胞反应及胶原纤维增生。

2. 宫颈恶性黑色素瘤（malignant melanoma）：这种肿瘤多发生在体表，发生在宫颈是比较少见的。恶性黑色素瘤的原因尚未完全明了，一般认为其发生与色素痣、日光、家族、内分泌、外伤、感染等因素有关。其中日光直接损害暴露区皮肤。宫颈属非暴露区，其发生可能是在日光作用下，暴露区皮肤释放一种物质进入循环血液中，再作用于人体非暴露区的黑色素引起肿瘤。

（1）组织学：恶性黑色素瘤是恶性程度很高的肿瘤，发病隐袭，早期难以发现，一般发现时已经较晚，在宫颈出现黑褐色、灰色、灰红色或灰白色隆起肿物，也可形成溃疡。显微镜下，肿瘤细胞多种多样，肿瘤细胞可呈上皮样、梭形、也可呈气球样。多数为梭形或小细胞型，核小、染色深，单核或出现双核、多核（图9-4、图9-5）。恶性黑色素瘤的细胞排列方式多种多样，可以呈肉瘤样，也可呈癌样，也可呈假腺样、乳头样、腺泡状等。肿瘤间质反应也多样性，常见有纤维间质反应，也可以见淋巴单核细胞反应为主的慢性炎性反应。恶性黑色素瘤可做各种银染色呈黑色，最常用的是Fonta染色。

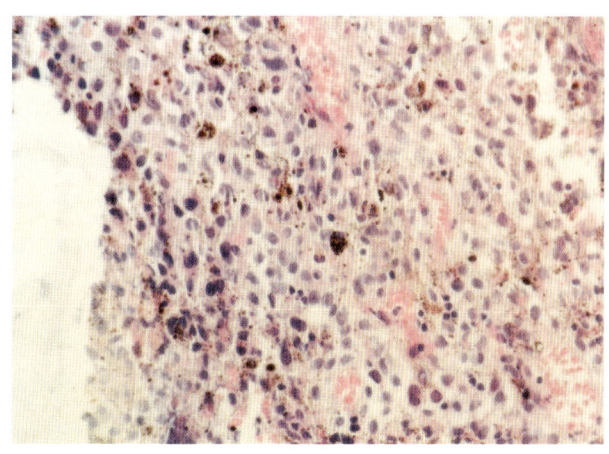

图9-5　子宫颈恶性黑色素瘤。

（2）恶性黑色素瘤的扩散转移方式，除局部浸润外，可蔓延至血管及淋巴管。有些肿瘤早期可发生广泛的血行转移。

（3）细胞学：生殖道恶性黑色素瘤占女性全身恶性黑色素瘤的3%~7%，常发生于外阴和阴道，宫颈少见。临床可出现阴道黑色分泌物，称为黑带。涂片中细胞多形性明显，可呈圆形、椭圆形、梭形或三角形，核大，染色质粗，多可见大而红染的核仁，胞质内常见多少不等的黑色素颗粒。

（4）鉴别诊断：对少色素或无色素性恶性黑色素瘤的诊断较为困难，诊断时与小细胞鳞癌、低分化腺癌、小细胞癌和淋巴瘤等相鉴别。

七、恶性中胚叶混合瘤

罕见，多见于绝经后妇女，涂片中有癌与肉瘤两种成分，表现多样。当涂片中仅见一种成分时鉴别困难，应结合临床与癌或肉瘤予以区分。

第三节　子宫颈转移癌

发生在子宫颈的转移性肿瘤极为罕见，多数情况下，如果肿瘤转移到了子宫颈，常原发肿瘤已经确诊；如果原发肿瘤的转移潜能不能认可，那么宫颈转移癌的诊断就不能确立。宫颈转移癌临床表现没有特异性，常表现为不规则阴道出血。

宫颈转移癌大多数从附近的恶性肿瘤直接扩

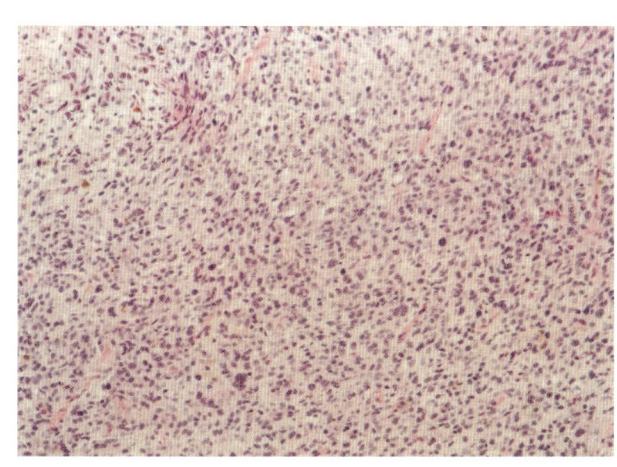

图9-4　子宫颈恶性黑色素瘤。

散而来。其中绝大多数是子宫内膜腺癌的直接蔓延所致,生殖系统的其他肿瘤转移至宫颈以卵巢多见,非生殖系统肿瘤中以乳腺癌、胃癌和结、直肠癌转移最为常见,其他如肺癌、胰腺癌、肾细胞癌等也偶见报道。组织病理学常在原发肿瘤确诊的情况下才能诊断宫颈转移性肿瘤。

1. 子宫内膜癌:癌细胞单个散在或呈小团排列,细胞小,多形性不明显,胞质少,常有空泡,细胞核多为圆形或胖梭形,轻度增大,恶性程度高时可明显增大,极性消失,染色质增加,分布不均(图9-6、图9-7)。晚期可见小核仁。背景中常可见细颗粒状的肿瘤素质。

鉴别诊断:

子宫颈腺癌:癌细胞多成片成群出现,细胞较大,核增大,核边不规则明显,核仁大而明显。

2. 其他转移癌:卵巢癌、乳腺癌转移涂片表现与原发部位表现相同(图9-8、图9-9),胃癌转移多为低分化腺癌,以印戒细胞癌为主,结、

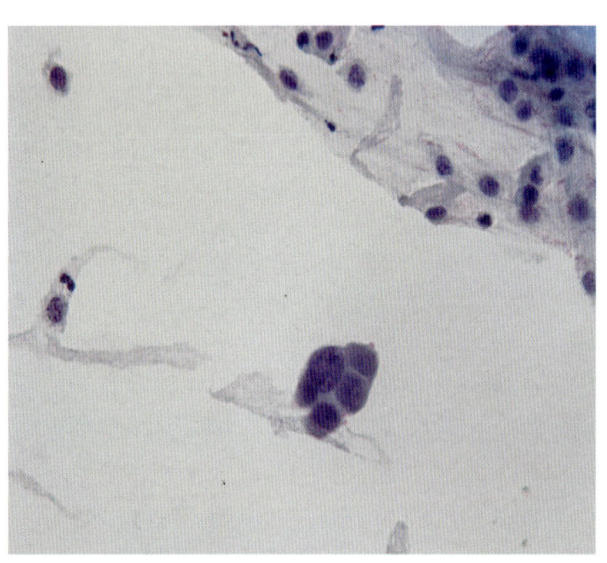

图9-6 子宫颈内膜癌。

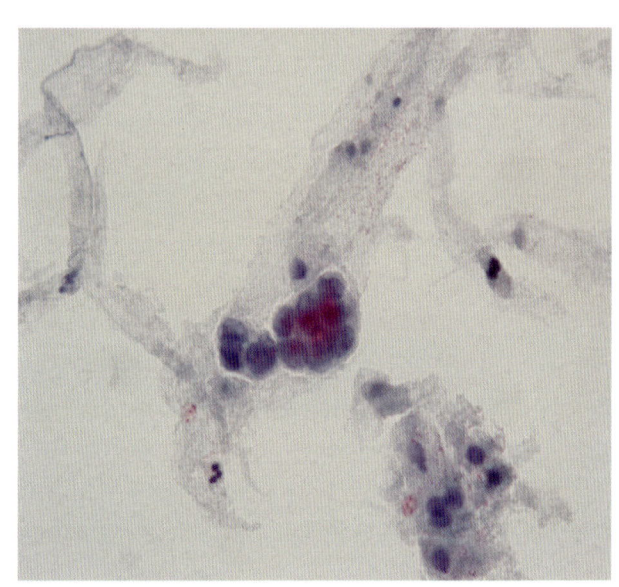

图9-8 卵巢癌子宫颈转移。

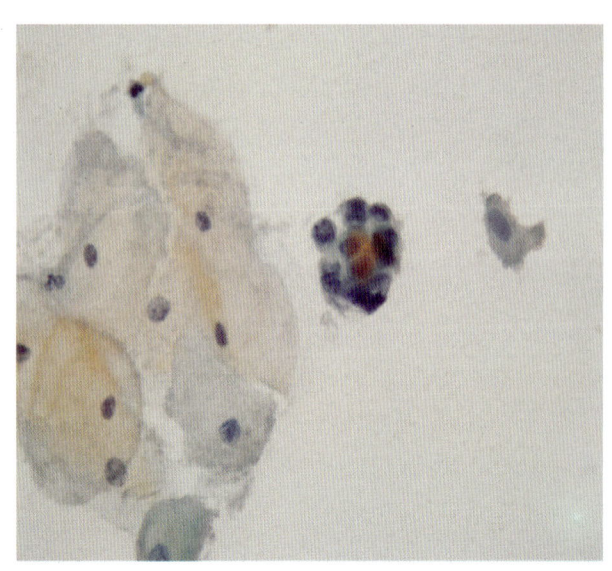

图9-7 子宫颈内膜癌。

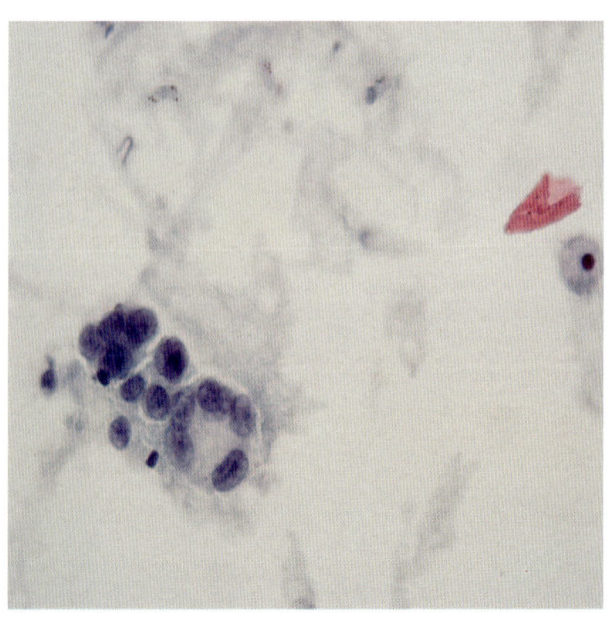

图9-9 卵巢癌子宫颈转移。

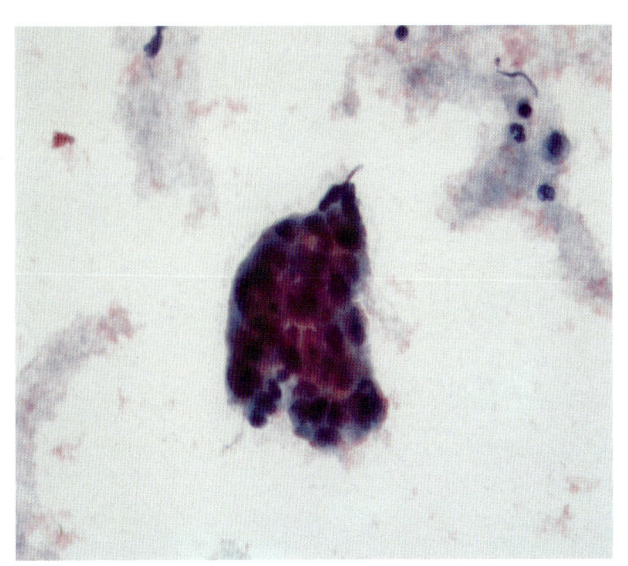

图 9-10 直肠癌子宫颈转移。

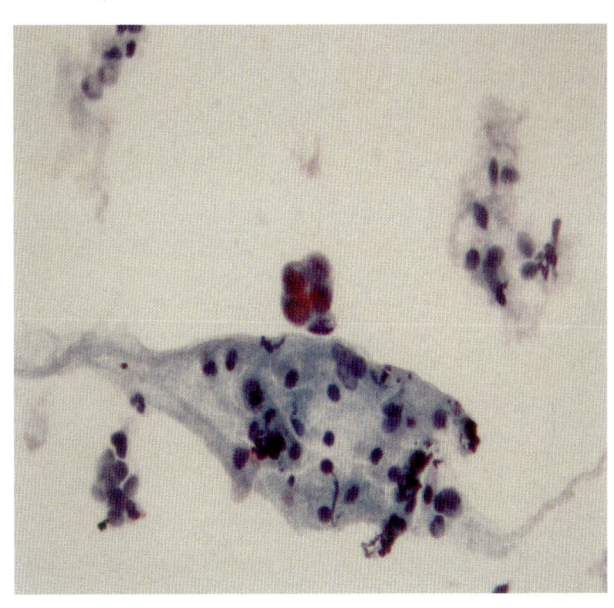

图 9-11 胆囊癌子宫颈转移。

直肠癌转移涂片中常可见大量的腺癌细胞（图 9-10）。本室还发现 1 例胆囊癌转移到宫颈阳性涂片，表现为成小团的腺癌细胞（图 9-11）。此外，涂片中的一些线索也可提示转移性肿瘤的来源，如出现砂粒体，提示来源于卵巢的可能性大，而印戒细胞的出现则提示可能原发于胃。

（赵 蕊 李香菊）

第十章 特殊病理技术在宫颈疾病病理诊断与研究中的应用

医学研究的发展进程始终伴随着实验技术的进步与革新，在某种意义上，先进的技术是发现与创新的前提。病理技术在病理诊断和研究中一直占有重要的位置，常规制片和HE染色是组织形态学观察和病理诊断的前提，特殊染色在发现特殊病原体、组织发生等方面长期以来是病理诊断的重要辅助手段，20世纪50年代伴随免疫组化技术（IHC）的成熟发展，大量抗体的研发，以及分子生物学技术的迅猛发展，极大地推动了病理学的进展，因此病理诊断不再是单纯依赖组织形态学的诊断，而是结合分子机制及各种生物标志物以提示临床预后的综合评判。本章就宫颈疾病病理研究与实践中常用和较为重要的实验技术作简要介绍。

第一节 细胞化学和组织化学

细胞化学和组织化学（cytochemistry and histochemistry）是以细胞学和组织学为基础，运用物理和化学的技术方法显示细胞组织中的各种化学成分，并对其进行定性、定位和定量分析，从而反映这些物质在生理和病理状态下的变化，以辅助进行组织来源或一些病原微生物的分析和诊断。过去20~30年里，由于免疫组化技术的飞速发展，其方法学日趋简练，用于病理诊断和研究的新标志物即新抗体不断涌现，使得基于细胞化学的特殊染色逐渐被淡忘，并大有被免疫组化染色替代的趋势。但实际上，特殊染色在病因、组织发生等方面能为病理医生提供许多有价值的参考，故它在实际工作中仍有着重要的地位。下面简单介绍在宫颈疾病诊断病理中常用的一些特殊染色。

一、网织纤维染色（reticulin staining）

网织纤维染色通常以银染为基础，使组织中的网织纤维和基底膜呈现为黑色，常用的有Gomori、James、Wilder、Gordon-Sweet法。网织染色可显示基底膜成分，因此可考虑用于宫颈原位癌与间质浸润的辅助判断。原位癌中存在完整的基底膜，而浸润间质时则表现为基底膜断裂和不完整。但目前多被基底膜成分中的IV型胶原及层粘连蛋白的免疫组化染色替代。该特殊染色在某些妇科肿瘤的诊断和鉴别诊断中也发挥重要作用。

二、PAS染色

PAS（periodic acid-Shciff），过碘酸—希夫反应，是一种特别有用的特殊染色。因它可显示组织中多种物质和结构，如糖原（淀粉酶消化对照）、中性黏液、基底膜、真菌和寄生虫等。又因PAS染色可显示中性黏液，因此在腺癌，特别是低分化腺癌的辅助诊断中也具有意义。

三、AB-PAS染色

又称Mowry阿尔新蓝—过碘酸希夫反应，由Mowry于1956年发表，利用阿尔新蓝—过碘酸希夫反应的共同染色显示细胞含有中性和酸性黏液物质。子宫颈黏液腺癌的肿瘤细胞含有中性黏液在 AB-PAS 染色时呈现红色，而正常及增生的子宫颈腺体含有酸性黏液或混合有中性黏液，因此 AB-PAS 染色呈蓝色或紫红色（图 10-1，图 10-2）。因此可用于宫颈微偏腺癌的辅助诊断。

四、Giemsa 染色

常用于细胞涂片。因其可清晰的显示不同阶段淋巴造血细胞特点，故当怀疑存在淋巴造血系统增生及肿瘤性疾病时，选用该染色以清新显示细胞核的形态。

五、亲银和嗜银染色（argentaffin and argyrophilic staining）

亲银染色是由于组织中存在含有酚基的物质（通常是儿茶酚胺或吲哚胺），该成分可将银和其他金属盐还原，不需外加还原剂且在黑暗中具有还原银的能力，代表方法为 Fontana-Masson 染色法，常用于石蜡包埋的组织。需要外加还原剂或需要光线时，为嗜银染色，多用于 Bouin 固定的组织标本。亲银染色主要用于类癌和黑色素细胞肿瘤的诊断。嗜银染色主要用于神经内分泌肿瘤的辅助诊断。实际工作中，由于各种标记神经内分泌肿瘤标志物以及标记黑素小体抗体的出现，神经内分泌肿瘤和黑色素肿瘤的诊断几乎均依赖免疫组化染色。

第二节 免疫组织化学技术

一、免疫组织化学的方法

免疫组织化学（immunohistochemistry）是将免疫学原理与技术应用到细胞和组织切片中，在细胞和组织的原位呈现所检测的信号。1941 年由 Coons 设计，用荧光探针标记兔的抗体，再与组织切片孵育后再观察切片中的荧光信号。免疫组化技术经过近半个世纪的发展改良，现已成为病理实验室中不可缺少的组成部分，在推动肿瘤病理诊断中功不可没。

免疫组化技术优点鲜明，操作简单，敏感特异，能够用于常规固定、石蜡包埋的组织，即使是保存多年的组织蜡块也同样可得到阳性结果。也可用于细胞涂片和电镜。但在实践中，病理医生应避免简单和生硬地解释染色结果，应充分强调与组织形态相对照。染色过程中设立严格的阳性和阴性对照，完善的质量控制体系是确保免疫组化结果真实可靠，技术稳定的前提。目前多采用辣根氧化酶及碱性磷酸酶标记二抗，以 DAB 或 ACE 为显色底物，在检测方法中常用两步法：

（一）LAB-SA（labeled streptavidin-biotin）：用生物素化二抗与链酶卵白素—过氧化物酶形成复合物，检测与细胞或组织抗原相结合的一抗，而形成抗原—抗体—酶复合物，催化底物反应（DAB 最为常用，或 ACE），在靶抗原周围形成有色沉淀从而显示该抗原的分布。

（二）EnVision™ 法：由 Dako 公司设计的一种简单但灵敏的两步染色方法。基于独特的多聚

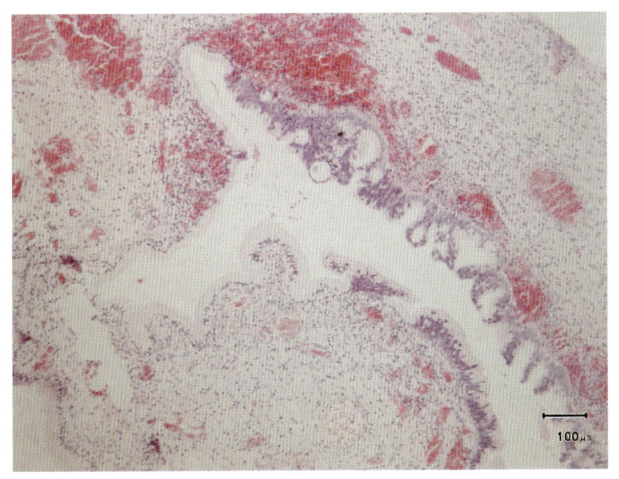

图 10-1 宫颈原位腺癌，宫颈腺体部分被增生的细胞替代。

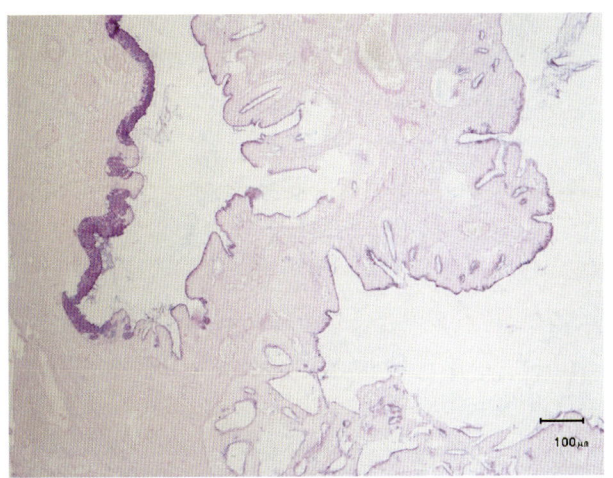

图 10-2 正常及增生的子宫颈腺体含有酸性黏液或混合有中性黏液，因此 AB-PAS 染色呈蓝色或紫红色，而腺癌还有中性黏液，AB-PAS 染色呈淡红色。

大分子骨架偶连多个过氧化物酶分子技术，使信号放大，且避免内源性生物素的干扰。是目前各病理实验室中较为普遍应用的免疫组化染色法。

二、宫颈癌和癌前病变的病理诊断和提示预后中常用的标志物

病理诊断中，特别是肿瘤病理诊断中常用的标志物大致可分为确定组织起源的标记物：包括上皮性标志物、间叶性标志物、神经标志物、神经内分泌标志物和淋巴造血系统肿瘤标志物等；另有一些标志物与肿瘤预后相关，如癌基因和抑癌基因的表达产物，提示细胞增殖活性的标志物。上述这些标记物在明确肿瘤的组织来源，良恶性的判断和提示肿瘤的预后中发挥重要作用。

1. p16（cyclin dependent kinase inhibitor 4）：p16 阳性在宫颈癌和癌前病变中被认为是代表存在高危 HPV 病毒感染。p16 基因定位于染色体 9p21，是第一个被发现的直接参与细胞周期调控的抑癌基因，p16 蛋白与 cyclinD1 竞争结合 CDK4 或 CDK6，特异性抑制 CDK4 活性，使之不能磷酸化 pRb，从而阻止细胞从 G1 期进入 S 期。p16 基因功能失活或蛋白表达降低见于多种器官发生的恶性肿瘤，但在宫颈癌中呈现高表达。90% 以上的宫颈癌，包括鳞状细胞癌、腺癌、原位腺癌及高级别鳞状上皮内瘤变 p16 高表达，其原理是高危 HPVE7 结合失活 pRb，从而削弱了 pRb 依赖的 p16 负反馈调节，因此导致 p16 表达上调。因此 p16 阳性被视为存在高危 HPV 感染而应用于 CIN 的辅助诊断中。在宫颈鳞癌，高级别 CIN 中 p16 呈弥漫强阳性，而低级别病变和正常及反应性鳞状上皮中常为局灶弱阳性或阴性表达（图 10-3，图 10-4）。研究显示用 p16 来代替高危 HPV 检测的敏感性和特异性分别达到 80% 以上。实际工作中常联合 p16 及 Ki-67（见下文）用于 CIN 与鳞状上皮反应性增生，不成熟鳞状上皮化生（immature squamous metaplasia）的鉴别，鳞状上皮化生是一种生理性改变，主要发生在鳞柱交界处宫颈内膜侧，在化生的早期，储备细胞增生，这种细胞核圆形，略增大，显得核浆比例增加，有可能被误诊为 CIN。后两者与 CIN 不同，p16 阴性，Ki-67 阳性信号常局限于上皮的基底层。

2. Ki-67：Ki-67 免疫组化染色反映细胞增殖

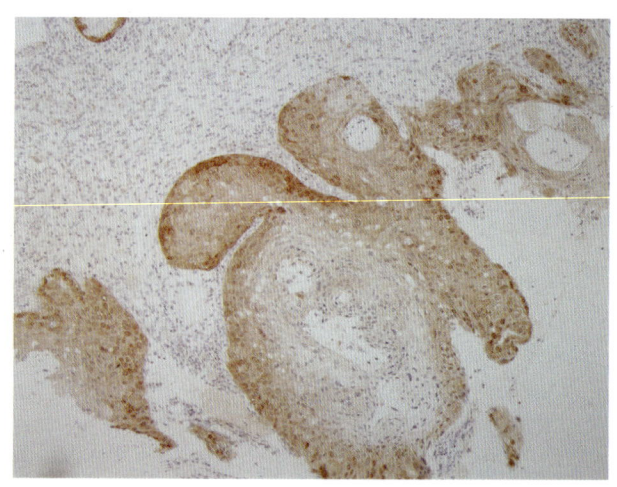

图 10-3　CIN Ⅱ 中 p16 呈弥漫强阳性。

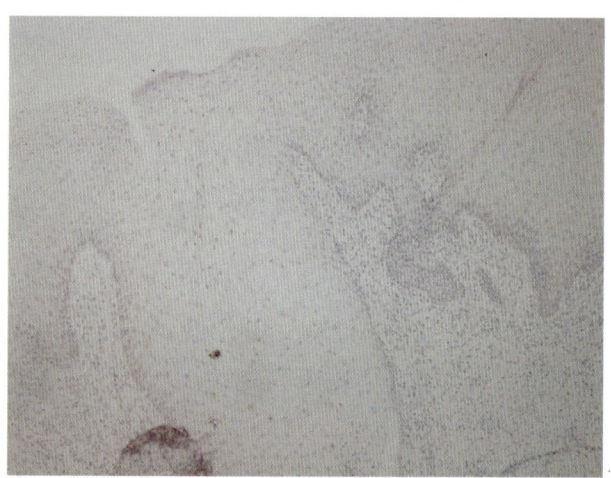

图 10-4　单纯性增生鳞状上皮中 p16 呈阴性。

活性，其中 SI90（stratification index 90）和鳞状上皮中间 1/3 层的阳性细胞百分比（MIDTHIRD）两个数值能够很好地预测早期 CIN 病变（CIN Ⅰ/Ⅱ 级）的转归，较 CIN 组织学分级更为准确。符合 SI90 < 0.57，MIDTHIRD < 30% 提示为低危病变，随访这组病变没有进展，其他为高危病变（图 10-5，图 10-6），高危病变中 30% 进展为 CIN Ⅲ。随访显示更多 CIN Ⅰ/Ⅱ 在 2 年内消退，每年只有约 1% 的 CIN Ⅰ 进展为 CIN Ⅲ，而 16% 的 CIN Ⅱ 在 2 年内病变向前进展，显然用 Ki-67 辅助评估 CIN 的危险度较单纯应用传统的 CIN 组织学分级更精确。

SI90（stratification index 90）是结合计算机图像采集和相应软件计算出来的一个数值。SI 是

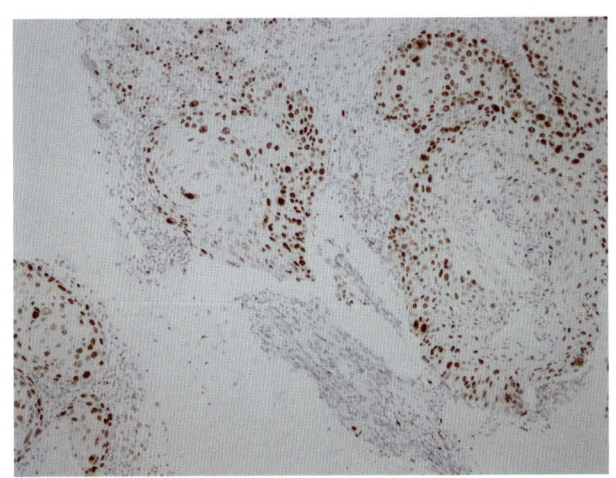

图 10-5　CIN Ⅱ 中超过 50% 的细胞 Ki-67 阳性。

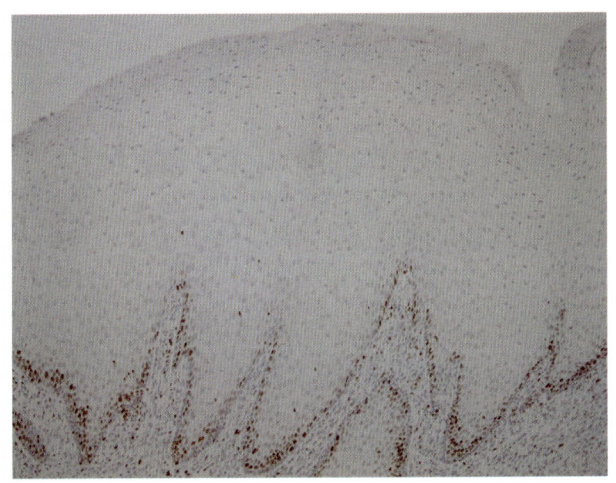

图 10-6　单纯性增生鳞状上皮 Ki-67 阳性信号位于基底和部分基底旁层。

指距基底膜最远的 Ki-67 阳性细胞距基底膜的距离占该处上皮全层厚度的比值，理论上沿基底膜从左到右移动测量，计算 90% 的 SI 即 SI90。显然 SI90 测量和计算比较复杂耗时，在日常工作中不实用。但随着计算机量化手段在病理诊断和研究中应用的增加，采用 Ki-67 染色得到具体数值来反映细胞增值活性显然较当前普遍采用的半定量法更为精确。

3．ProEx C：是近来出现的用于高级别 CIN 和宫颈癌辅助诊断的新标志物。ProEx C 标记染色体拓扑异构酶（topoisomerase Ⅱ-α，TOP2A）和微小染色体维持蛋白 2（minichromosome maintenance protein 2，MCM2），它们是 S 期 DNA 合成复制所需要的蛋白。TOP2A 在 DNA 复制过程中将 DNA 双链打开，MCM2 使 DNA 解旋并将复制所需的前体复合物运载到 DNA 上而促进 DNA 合成。HPV E6/E7 可干扰正常细胞周期，使细胞不断增殖从而诱导 S 期所需的蛋白转录增加，因此 TOP2A、MCM2 表达增加。ProEx C 信号定位于胞核，分布与 p16 相似。

4．p53 及 pRb：根据对 CIN 形成机制的了解：高危 HPVE6/E7 蛋白通过中和抑癌基因 p53 及 pRb 对细胞周期的负性调控作用，使细胞不断增殖并向上迁移达到表层。当机体免疫机制足以对抗这些被病毒转化的细胞并将其清除时，上皮层深部细胞中 p53 及 pRb 功能开始恢复。因此有研究提出通过评价上皮层深部细胞中 p53 及 pRb 表达状态提示 CIN 病变的转归。一组研究显示 43% CIN Ⅱ/Ⅲ 病变会自然消退，病变持续存在者上皮深层细胞 p53 及 pRb 表达显著低于病变消退组。另外 HPV16 阳性者病变更易持续存在。但研究显示 p53 及 pRb 在预测 CIN Ⅱ/Ⅲ 病变转归中优于 HPV16。

5．p63：也是一个有用的标记物，它与鳞状上皮的分化成熟度有关，在正常宫颈鳞状上皮基底层和旁基底层表达，当出现 CIN 时，p63 表达增加，出现在病变上皮的中上层，并且其表达率及上移的程度与 CIN 的级别具有正相关性。

6．细胞角蛋白（cytokeretin，CK）在鳞状细胞癌弥漫阳性，多数情况下，并不需要依靠它来帮助诊断，在病理诊断中可能的应用，是依据其不同的分子量（40 000～68 000）来确定肿瘤的分化程度，有研究显示肿瘤的分化不同，其表达的 CK 分子量也有所不同，低分子量角蛋白常常出现在低分化非角化型鳞状细胞癌中，而高分子量角蛋白则更多见于高分化角化型癌中。外皮蛋白（involucrin）是一种在复层鳞状上皮细胞中出现的蛋白成分，与分化程度有关，多在一些浸润性鳞状细胞癌的分化较好的区域表达。鳞状细胞癌抗原（SCCA）的 TA-4（肿瘤相关抗原）是癌胚抗原（CEA）的亚型，可以出现在鳞状细胞癌中。SCCA 在 60% 的鳞状细胞癌病例中升高，但在腺癌中却很少升高。因此检测 CEA 水平，可用于监测鳞癌的复发或残留及判断临床分期。Ras 癌基因产物 p21，阳性信号定位于细胞膜上，在大细胞角化型和非角化型鳞癌中表达,其过度表达提示预后不良。

另外当宫颈上皮被类似于泌尿道的移行上皮所替代,即发生移行上皮化生时,细胞核卵圆形或梭形,淡染一致,深层细胞一般垂直排列,浅表层细胞层流水状或漩涡状排列,表层罕见伞细胞。由于其核浆比例较高,细胞显得较为拥挤,并且有时可见核旁空晕,易被误诊成CIN病变。免疫组织化学染色显示:化生的移行上皮与泌尿系统的移行上皮相似,表达CK13、CK17和CK18,但有所不同的是不表达CK20。上述标记可用于与CIN鉴别诊断。

7. 应用角蛋白在不同肿瘤内表达的差异判断肿瘤的起源:如CK7阳性见于肺癌、乳腺癌、卵巢癌、子宫内膜癌、宫颈癌、甲状腺、胰腺、胆道、尿路上皮、涎腺和间皮肿瘤;CK20阳性肿瘤常见于胃肠道、胰腺、胆道和尿路上皮。因此CK7/CK20联合应用判断肿瘤起源。如结肠转移性腺癌CK20、CDX2呈阳性表达,CK7阴性,而宫颈腺癌恰好与之相反。

8. 几个在宫颈微偏腺癌的诊断中常用的标志物:宫颈微偏腺癌因肿瘤分化好,与正常宫颈腺体几乎无法区别而造成诊断困难。对可疑病例必须进行免疫组化染色以辅助诊断。大多数病例CEA阳性,并且对针对幽门黏液成分的抗体HIK1083呈阳性反应(阳性率高达90%以上),而ER和PR多呈阴性反应,也不表达CA-125。而正常腺体CEA、HIK1083阴性。癌胚抗原(carcinoembryonic antigen,CEA):正常情况下表达于胎儿上皮细胞,特别是分泌黏液的腺上皮细胞。成熟细胞及良性肿瘤中很少表达,而在癌组织中大量表达,主要是胃肠道和肺腺癌,在宫颈腺癌中也阳性表达(图10-7)。

9. 宫颈腺体化生的辅助鉴别:宫颈黏膜及腺体的柱状上皮可被输卵管纤毛上皮替代——即输卵管化生,化生的上皮中也可同时含有子宫内膜上皮,即输卵管子宫内膜样化生。罕见情况下宫颈内膜可完全由子宫内膜样上皮替代,称为子宫内膜样化生。这类化生常见于宫颈活检、锥切以及其他手术后,它可能是一种损伤后的异常分化。在组织学上,输卵管化生可能会与宫颈腺体异型增生相混淆,特别是在脱落细胞学检查中可能造

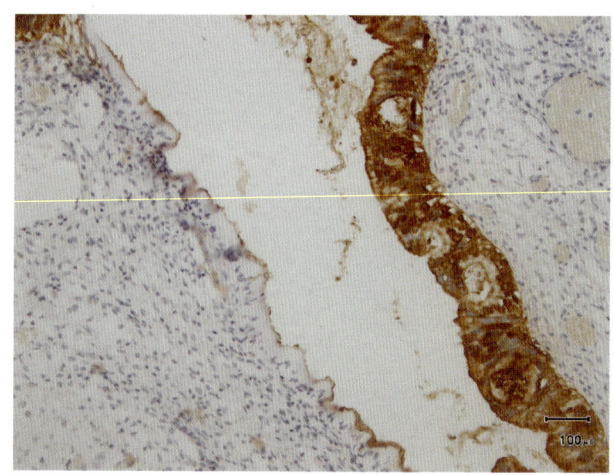

图10-7 宫颈腺体增生癌变的腺体上皮CEA阳性,而正常腺体上皮阴性。

成误诊。免疫组织化学染色对两者的鉴别有一定帮助:可联合应用MIB1(Ki67)、bcl-2和p16,腺体异型增生常显示p16弥漫阳性,MIB1增生指数较高,bcl-2阴性或仅局灶阳性;而输卵管化生,则表现为bcl-2弥漫强阳性和MIB1增生指数较低,p16多为阴性,或局灶阳性。子宫内膜样化生还需与子宫颈的子宫内膜异位症相区别,后者在子宫内膜腺体周围常常可以找到子宫内膜间质成分,而子宫内膜样化生,腺体周围看不到子宫内间质成分,但常有炎症细胞浸润。

三、分子生物学技术在宫颈疾病诊断与研究中的应用

分子生物学技术的快速发展使其从基础研究逐渐向临床应用转化,随着其在病理诊断中应用的增加,分子病理学使以形态学为基础的传统病理学面临挑战,同时也为病理学的发展带来新的理念与机遇。下面简要介绍在妇产科疾病病理诊断和研究中一些常用的分子生物学技术。

(一)核酸杂交技术

核酸杂交技术是分子生物学的基本技术之一,近年来正逐渐用于病毒的特异、敏感和快速诊断。杂交的基本原理是碱基互补的二条单链核酸退火形成双链。应用已知序列的病毒探针和待测样品中的病毒核酸,通过特定方法标记探针而显示杂交信号。可将待测的病毒核酸提取后在膜上与探针杂交(固相杂交);或直接在杂交液中杂

交（液相杂交）；也可直接在组织切片或细胞涂片上与细胞中的病毒核酸进行杂交（原位杂交）。

由于对高危HPV病毒感染在宫颈癌发病机制中重要作用的揭示，应用核酸杂交技术检测HPV感染与宫颈细胞学检查相结合，已成为当前宫颈癌筛查的重要手段，并广泛用于妇产科临床实践中。宫颈HPV病毒感染的检测中，美国DIGENE公司的第二代杂交捕获技术（Hybrid Capture-2）应用较为广泛。其原理是用全长探针与病毒DNA进行液相杂交，通过对抗体捕获信号放大（化学发光），在分子水平对13种高危型HPV病毒DNA进行定性及定量分析，≥110 pg/ml为阳性。但因其探针为13种高危HPV核酸的鸡尾酒混合物，因此无法进一步区分HPV亚型。

原位杂交技术（in situ hybridization），因其可在组织原位显示杂交信号，备受病理医生的偏爱。该方法不需要对组织中核酸进行提取，载玻片上用核酸探针直接与待测细胞内的靶核酸序列相结合，因此可对靶核酸序列进行组织细胞的定位，且对细胞中靶序列含量要求不高，因此敏感性较高。除了必须对组织细胞进行固定，以保持原来的组织形态外，原位杂交与普通杂交方法没有太大的差异。但组织细胞固定的好坏直接影响杂交的效果，因此用于核酸原位杂交的固定液应能够很好地保持组织细胞的形态；对核酸无修饰或降解作用，不改变其在细胞内的定位，不阻碍探针与靶核酸的杂交，也不会导致杂交背景过高。常用的固定液有10%甲醛、4%多聚甲醛等。高危HPV16/18型和低危HPV6/11型探针可从多家商业公司购得，因此在疑难或有争议的宫颈癌和癌前病变的病理诊断中，以原位杂交方法进行HPV病毒检测与分型进行辅助诊断被病理医生广泛采用。

（二）荧光原位杂交技术（fluorescence in situ hybridization，FISH）

荧光原位杂交技术问世于20世纪70年代后期，早期多用于染色体异常的研究，近年来随着FISH所用探针种类的不断增多和技术不断改进，FISH技术不仅应用在细胞遗传学方面，也广泛用于肿瘤学研究，如基因诊断、基因定位等。FISH技术采用生物素（biotin）标记探针，通过荧光—抗生物素蛋白（avidine）与生物素酶联反应在细胞水平检测靶序列，显微镜下观察到的荧光信号即表示探针杂交的部位。与传统的放射性同位素原位杂交技术相比，FISH具有操作简便，探针标记后稳定，可长时间使用；方法敏感，在同一标本上，可同时显示几种不同探针的杂交信号；不仅用于分裂期细胞染色体数量或结构变化的研究，还可用于间期细胞的染色体数量及基因改变的研究等诸多优点。许多恶性肿瘤存在特定基因扩增，DNA扩增通常表现为异常的显带区域或异染质区以及无着丝微小体，搞清楚肿瘤细胞中特定基因的扩增，不但有助于了解肿瘤发生、发展的过程，还可作为预测肿瘤进展及提示预后的临床指标。

研究提示宫颈高级别病变和宫颈癌中均存在染色体3q的扩增，近来研究显示染色体3q扩增所涉及的最重要的基因可能是人端粒酶RNA组分基因（human telomerase RNA component, hTERC，位于染色体3p26.3），有关hTERC基因扩增与宫颈癌相关性研究显示，hTERC基因扩增随CIN级别提升而显著增加，随访1～3年显示存在该基因扩增的CIN Ⅰ/Ⅱ病例约40%进展到CIN Ⅲ，hTERC基因扩增可能是宫颈癌形成过程中的早期事件，因此以FISH技术检测宫颈CIN病变中hTERC基因扩增可能成为提示CIN病变转归最有效的指标之一。在宫颈液基细胞学涂片中采用FISH技术检测hTERC基因扩增（图10-8），也有阳性发现。随着FISH技术的不断发展和完善，

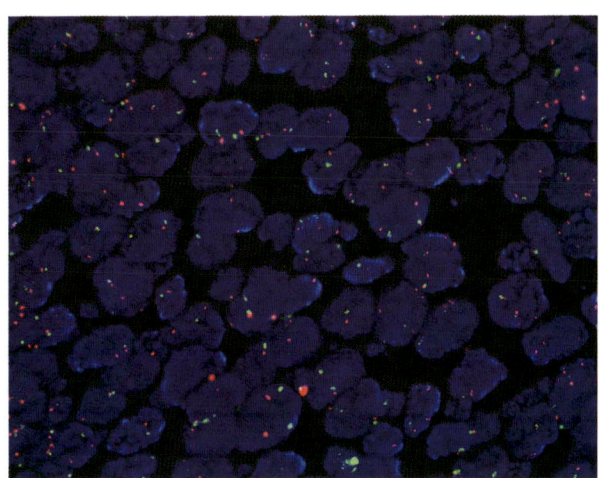

图10-8 FISH法检测CIN Ⅲ中hTERC基因扩增。红色点状信号为hTERC基因，绿色点状信号为3号染色体着丝粒，正常间期细胞红色与绿色信号个数比例应为2∶2，hTERC基因扩增时，红色信号大于2，常见达到3～5个，红色与绿色信号比大于1.0。

hTERC 基因扩增的 FISH 检测可能会成为宫颈癌筛查的辅助手段。

（三）PCR 技术，即聚合酶链反应（polymease chain reaction，PCR）

由 Dr. Mullis 发明，由于 PCR 技术在理论和应用上的跨时代意义，Mullis 获得了 1993 年诺贝尔化学奖。PCR 技术是体外酶促合成特异 DNA 片段的一种方法，其原理是 DNA 在高温时发生变性解链，当温度降低后又可以复性成为双链，因此，通过温度变化控制 DNA 的变性和复性，并设计引物做启动子，加入 DNA 聚合酶、dNTP 而完成特定基因的体外复制。由 DNA 高温变性、低温退火及适温延伸等几步反应组成一个周期，循环往复，使目的 DNA 片段得以迅速扩增。具有特异性强、灵敏度高、操作简便等特点。自其问世以来，不仅用于基因分离、克隆和核酸序列分析等基础研究，也愈来愈多的应用于临床领域，如疾病诊断、判断肿瘤预后。目前妇产科临床上对宫颈分泌物 HPV 感染检测多采用 PCR 方法对 HPV 特异基因区域进行 PCR 扩增，再结合核酸杂交技术，用标记的探针进行检测与分型。

（四）激光捕获显微切割技术 (laser capture microdissection，LCM)

LCM 是美国国立癌症研究所 (NCI) 的 Emmert—Buck 等研发，1996 年该技术相关的论文发表在《科学》杂志。激光捕获显微切割技术就是在显微镜下从具有异质性的样品中获取单一类型的细胞群或单个细胞的技术，现已成为生物医学研究领域中主要的技术之一。

激光显微切割是一项方便快捷，从组织切片中确定、分离、纯化单一类型细胞群或单个细胞的技术，优点鲜明：分离细胞速度快，无需精密操作技术；定位准确，能够结合组织细胞的形态结构与功能特征以及所需的切割精确度，通过选择激光束的直径大小来进行特定分离；被捕获细胞和剩余组织的形态学特征均保持完好，较好地保持捕获细胞的准确性和特异性；在分离膜上的捕获细胞与带黏性的管盖结合紧密，将组织损失的风险降至最小；分离膜轻微、短暂的温度变化对细胞内 DNA、mRNA 以及蛋白质均无显著影响；LCM 可用于各种类型样本细胞的分离，如石蜡、冰冻切片、细胞培养片、细胞涂片等。

显微切割获得的组织或细胞结合多种方法进行进一步的分析研究，包括 DNA、RNA 以及蛋白质和蛋白质组的分析。这种技术不仅充分地利用宝贵的组织标本，特别是在研究基因组变化和基因表达之间关系方面突显其优势。LCM 可以进行杂合子丢失 (LOH)、聚合酶链反应 (PCR)、基因克隆测序、单链构象多态性以及比较基因组杂交等 DNA 水平的分析；可用于基因表达水平的分析；用 Western Blot 分析 LCM 捕获的组织细胞时，由于蛋白质在生物体内的含量有限，且没有相应的蛋白质体外扩增的方法，因此使用 LCM 进行蛋白质组的研究依赖于高灵敏度的蛋白检测方法。当前越来越多的研究采用 LCM 技术富集肿瘤细胞，结合 2D-PAGE 及质谱技术来筛选肿瘤早期诊断标记物和治疗的靶向分子。如宫颈癌、前列腺癌、乳腺癌、卵巢癌和食管癌等。LCM 的技术也存在其他一些缺陷，首先 LCM 仪器及其消耗品价格昂贵限制了其使用范围，其次显微切割对本身缺乏一定组织结构特点的组织很难从中准确地分离出某一类细胞。

（五）基因芯片（gene chip）

基因芯片，又称为 DNA 阵列（DNA array），或寡核苷酸阵列（aligonucleotide array）。1991 年由 Stephen Fodor 首次提出，将计算机芯片技术与生物学信息技术融合在一起，进行芯片研制，1996 年美国 Affymetrix 生物公司制造出世界上第一块商业化的基因芯片。该技术是利用核酸杂交的特性，将大量 DNA 片断按一定顺序排列于某种固相载体表面，如很小的玻片或尼龙膜上，形成密集有序的 DNA 分子点阵；与标记的样品分子进行杂交后，检测杂交信号的强度，进而可获取成千上万的生物信息。近年，随着技术的不断进步，其应用范围也不断扩大，特别体现在基因表达及基因诊断方面。2003 年人类基因组计划 (human genome project，HGP) 测序工作的完成，更使基因芯片技术已成为"后基因组时代"基因功能研究中的最主要的技术之一。

基因芯片技术具有高通量、并行性、微型化与自动化等优点，可在几分钟至几小时内完成传统分子生物学方法要数月至数年才能完成的几万次至几十万次的基因分析实验。基因芯片技术可用于基因表达谱分析、新基因发现、基因突变与多态性分析、疾病诊断和预测、药物筛选、基因测序等，在生物医学研究中日益显示出其理论与实用价值。如多数肿瘤与基因突变有关，Affymetrix公司已研制出p53基因芯片，用于肿瘤的早期诊断及肿瘤易感性的判断。研究证明，与直接测序方法相比，芯片检测突变点的数目更多，准确性更高。Hacia等采用含96 600个聚寡核苷酸阵列对遗传性乳腺和卵巢癌BRCA1基因3.45kb的第11个外显子进行杂合变异筛选，15个已知变异的样品准确检测出中的14个，而在20个对照样品中未发现1例假阳性，表明DNA芯片技术在某些疾病相关基因可能的杂合变异的检测方面所具有的较高灵敏度与特异性。

目前制约基因芯片技术发展及应用的最主要因素是其成本高昂，因此多在一些制药公司及少数大型科研机构中应用。在实际操作过程中还会遇到一些其他问题。如灵敏度低，特别是在检测低拷贝的基因时更显突出，可通过先对样品进行PCR或RT-PCR扩增以提高检测灵敏度；另外芯片上探针自身形成二级甚至三级结构，使靶序列不易被探测到等。

（六）组织芯片（tissue chip）

组织芯片又称组织微阵列（tissue microarray，TMA），1998年由Kononen等首次对组织芯片技术进行了定义，从许多供体蜡块中取出的圆形小条供体组织以微阵列方式重新排列在受体蜡块上，一个受体蜡块常可容纳400～1000个直径为0.6～2.0mm的供体组织（图10-6）。组织芯片适用于各种原位表达的研究，特别是在肿瘤相关基因的生物学功能及筛选肿瘤相关标志物等方面发挥了重要作用。组织芯片技术具有多种优势，如

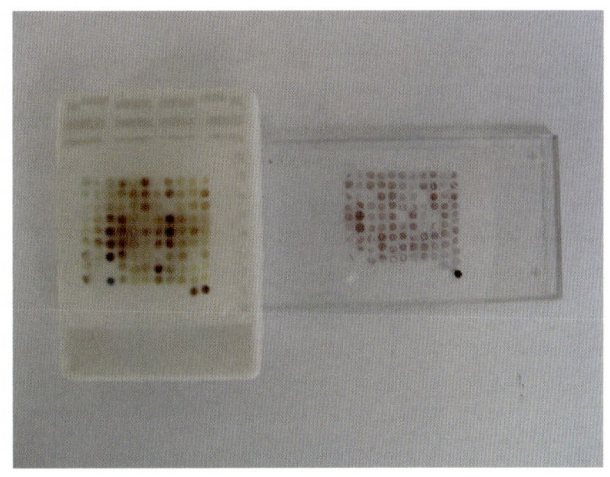

图10-9　组织芯片蜡块和切片。

高通量、平行性、经济，尤其在与其他分子生物学技术联合应用时，可实现从基因水平到蛋白水平连续动态的研究。与基因芯片联合可用于新的肿瘤候选基因的筛选，与原位杂交技术联合可用于基因水平的肿瘤标志物的筛选；与免疫组化联合可用于蛋白水平的肿瘤标志物的筛选。

结语

分子生物学技术的发展使临床上筛选正常细胞和肿瘤细胞之间的某种特定基因或蛋白的表达差异、检测与癌症发生关系密切的标志物成为可能，根据基因表达谱差异的肿瘤分子分类，更多的诊断性、预测性、预后性分子检测，使病理诊断内容更加丰富和全面，并最终使患者获得有针对性的个体化治疗而受益。

（董　颖）

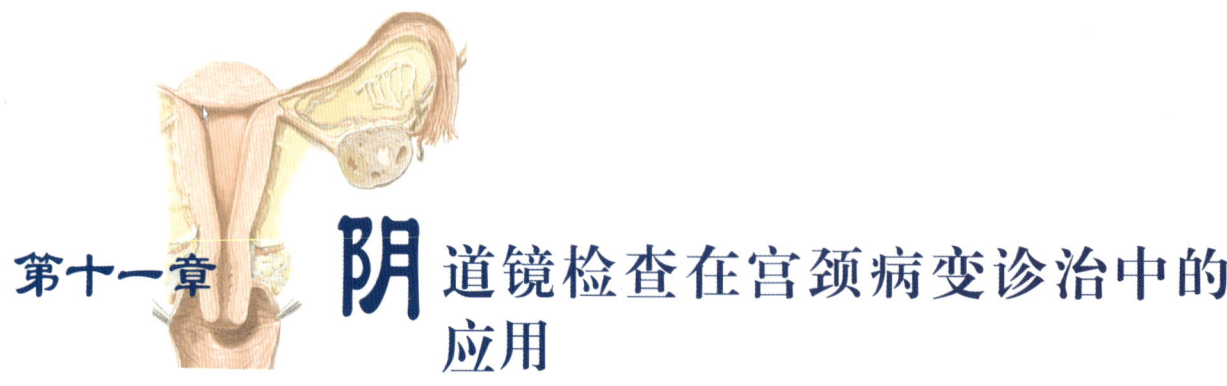

第十一章 阴道镜检查在宫颈病变诊治中的应用

第一节 阴道镜的设备及发展史

一、阴道镜的历史

1925年德国学者Hans Hinselman发明了阴道镜，通过直接观察宫颈上皮的变化，协助诊断宫颈癌前病变和早期宫颈癌。此后不断有学者描述阴道镜下宫颈病变时宫颈上皮呈现出的形态学改变，以及宫颈血管的变化，并且结合组织病理学来解释这些异常所代表的临床意义，对识别宫颈病变的形态学改变和研究宫颈癌的形成具有巨大的推动作用。但是，在很长一段时间内阴道镜仅在欧洲及部分拉美国家应用，20世纪60年代以后，阴道镜才逐渐地在英语国家普及，我国于20世纪50年代末开始应用阴道镜检查术。20世纪60年代末至70年代以后逐步在全国各大医院推广应用。随着对HPV感染与宫颈癌发生关系的逐步确立，20世纪80年代，阴道镜学者开始开展宫颈HPV感染后阴道镜下宫颈上皮图像的观察和研究。我国中华医学会及各地医疗机构先后多次召开相关的专题研讨会，举办阴道镜学习班等，极大地推动了阴道镜的普及和规范化管理。

二、阴道镜设备和功能的改进

最早应用的是光学阴道镜，通过双目立体视觉的放大镜观察图像，并由照相系统照相代替文字记录。20世纪90年代以后发明并应用了电子阴道镜，在普通光学阴道镜基础上电子成像，图像清晰，能多人共同观察图像，对病变进行客观评价，避免单人检查的主观印象和技术相差的干扰，即时拍照及用电脑储存，便于动态监测，为患者的诊断及治疗后追踪提供有利条件，也可用于教学及远程会诊，诊断的准确性等同或优于光学阴道镜。其后又有影视阴道镜问世，它除具有电子阴道镜的功能外，还能同时通过光镜更清晰地观察血管等细微结构的变化。

阴道镜的头部具有光学装置，包括物镜、2个目镜、1个光源、可插入光源和物镜之间的滤光片、可改变物镜放大倍数的旋钮及1个微调手柄。阴道镜头部与阴道镜支架相连，其间有可调节阴道镜头部上下倾斜的手柄及可调节阴道镜头部高度的手柄。阴道镜的放大倍数通常为6～40倍。阴道镜配备有可调节强度的光源为检查区域照明，灯泡应置于易更换的位置，光线通过光导纤维传到头部，用旋钮调节光线的强度。阴道镜可以安装在有轮基座上，以便在诊室内或诊室间移动，也可以固定在检查台或墙上。现代阴道镜一般还通过分光器安装照相机或CCD摄像机，同时配备数字化的终端，可制作数码照片，配备阴道镜工作站有助于图像的电脑储存和对患者进行动态监测。

第二节 阴道镜的应用

一、阴道镜的用途

（一）定位取活检

通过阴道镜检查尽可能找到最高级别的病

变，并针对病变活检以明确诊断，这对防癌检查有重要意义。阴道细胞学涂片防癌检查，因受取材、涂片、染色、阅片水平等影响，假阴性率可达30%～50%以上。有报道，单纯细胞学涂片阳性率为83%，单纯做阴道镜阳性率也是83%，而两者合用阳性率可达96%～99%。此外可以在阴道镜下定位取材，Burton报道两组巴氏涂片Ⅲ～Ⅳ级的患者，一组74人阴道镜下活检后60例做了锥切；另一组51人肉眼取活检后40人做了锥切，病理结果证实阴道镜下活检的阳性率可达96%，而随机取样的阳性率为50%，故阴道镜下取材比盲目活检及4点活检取材的阳性率高，CIN和早期癌诊断的准确率也随之增高。在临床工作中发现，一些患者在阴道镜下取材，经病理证实为癌前病变，在以后的子宫全切术后病理切片中却找不到病变，再复查原来的活检切片，确实是癌前病变，说明其定位活检的准确性。如涂片阳性，而阴道镜下活检为阴性时，加用颈管搔刮术后，则可减少宫颈病变漏诊。

（二）异常细胞学的处理，早期发现宫颈病变

宫颈病变的临床表现无特异性，回顾性研究资料表明，无症状的患者占23.7%，包括部分CINⅡ、Ⅲ；有症状者主要为白带增多、性交后出血55.3%；阴道排液、不规则出血17.5%；7.0%的CIN患者宫颈光滑，其余妇女为不同程度的宫颈柱状上皮异位。无症状、宫颈又光滑的患者占0.3%。因此诊断宫颈病变需要依靠细胞学、阴道镜和组织学等辅助诊断手段。

宫颈病变诊断的规范化三阶梯流程包括细胞学、阴道镜检查和阴道镜指引下宫颈活检。细胞学诊断与病理学诊断是不完全吻合的，细胞学诊断提示宫颈高度病变的概率，宫颈涂片异常不能确定病变的确切部位，也不能确定病变的确切级别，阴道镜则能为活检定位，提高活检的准确性。传统涂片和液基薄片都是细胞学诊断，脱落细胞的特征与活体细胞的特征不完全相同，且无组织结构，只能作为临床筛查，用于估计癌瘤的发生和发展，不能仅仅依据细胞学的诊断就进行临床诊断和处理，最后诊断需根据活检组织病理学诊断。异常细胞学的处理，人力、物力花费巨大，正确处理能及早发现宫颈癌前病变，避免和降低漏诊、过度诊断，降低医疗费用。

（三）识别下生殖道的良、恶性病变

阴道镜可将病变放大6～40倍，以往仅用于诊断子宫颈的病变。20世纪80年代以后，由于性传播疾病(主要是HPV)的蔓延，目前不仅局限于诊断识别宫颈病变，而且用于及时明确整个下生殖道包括外阴、肛周、阴道壁病变的具体部位、性质、范围，及时诊断，以便及时治疗。目前的常见病、多发病——宫颈HPV的亚临床感染，肉眼常不能分辨，而阴道镜下可发现病灶。

（四）HPV感染的检查

HPV感染已成为最流行的性传播感染，有报道称，妇女一生中感染HPV的概率为80%。尽管高危型HPV感染与宫颈癌的发生密切相关，但大多数的HPV感染会自然消退，并不引发宫颈癌前病变，甚至不引起宫颈细胞学改变，因此对宫颈细胞学检查阴性的无症状妇女，阴道镜检查只适用于高危型HPV检测持续或反复阳性达1年的情况；当出现肉眼可见的下生殖道湿疣时，也是阴道镜检查的适应证。

（五）宫颈病变随访，治疗后长期随访

阴道镜能观察宫颈上皮变化的位置和范围，储存图像，进行治疗后追踪和疗效评价。ASCCP 2006年异常组织学处理指南建议满意的阴道镜检查、活检确认的CINⅠ处理流程，首选随访方法为重复刮片或高危型HPV检测，细胞学和阴道镜检查也可接受。经活检确认的CINⅡ、Ⅲ治疗后随访方法为细胞学或细胞学和阴道镜检查或HPV检测。宫颈病变治疗后多年仍可发生复发性CIN、浸润癌，因此对宫颈或外阴上皮内瘤变（CIN、VIN、VaIN）的患者，经保守或手术治疗后应长期追踪。

二、阴道镜检查的不足

醋白上皮、镶嵌与点状血管是转化区中常见的3种图像，图像的交叉与重叠反映了宫颈病变从低向高发展的组织学特征。通过阴道镜检查常常可以对宫颈病变的级别做出初步诊断，提供可疑病变部位，并指引活检，从而达到诊断宫颈癌前病变和宫颈癌的目的。当不能观察到全部宫颈转化区及宫颈病变的近端和远端的范围时称检查不满意，其原因常常是由于阴道镜不能观察到宫颈管内的病变，这是其不足之处。阴道镜检查的满意与否

对保证阴道镜检查的准确性也是至关重要的。尤其对绝经期前后的妇女，因其子宫颈上皮的鳞柱交界上移至宫颈管内，阴道镜观察不满意，容易造成漏诊。此时可使用宫颈扩张钳，帮助暴露宫颈管，必要时需行宫颈管刮术。阴道镜检查的准确性也受设备及检查者的经验和技术水平的影响，可存在个人判断误差。阴道镜下活检，如定位不当，活检太浅表或取出组织太破碎等也可导致假阴性的结果。阴道镜的拟诊常存在过度诊断的问题。阴道镜检查不能作为宫颈癌大规模筛查的工具。宫颈病变诊断应遵循规范化三阶梯流程，包括细胞学、阴道镜检查和阴道镜指导下宫颈活检。

三、阴道镜检查的适应证

阴道镜已经成为经济发达地区各级医院妇科必备的设备之一。阴道镜检查也成为了一项妇科常用的检查手段。但是对于一个训练有素的妇产科医生来说，阴道镜检查具有一系列适应证，必须推荐适宜的患者进行有必要的检查，不能滥用。

阴道镜检查是诊断宫颈癌前病变和早期宫颈癌的有效方法，也可以应用于宫颈上皮内瘤变（CIN）的治疗（如冷冻和LEEP）、随访，以及对宫颈癌化疗效果的评价。应用阴道镜可以对外阴、阴道和宫颈的上皮结构和血管形态进行观察，并指引对可疑病变部位的活检，已经成为诊断外阴、阴道和宫颈病变的必要手段。

阴道镜的主要适应证：宫颈防癌筛查实验阳性，如细胞学结果阳性、宫颈醋酸试验阳性、高危型人乳头瘤检测阳性等。目前最常见的建议妇女行阴道镜检查的理由是细胞学异常，细胞学报告上皮内高度病变（HSIL）甚至癌时可能与浸润性鳞癌或腺癌相关，因此，所有细胞学报告为HSIL或癌的患者应立刻行阴道镜检查。尽管不同国家对细胞学低度异常如鳞状上皮内低度病变（LSIL）有着不同的处理方法，但是LSIL中经宫颈活检病理证实的CIN Ⅱ/Ⅲ甚至宫颈浸润癌（CIN Ⅱ及以上病变）的比例达到12%~17%，因此对所有细胞学报告为LSIL的患者也应推荐行阴道镜检查。在细胞学报告为非典型（ASC-US、ASC-H或AGC）的妇女中，同样有潜在宫颈浸润癌的风险，在ASC-US中宫颈浸润癌占0.1%~0.2%，CIN Ⅱ/Ⅲ占7%~12%；在ASC-H中CIN Ⅱ及以上病变占26%~68%；在AGC中CIN Ⅱ及以上病变占40%~68%。不同国家和地区根据其社会经济情况和医疗资源对细胞学报告为非典型细胞的妇女应用不同的处理方法，由于ASC-H或AGC中CIN Ⅱ及以上病变所占比例较高，因此均推荐立即行阴道镜检查，必要时行宫颈管取样及子宫内膜检查。对于细胞学报告为ASC-US的妇女，如果推荐行阴道镜检查，将有效地检出其中的CIN Ⅱ及以上病变患者，但是同时也检出了大量的宫颈低度病变（宫颈湿疣或CIN Ⅰ），从另一个侧面来讲，这将给社会增加一定的经济负担，同时也给这部分妇女带来了不小的心理压力。如果推荐这些妇女6个月重复宫颈涂片细胞学检查，仅对持续异常或细胞学病变级别进展的患者行阴道镜检查，也能有效地检出宫颈高等级病变，同时给病变级别较低的妇女病变自然消退的机会，但是可能存在失访问题。由于高危型HPV感染与宫颈癌的发生密切相关，因此ASCCP推荐对细胞学报告为ASC-US的妇女行高危型HPV检测，可以立即区分出高危患者，仅对高危型HPV检测结果为阳性的妇女行阴道镜检查，可以使大约一半的ASC-US妇女安全地免于阴道镜检查，对ASC-US有较好的分流管理作用及较高的社会经济学效益。

在部分地区高危型HPV检测得到了较广泛地应用，检出了大量的阳性妇女，由于年轻妇女在性活跃期及性生活刚开始的几年内可能有较高的HPV感染机会，文献报道达80%，因此不建议对30岁以下妇女应用高危型HPV检测作为宫颈癌初筛手段。对初次高危型HPV检测阳性而宫颈细胞学报告为阴性的妇女，如果没有其他高危因素，不推荐行阴道镜检查，建议12个月后复查，对高危型HPV检测结果反复为阳性的妇女建议行阴道镜检查。

当临床医生发现临床症状或体征可疑宫颈癌时，不论细胞学检查结果如何，应该行阴道镜检查。在没有细胞学的地区可以对妇女应用醋酸试验及Lugol碘试验肉眼观察作为宫颈癌初筛试验，对结果阳性的妇女行阴道镜检查。当妇女出现宫颈白斑、会阴肛周或阴道湿疣时，推荐行阴道镜检查。

特殊人群的处理：

20岁以下少女：由于年轻妇女宫颈病变自然消退的比例较高，因此＜20岁的妇女如果细胞学结果为 ASC-US 或 LSIL，首选12个月复查1次细胞学的方案，对细胞学结果反复异常者行阴道镜检查；＜20岁的妇女如果细胞学结果为 HSIL，不推荐阴道镜下即诊即治的 LEEP 手术。同时禁止对其他有生育要求的妇女行阴道镜下即诊即治的 LEEP 手术。

妊娠期妇女：阴道镜检查适应证同非孕期妇女，妊娠期禁止行宫颈管刮术。当细胞学结果为 ASC-US 或 LSIL 时，如果阴道镜不提示高等级宫颈病变，宫颈活检术可以延迟到产后6周进行。

表11-1　阴道镜检查的适应证

宫颈细胞学异常：TBS 诊断系统为 ASC-US 及以上者
临床表现或肉眼观察可疑有宫颈病变或宫颈癌
高危型人乳头瘤病毒（HPV）检测持续阳性
醋酸试验及 Lugol 碘试验肉眼观察阳性
宫颈锥切术前确定病变范围
早期宫颈浸润癌术前确定病变范围
下生殖道尖锐湿疣患者
外阴和阴道病变

四、阴道镜诊室的必备设备及阴道镜检查的器械

除阴道镜外，阴道镜诊室需要配备一张可调节高度的妇科检查床。阴道镜检查所需的器械：肾型托盘，窥阴器，持物钳，长镊，宫颈管窥器，阴道侧壁拉钩，活检钳，宫颈息肉钳，宫颈管刮匙，单齿持钩，盛有生理盐水，5% 醋酸及 Lugol 碘液的容器，盛有甲醛溶液的标本瓶，长棉棒，以及冷冻或 LEEP 治疗 CIN 所用的必要器械。

五、阴道镜检查的术前准备及注意事项

1．生育年龄的妇女在月经干净后 3～7 天内进行检查为宜，此时宫颈黏液较少，黏液透明，血管清晰，便于宫颈图像的观察，亦可减少出血、感染及子宫内膜异位的发生。如果患者有长期无法解释的异常出血，或高度怀疑宫颈癌时，则应及时检查。

2．检查前应常规做妇科检查和阴道清洁度、滴虫和真菌的检查。

3．如有生殖系统感染，应先行治疗。

4．了解有关的病史和生育史。

5．检查前24小时内不宜有性生活及做宫颈、阴道操作等，以免影响阴道镜的图像观察。

6．阴道镜检查前向患者解释检查过程可以使其在检查过程中保持放松状态。

7．虽然阴道镜检查和宫颈活检创伤小，术后出血、感染发生率低，但应该尽量降低并发症的发生，在对患者的妇科情况和全身情况都做出全面的评价之后，在手术前让患者签署知情同意书。

8．严格掌握阴道镜检查的适应证并遵守有关的必要步骤可以避免常见的错误。

六、阴道镜检查的步骤

1．患者在检查床上保持可调整的膀胱截石位，用生理盐水润湿阴道窥器暴露宫颈，尽量避免因暴力造成宫颈阴道创伤性出血，以致影响对阴道镜图像的分析和诊断。

2．用生理盐水棉球轻轻拭去宫颈表面的黏液，并用干棉签去掉多余的液体。调整阴道镜位置，将镜头对准宫颈，调节焦距，初步观察外阴、阴道、宫颈及穹隆的情况，可能会见到白斑、湿疣或血管（可加用绿色滤光镜片），确认转化区的范围。

3．醋酸试验：应用棉球将 3%～5% 醋酸溶液（5% 醋酸比 3% 醋酸的醋白变化快、反应更明显）涂在宫颈和阴道表面 60s 后观察完整的鳞柱交界和转化区，观察醋白上皮等图像的改变，检查过程中每 2～3 分钟可重复使用醋酸。

4．碘试验：应用 Lugol 碘液涂在宫颈和阴道表面后，可能观察到正常转化区和病变的范围，及不同程度的染色——从褐色、部分褐色到芥末黄色。重要的是对盐水、醋酸和碘试验的所见作出综合评价。

5．必要时行宫颈活检：宫颈病变往往存在卫星病灶，宫颈不同位置的病变级别往往存在较大差异，从而使宫颈的点活检取材能否取到宫颈病变的最严重部位成为了阴道镜检查的关键。宫颈活检应在阴道镜指引下选择病变最重和最靠近鳞柱交界的区域取活检，打开活检钳，稳定地放在取样宫颈的表面，行一点或多点活检——为防止活检后出

血掩盖病变，一般先取宫颈下唇后取上唇，取材部位要准确，达一定深度，至上皮基底膜以下的间质组织，以免因取材过浅、过少而影响病理诊断。使用锐利的活检钳取活检而不压碎标本很重要。活检前也可以用挂钩固定宫颈，标本要立即置入甲醛溶液中固定。

6．满意的阴道镜检查：是指观察到全部宫颈转化区及宫颈病变的近端和远端的范围。

7．必要时行宫颈管刮术：如阴道镜检查宫颈阴道部无异常发现而细胞学结果提示高级别宫颈病变时，如细胞学提示有腺上皮病变时（无论阴道镜检查所见如何），如阴道镜检查不满意时（无论是否有宫颈病变），均应行宫颈管刮术。做宫颈管刮术时，应方向固定、短促、笔直地搔刮宫颈管，直到组织完全被刮出。也可先行宫颈管刮术，后取宫颈活检。宫颈管刮术对孕妇是绝对禁忌的。

七、阴道镜图像的基本构成

阴道镜医生对阴道镜图像的精确识别是阴道镜检查的核心步骤。对阴道镜图像的描述及活检是阴道镜门诊质量管理的重要指标。首先要了解阴道镜下宫颈图像的基本构成及其形成的原理。

宫颈上皮在应用生理盐水、3%或5%醋酸及Lugol碘溶液后出现的图像称为阴道镜图像，提示宫颈病变或宫颈癌的特征性图像即异常图像，异常图像常常出现在转化区，又称为异常转化区。宫颈的颜色及色调、表面构型、图像的边界、宫颈的血管是宫颈图像的基本构成元素。阴道镜诊断宫颈病变需要认识4种主要特点：醋白上皮的色调和强度、醋白上皮的边界和轮廓、血管形态、碘试验。

（一）应用生理盐水后的宫颈图像

在应用醋酸及碘溶液前使用生理盐水有助于观察宫颈的色泽和上皮下血管的结构，同时确认转化区的范围。

1．正常的鳞状上皮：在阴道镜下，正常的鳞状上皮是光滑的、半透明的，原始鳞状上皮呈暗粉色，化生的鳞状上皮呈淡粉色，可以有少许腺体开口，某些妇女可见纳氏囊肿，柱状上皮呈现暗红色葡萄样或绒毛样外观。

2．鳞状上皮内病变：在应用盐水后可能比正常上皮更暗。

3．白斑（角化过度）：白斑或角化过度为宫颈表面的边界清楚的白色区域，应用醋酸试验前肉眼观察即可见，可能是由慢性外来物刺激导致，或为鳞状上皮内病变。白斑内可能存在高度上皮内病变或恶性肿瘤，应取活检明确诊断。

4．尖锐湿疣：宫颈部位的湿疣病变可以是外观平坦的亚临床型病灶，也可以是外生型的尖锐湿疣。湿疣病灶通常是多发的，在外阴和阴道更常见，而发生于宫颈的外生型尖锐湿疣相对少见。疣体较大时肉眼即清晰可见，在应用醋酸前病灶多呈多发、细小的指状突起，粉红色或白色，阴道镜下可见血管袢，每个组成部分含中央毛细血管，必须取活检明确诊断和排除恶性病变。

（二）应用3%或5%醋酸后的宫颈图像

醋酸实验的原理：鉴别应用3%或5%醋酸后形成的宫颈图像是阴道镜检查的关键。应用3%或5%醋酸后宫颈鳞状上皮内病变部位往往会出现不同程度的白色区域，称为白色上皮，此反应称为"醋白反应"。白色上皮形成的原因可能是，醋酸导致上皮细胞肿胀，并引起可逆性的细胞核蛋白和角蛋白凝固或沉淀，白色的变化程度取决于细胞核蛋白和角蛋白的量。正常的鳞状上皮层较薄，细胞核小且相对稀少，从而表层细胞很少发生反应，而不出现白色上皮，宫颈仍然呈现出原有的上皮下间质的颜色。未成熟的化生上皮白色程度较轻，薄而透明，缺乏明显的边界，且白色出现较迟缓，消退较快。CIN区域上皮层增厚、细胞核明显增大、密度增加，含有较多的核蛋白，且角蛋白丰富，对醋酸的反应明显，白色上皮呈现出现快、持续时间长的特点，随病变级别的升高，上皮厚度常常增加，而白色程度增加。同时也与周边正常上皮的对比增加，病变级别越高，白色上皮的边界越锐利，在某些情况下，白色上皮的边缘会卷起。由于病变上皮层与基底膜的附着力小，在阴道镜检查过程出可能会由于轻度摩擦即出现上皮剥脱而暴露间质的情况。在部分宫颈高度鳞状上皮内病变的妇女尤其在老年妇女中，病变部位上皮厚度并不增加，醋白反应也不明显，从而出现薄的CIN Ⅲ容易被阴道镜医生忽视的情况。

1．正常的鳞状上皮：在阴道镜下，应用5%

醋酸后鳞状上皮的颜色变暗，有点苍白，鳞柱交界呈一条锐利的、阶梯状白线，消退很快。柱状上皮在镜下显现许多小乳头，应用醋酸后乳头肿胀呈葡萄状，呈浅暗红色或浅白色。在转化区，涂醋酸后上皮呈苍白色，消退较快，未成熟的鳞状上皮化生和炎症有关的醋白上皮通常会在 30～60s 内快速消失。鳞状上皮化生常为斑片状分布，表现为薄片样的粉白色膜，伴有腺体开口，呈舌状伸向宫颈外口。

2. 低度上皮内病变：在应用 5% 醋酸后，低度病变常呈现出薄的、明亮的或雪白的醋酸白上皮，边缘常不规则，范围较小，常常有卫星病灶，持续时间可达 1 分钟以上。

3. 高度上皮内病变：醋酸白上皮出现很快，呈现出厚的或致密的、灰白色的、暗的、不透明的、有明确边界、边缘规则的图像，有时隆起和边缘卷曲，面积可能较广泛，病变可能向宫颈管内延伸。腺体开口也可能出现厚的、致密的和宽的腺口白环。高度上皮内病变及早期浸润癌的醋白上皮出现迅速，持续时间长，可达 2～4 分钟。浸润癌可有或不出现醋白反应。

4. 醋白上皮也会出现在阴道黏膜、外阴肛周黏膜。

（三）应用 Lugol 碘溶液后的宫颈图像

碘试验的原理：原始和成熟鳞状上皮化生细胞内含有糖原，未成熟化生的鳞状上皮常缺乏糖原或部分含糖原，CIN 或浸润癌细胞中几乎不含糖原，柱状上皮不含糖原。碘具有糖原亲和性，应用碘溶液后，含糖原的上皮细胞摄取碘后会呈现赤褐色甚至黑色，不含糖原的上皮细胞不摄取碘而不被染色。

1. 正常的鳞状上皮：应用碘液后呈棕色，未成熟化生的上皮区域涂碘不着色或部分染色，萎缩上皮不着色也可以是不完全碘染。柱状上皮涂碘不着色，其表面因有一薄层碘溶液而略变色。因炎症或其他原因引起的上皮脱落（或糜烂）区域不被碘染色。

2. CIN 或浸润癌：应用 Lugol 碘液后，病变上皮是芥末黄色或土黄色，不同的颜色有助于鉴别轻微醋白上皮区域内的正常和异常，有助于识别生理盐水及醋酸试验中遗漏的病变区域，并有助于更清晰地描述异常区域的范围。

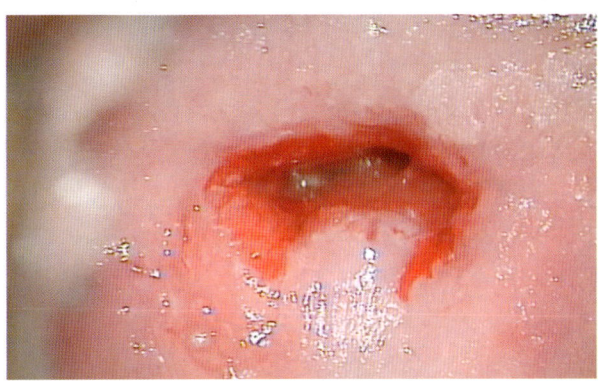

图 11-1　醋白上皮，病理诊断为尖锐湿疣。

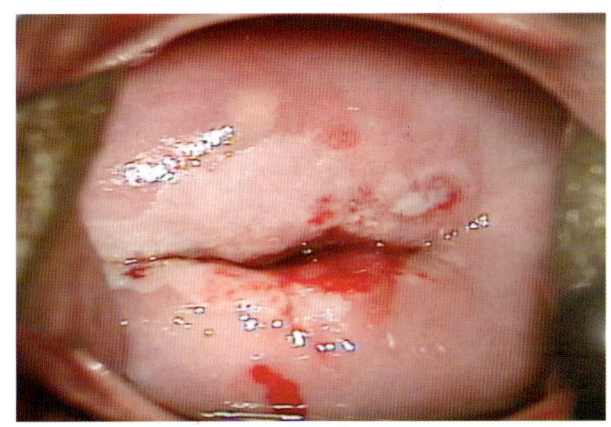

图 11-2　醋白上皮，病理诊断为 CIN Ⅱ～Ⅲ。

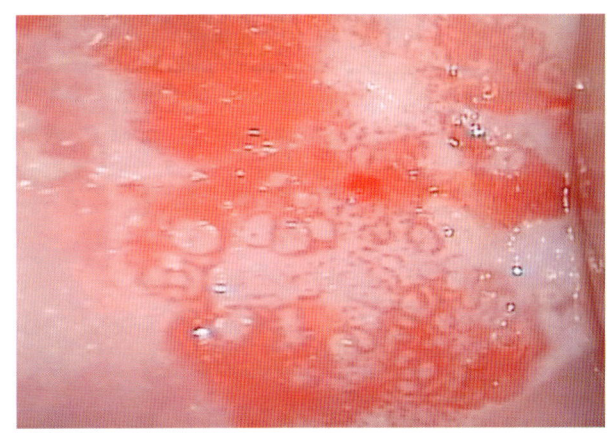

图 11-3　镶嵌状血管，异型血管。

（四）宫颈的血管系统

通过阴道镜可部分地看到宫颈的血管系统，可能看到上皮下间质中的毛细血管。

1. 在先天或原始鳞状上皮中有 2 种类型的毛细血管：网状或发夹样毛细血管。育龄妇女的正常血管呈网状、蜘蛛状，阴道镜下不显露。绝经后期妇女宫颈上皮较薄，常常可以观察到细小的点状血管和较细的毛细血管网。纳氏囊肿表面的树枝样血管也很常见，其特点是血管的直径向末端分叉逐渐变细均提示良性。宫颈炎（如滴虫感染）通常使发夹型血管形成珊瑚型，血管袢表现更明显。在宫颈 LEEP 术后或物理治疗后愈合期，可能呈现出较长彼此平行的血管。

2. 柱状上皮中的终末毛细血管网存在于葡萄样绒毛的间质核心，在阴道镜下，每个绒毛的圆顶中的毛细血管看似一个圆点。

3. 当发生 CIN 时，在病变区域的上皮中毛细血管的输入和输出可能因增大的间质乳头而合并，上皮下间质乳头中的终末血管在阴道镜的纵向观察下表现为点状称为点状血管；围绕上皮脚的间质乳头中的血管走向与表面平行，与病变区域内块状的异常上皮组成镶嵌样图案。点状血管与镶嵌样血管可分为细小的或粗大的，粗大和不规则的变化更倾向于存在高等级的病灶，在醋白上皮区域内的异常血管（点状血管、镶嵌和异型血管）才有意义。有时这二种血管存在一个区域内，毛细血管袢呈现在每个镶嵌"瓦片"的中央，这种图案称为"脐"。

八、阴道镜的初步诊断

阴道镜检查者在阴道镜检查后应根据阴道镜所见作出初步诊断，可以用正常、炎症（萎缩性、细菌感染、滴虫感染、宫颈息肉等）、白斑、湿疣、低度病变、高度病变、早期浸润癌、浸润癌等词语。这些诊断基于盐水、醋酸和碘试验的所见作出综合评价。

应用客观评分方法如 Reid 评分将有助于初学者进行阴道镜诊断及选择适当部位取活检。Reid 评分法主要是根据病变的边界和表面构形、颜色、醋白试验后的颜色特征、血管的类型和碘试验用以对阴道镜下各种图像特征进行系统分析，使诊断数据化。对癌前病变的程度进行分级，可提高阴道镜评估宫颈癌前病变的水平（表 11-2）。

九、对阴道镜医师的要求

阴道镜医师应该具备细胞学、病理学、临床诊断与治疗学的知识。

在应用阴道镜时，阴道镜医师不仅要全面认识阴道镜下各种正常、异常图像，还应具备一定

表 11-2 Reid 阴道镜评分标准（RCI）

阴道镜表现	0 分	1 分	2 分
边界	呈湿疣样或微小乳头样轮廓，边界模糊。边界呈云絮状或羽毛状。有锯齿样，角状病变。有卫星样病变，移行区外侧有醋酸白病变	病变区轮廓光滑，直而规整。边缘锐利	边缘呈卷曲状，病变区域内可有上皮脱失及各种混合性病变
颜色	明亮、雪白。一过性、模糊、半透明性白上皮	明亮、白色程度较差。或间断呈白色	污浊，呈牡蛎灰色。持久性，稠密的醋酸白皮
血管	细点状或细小镶嵌。管径细小，不规则、非扩张性血管环。毛细血管间距狭窄	应用醋酸后未见血管	粗点状或大的镶嵌。个别血管扩张。毛细血管间距加宽
碘试验	碘试验（+），产生赤棕色。	部分碘着色。斑驳的，龟背样表现	碘试验（-），病变区呈芥末黄色
RCI 总分	0～2 = SPI 或 CIN Ⅰ	3～5 分 = CIN Ⅰ 或 CIN Ⅱ	6～8 分 = CIN Ⅱ 或 CIN Ⅲ

以上的标准仅为参考，最后的诊断处理应依据病理诊断。

的病理学基础、认识及理解每种图像所代表的组织病理变化，这是准确选择活检部位、提高诊断准确率的关键。阴道镜医师的经验和技术水平具有至关重要的作用，经验不足、操作不规范可能会遗漏病变，造成误诊。因此，进行专业医师上岗前的培训和资格认证是必须的，推广阴道镜检查的规范化、标准化管理也势在必行。

在初次阴道镜评价后拟定相应的治疗计划也是阴道镜医生的重要责任，让患者参与决策是合适的。阴道镜医生应对妇女提供持续性的服务与治疗。最好在明确CIN诊断后给予治疗，治疗取决于阴道镜所见与病理报告相结合的最终评价，也取决于妇女对妊娠的需求，必须强调每种治疗方法都有严格的适应证。

附1 宫颈HPV感染的检测方法介绍

目前用于HPV检测的常用方法主要有免疫组织化学检测、核酸杂交（southern blot、斑点杂交、原位杂交等）、聚合酶链反应（PCR）、HPV血清抗体检测及细胞学技术检测等。

1. 免疫组织化学方法是检测细胞感染后的HPV抗原。

2. 核酸分子杂交技术是利用碱基互补配对的原理，用标记的核酸探针检测病毒的核酸，并可对病毒进行DNA分型。其中原位杂交技术可以在组织细胞切片上对特殊的核酸序列进行直接定位观察，具有较高的特异性和敏感性。

3. HC-Ⅱ（第二代杂交捕获试验）：对高度鳞状上皮内病变和宫颈癌的检测敏感性为98.1%，特异性为85.2%。可用液基细胞学检查后剩余在保存液小瓶中的标本进行检测。

4. 聚合酶链反应技术（PCR）：是提取细胞中的DNA后将病毒的核酸片段进行扩增、鉴定，在目前所应用的检测手段中敏感性最高。但标本易受污染出现假阳性结果，并且无法进行细胞内定位和直接观察。

5. 原位PCR：既能检出细胞内单拷贝核酸序列，又可以在细胞原位进行核酸定位，对靶序列的组织细胞进行形态学分析，且特异性高、敏感性强。

6. 病理学检查：是通过HPV感染所致宿主细胞发生形态学改变而推断HPV感染的发生。1956年Leopold G. Koss描述了挖空细胞。细胞病理学技术是检测HPV感染的一种简便而又经济的手段，常用于HPV的初筛检查，其敏感性仅为13%，特异性为99%。病理学检查不能直接检测到HPV，无法对HPV进行分型。

7. 阴道镜检查：宫颈湿疣在应用3%~5%醋酸1~3分钟后，可见病变部位发白，宋学红等报道阴道镜下观察76.2%的醋白上皮符合SPI的诊断。

附2 宫颈病变的其他诊断方法介绍

1. 宫颈管搔刮术

宫颈管搔刮术可用于评估宫颈管内看不到的区域，也可以在以前接受过不恰当宫颈治疗的病人中发现潜藏的肿瘤和遗漏的病变。

但是Andersen等报道其假阴性率达45%，假阳性率为25%，特异性为75%。因此，阴道镜下宫颈活检组织病理学检查结合宫颈管搔刮术不能完全代替诊断性锥切术。

2. 宫颈锥切术

Lisfrance等于1815年首次将宫颈锥切术应用于治疗宫颈感染和宫颈癌。Martzloff于1938年推出应用宫颈锥切术活组织病理学检查进行宫颈原位癌的诊断。应用宫颈锥切术可提供可靠和足够的活体组织，从而保证了诊断的准确性，可确定治疗方案。

（1）目前认为宫颈锥切术的临床意义有：
① 明确宫颈病变的程度；
② 决定下一步处理的方式；
③ 治疗的价值。

（2）宫颈锥切术在诊断方面应用的适应证：
① 宫颈涂片细胞病理学检查与宫颈活检组织病理学检查结果不符；
② 可疑浸润癌；
③ 不满意的阴道镜检查。

宫颈锥切术后的并发症主要为出血。一组研究报道约9.9%的病例有明显出血，其他并发症约为2%~12%，包括败血症、宫颈狭窄、宫颈闭锁、不孕和宫颈闭合不全。

附3 阴道镜名词中英文对照表

阴道镜检查—colposcopy

绿色滤镜—green filter
宫颈黏膜碘试验—Schiller test
直接活检—punch biopsy
锥形切除术—conization
尖锐湿疣—condyloma acuminata
原始鳞状上皮—original squamous epithelium
柱状上皮—columnar epithelium
转化区—transformation zone
不正常转化区—atypical transformation zone
镶嵌—mosaic
点状血管—punctation
醋酸白色上皮—acetowhite epithelium
白斑—leukoplakia
异型血管—atypical vessels
阴道镜下明显浸润癌—colposcopically frank invasive carcinoma
阴道镜图像不满意—unsatisfactory colposcopic findings
炎症改变—inflammatory changes
萎缩—atrophic changes
湿疣—condyloma
正常阴道镜图像—normal colposcopic findings
正常转化区—normal transformation zone
不正常阴道镜图像—abnormal colposcopic findings
碘阴性区—iodine negative area
阴道镜下可疑浸润癌—colposcopically suspect inv-asive carcinoma
不满意阴道镜—unsatisfactory colposcopy
炎症—inflammation
颜色及色调—color and color tone
表面构型—surface configuration

第三节 典型病例介绍

病例 1

- 46 岁，初次性生活 22 岁，否认多性伴侣。
- G3P1，IUD13 年，不规则阴道出血 1 次。
- TCT：HSIL（图 11-4）。
- 高危型 HPV-DNA 阳性，RLU/CO=1038.59。

- 阴道镜下见：浓厚致密的醋白上皮，边界清晰（图 11-5，11-6，11-7）。
- 病理：CIN Ⅱ～Ⅲ（1、3、5、10 点）（图 11-8，11-9，11-10，11-11）。
- 全子宫切除术术后病理：CIN Ⅱ～Ⅲ累及腺体（8、9、12 点）。

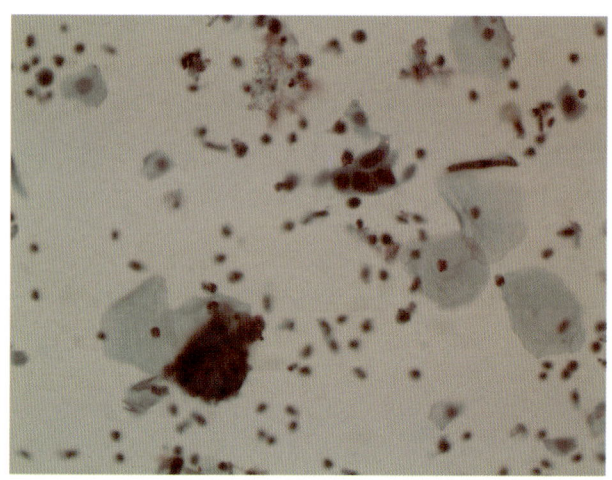

图 11-4 宫颈涂片：HSIL。

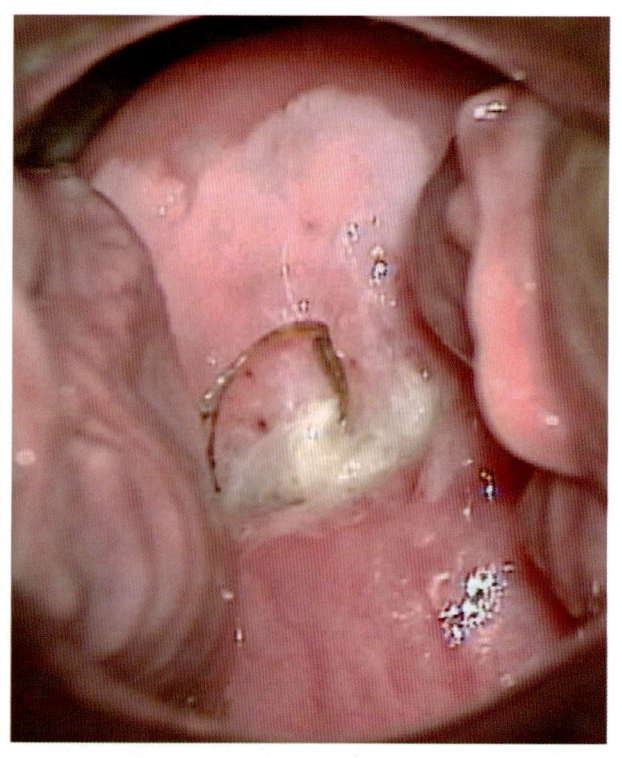

图 11-5 阴道镜。

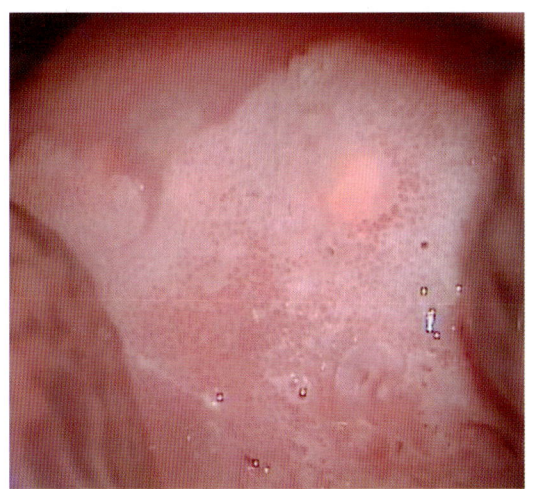

图 11-6　阴道镜：浓厚致密醋白上皮。

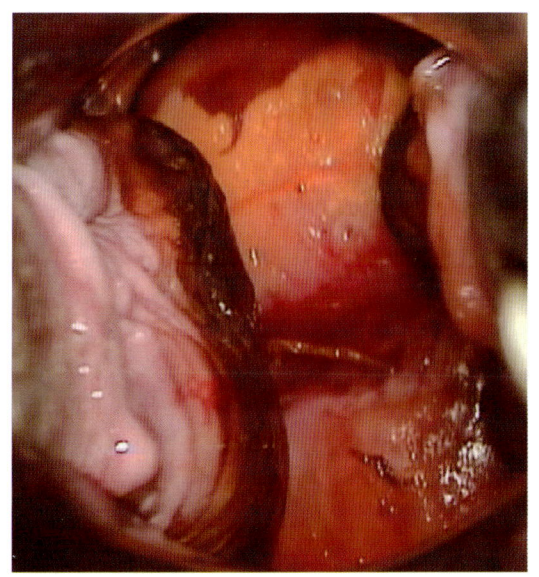

图 11-7　阴道镜。

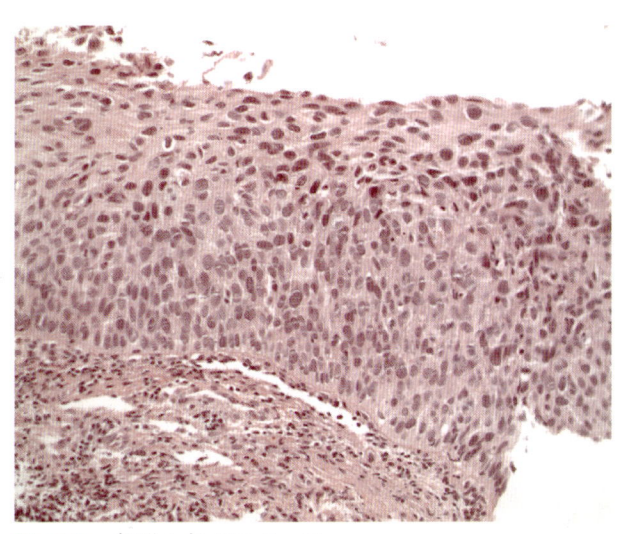

图 11-8　宫颈 1 点 CIN Ⅱ～Ⅲ。

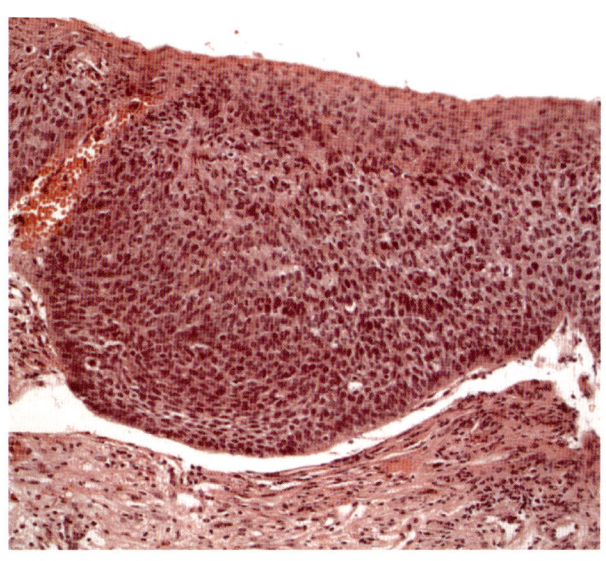

图 11-9　宫颈 3 点 CIN Ⅱ～Ⅲ。

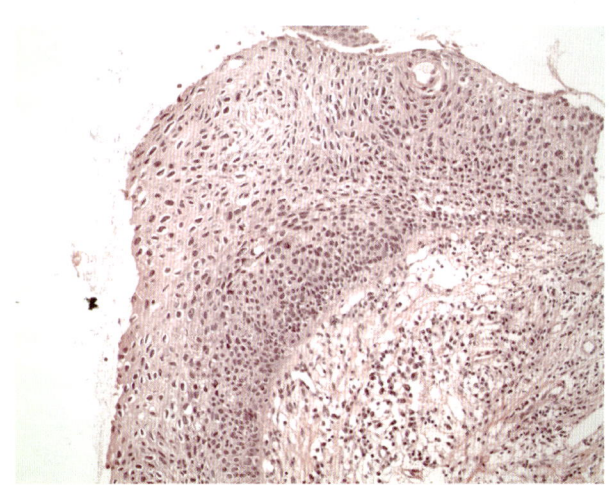

图 11-10　宫颈 5 点 CIN Ⅱ～Ⅲ。

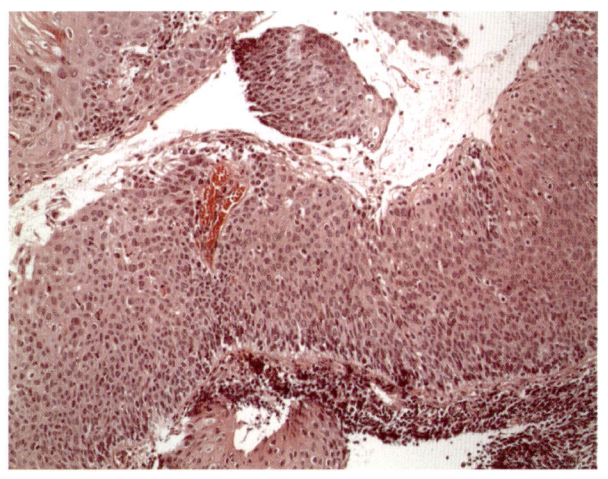

图 11-11　宫颈 10 点 CIN Ⅱ～Ⅲ。

病例 2

- 47 岁，初次性生活 22 岁，否认多性伴侣。
- G3P1，外阴痒。
- 宫颈光滑。
- TCT：ASC-H（图 11-12，11-13）。
- 阴道镜下见：醋白上皮厚、边界清晰（图 11-14）。
- 病理：局灶 CIN Ⅱ（3 点）（图 11-15），湿疣（6 点）（图 11-16）。
- 免疫组化 HPV（+）。
- 半年后随访：TCT 正常，HR-HPV（-）。

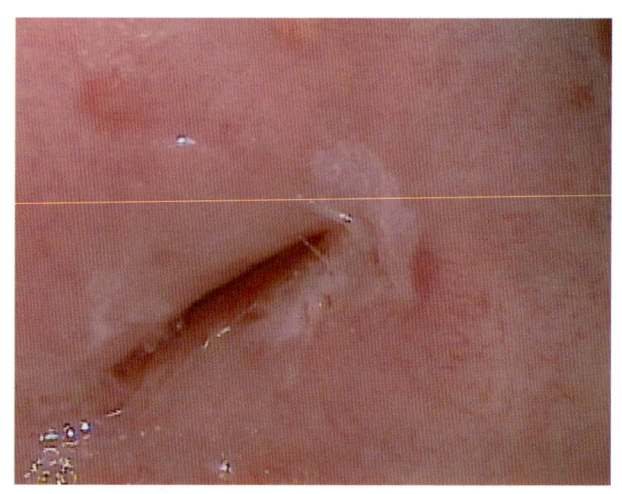

图 11-14 阴道镜。

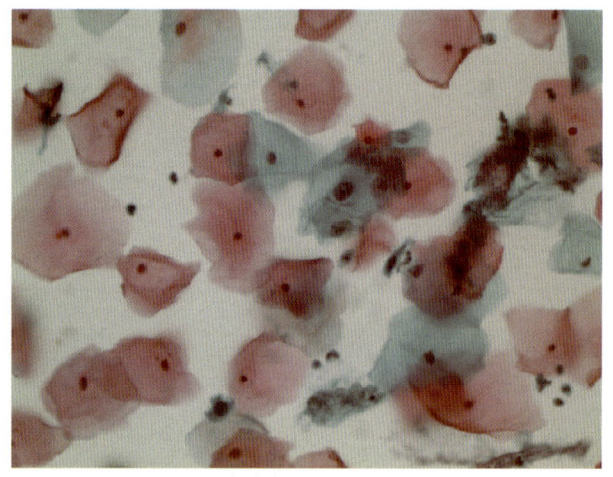

图 11-12 宫颈涂片 ASC-H。

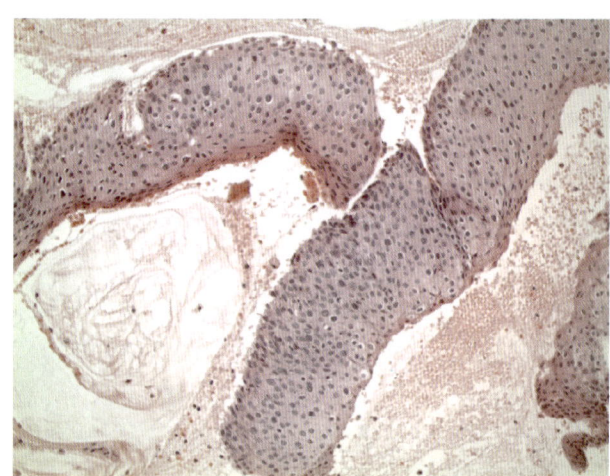

图 11-15 宫颈 3 点局灶 CIN Ⅱ。

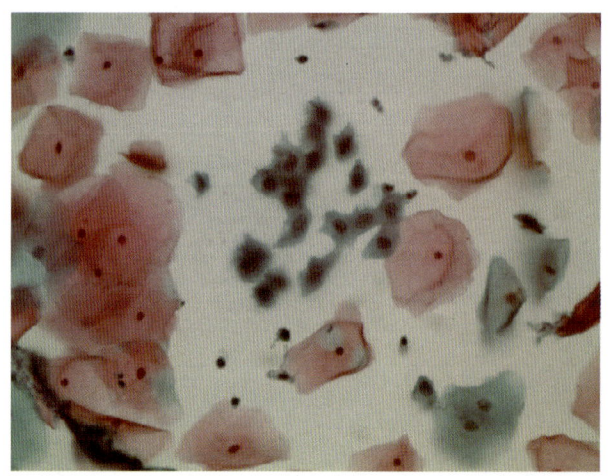

图 11-13 宫颈涂片 ASC-H。

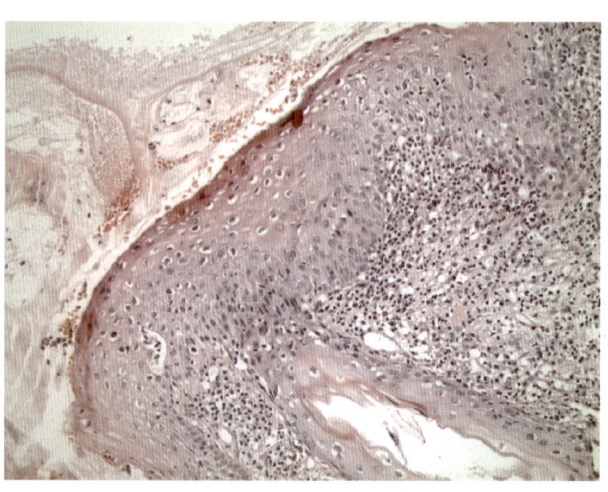

图 11-16 宫颈 6 点湿疣。

病例 3

- 30 岁，G0P0，初次性生活 25 岁，否认多性伴。无症状，不孕症。
- TCT：HSIL（图 11-17，11-18）。
- 高危型 HPV-DNA 阳性，RLU/CO=1411.72。
- 阴道镜下见：醋白上皮厚、边界清晰，涂碘后呈亮黄色（图 11-19，11-20）。
- 病理：CIN Ⅲ（1 点，3 点，7 点）（图 11-21，11-22，11-23）。

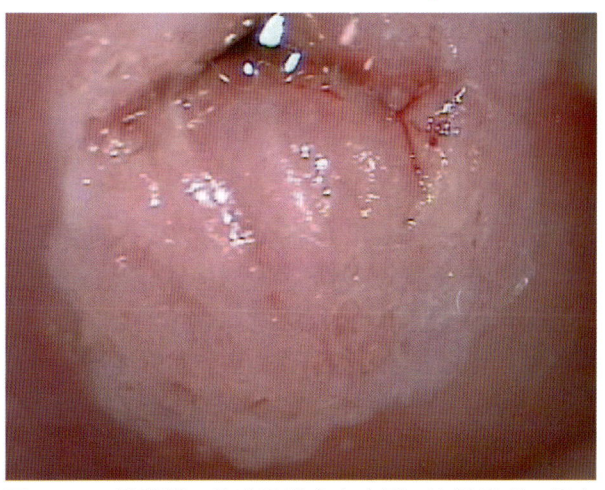

图 11-19　阴道镜：涂酸后醋白上皮厚，边界清晰，见点状血管及异型血管。

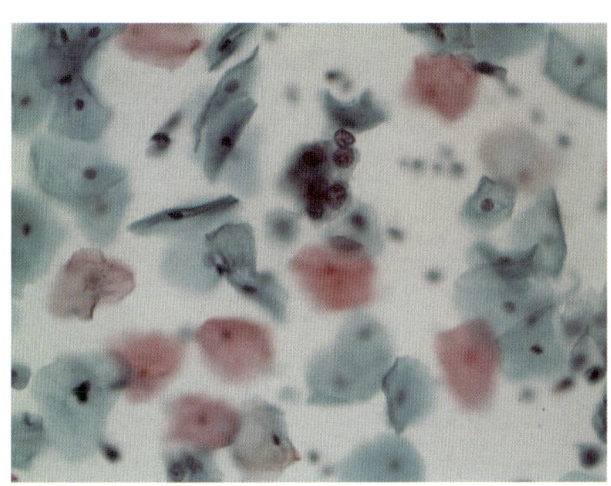

图 11-17　宫颈涂片 HISL。

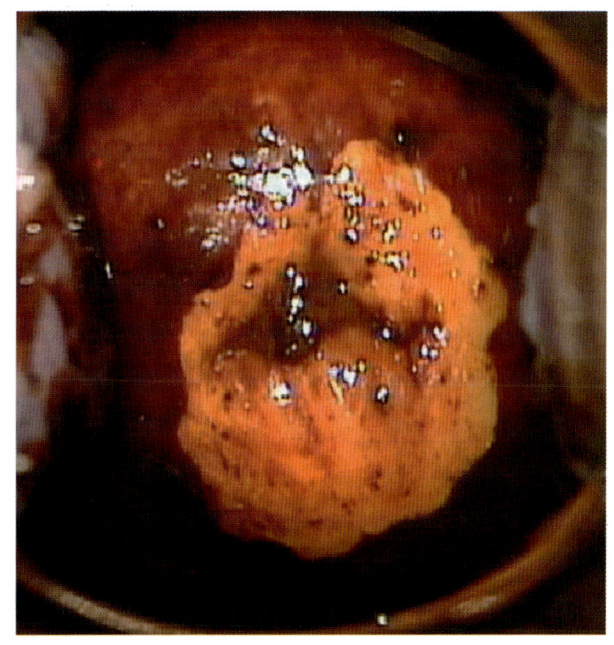

图 11-20　阴道镜：涂碘后呈亮黄色。

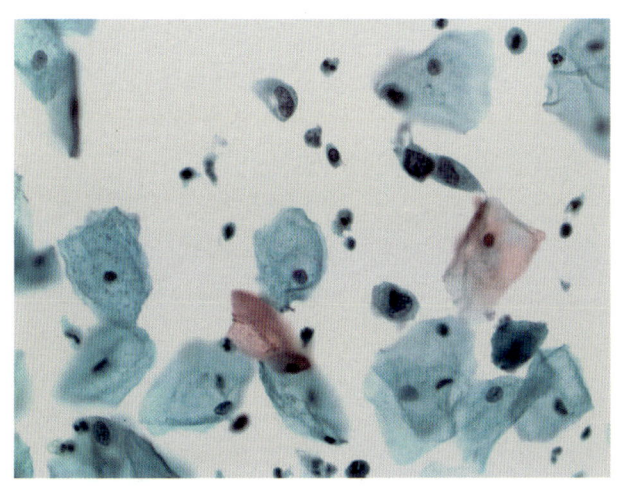

图 11-18　宫颈涂片 HISL。

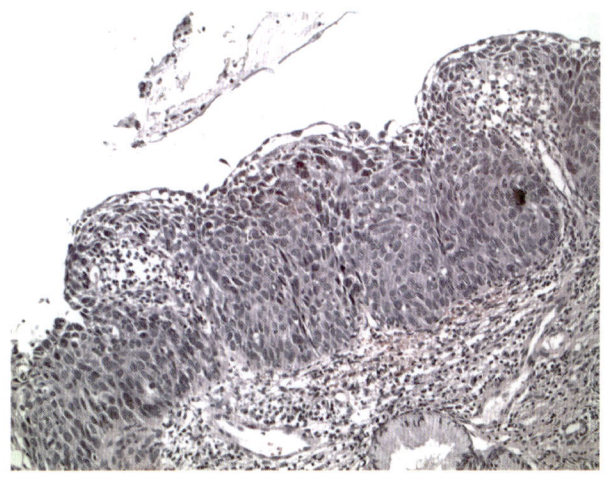

图 11-21　宫颈 1 点 CIN Ⅲ。

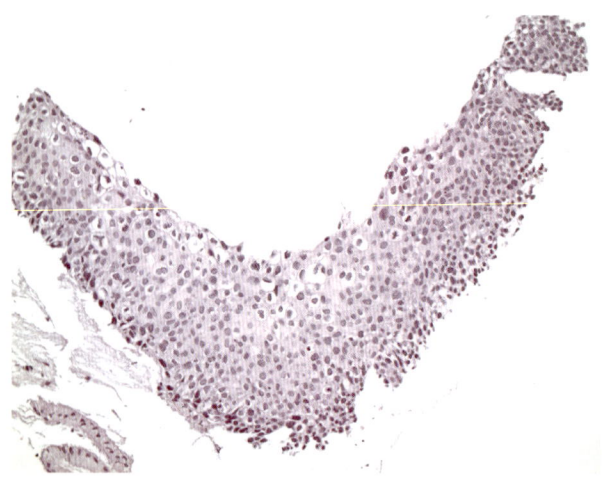

图 11-22　宫颈 3 点 CIN Ⅲ。

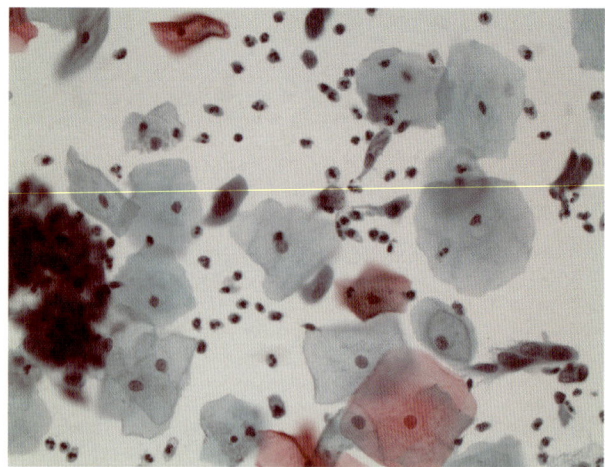

图 11-24　宫颈涂片 HISL。

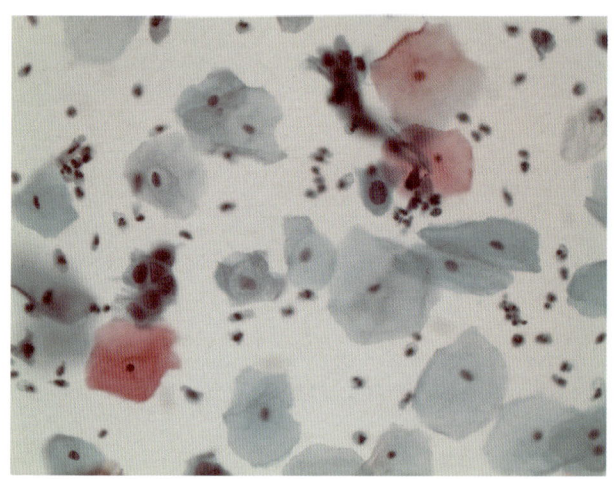

图 11-25　宫颈涂片 HISL。

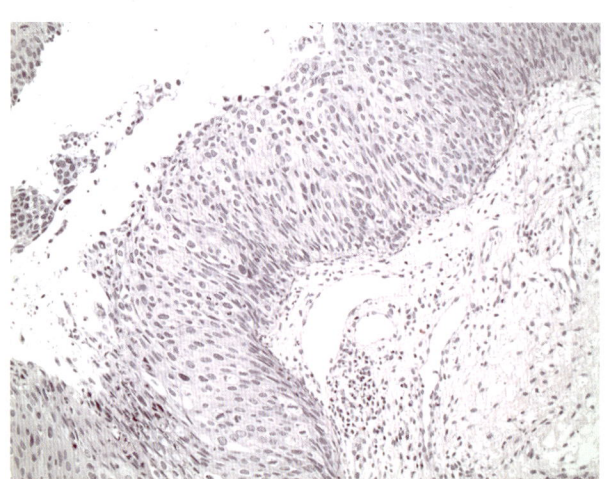

图 11-23　宫颈 7 点 CIN Ⅲ。

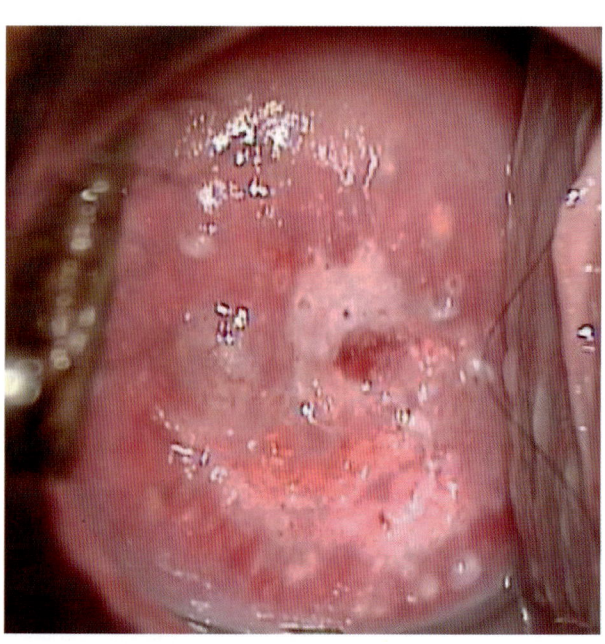

图 11-26　阴道镜：醋白上皮厚、边界清。

病例 4

- 36 岁，初次性生活 20 岁，否认多性伴。
- G1P0，无症状，不孕症。
- TCT：HSIL（图 11-24，11-25）。
- 高危型 HPV-DNA 阳性，RLU/CO=42.76。
- 阴道镜下见：醋白上皮厚、边界清（图 11-26，11-27）。
- 病理：局灶 CIN Ⅱ～Ⅲ（11 点）（图 11-28）。
- 冷刀锥切术后病理：CIN Ⅱ。

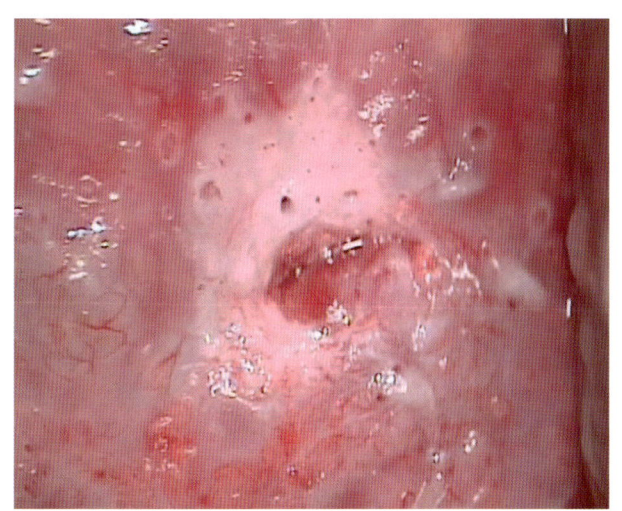

图 11-27 阴道镜：醋白上皮厚、边界清。

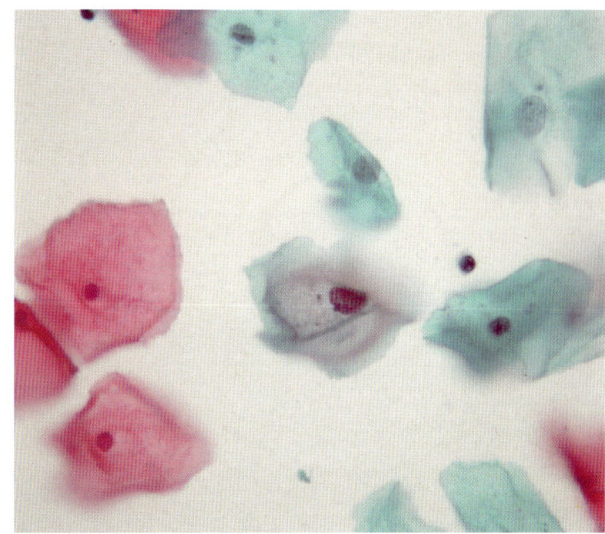

图 11-29 宫颈涂片 LISL。

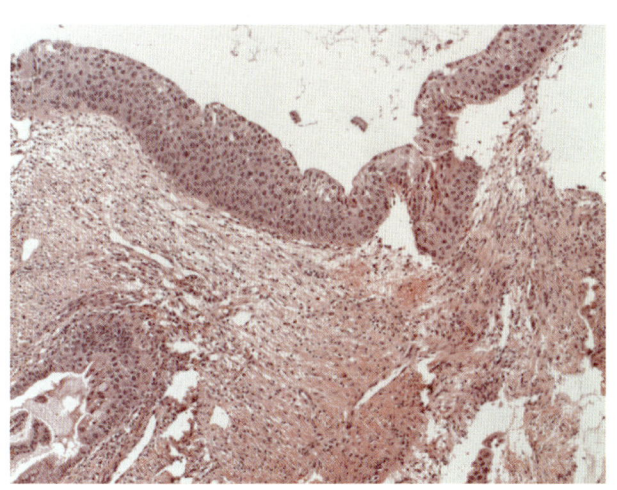

图 11-28 宫颈 11 点 CIN Ⅱ～Ⅲ。

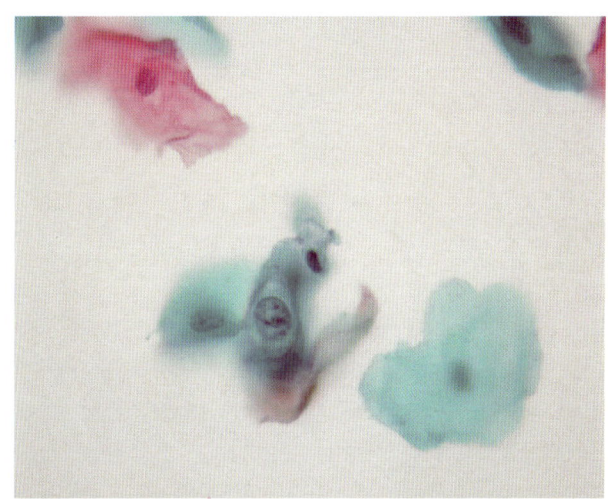

图 11-30 宫颈涂片 LISL。

病例 5

- 28 岁，初次性生活 22 岁，性伴侣 3 人。
- G2P0，性交后出血。
- TCT：LSIL（图 11-29，11-30）。
- 高危型 HPV-DNA 阳性，RLU/CO=15.53
- 阴道镜下见：宫颈尖锐湿疣（图 11-31，11-32）。
- 病理：局灶 CIN Ⅱ 累及腺体（6 点），尖锐湿疣（9、12 点）（图 11-33，11-34）。
- 物理治疗，半年后随访：TCT 正常，高危型 HPV-DNA 阴性。

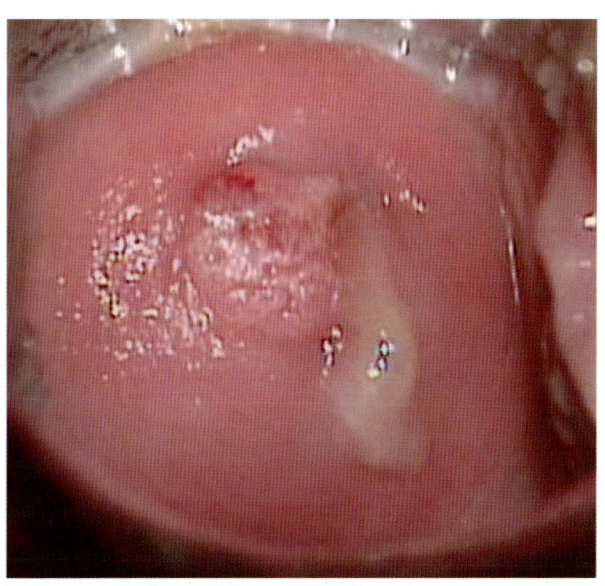

图 11-31 阴道镜：肉眼可见的湿疣。

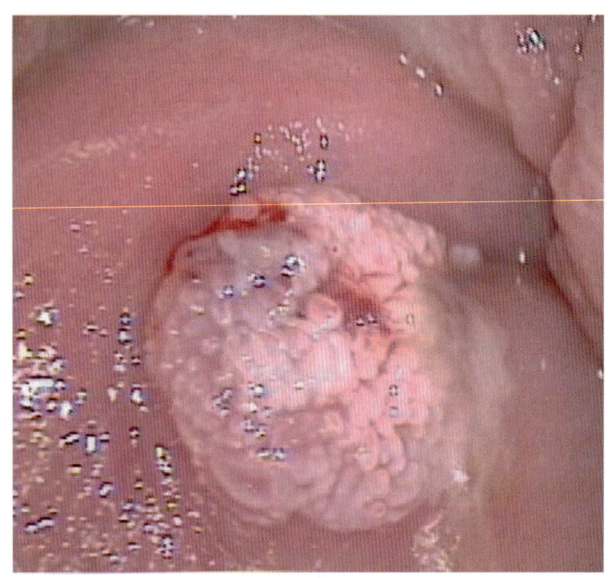

图 11-32　阴道镜：湿疣。

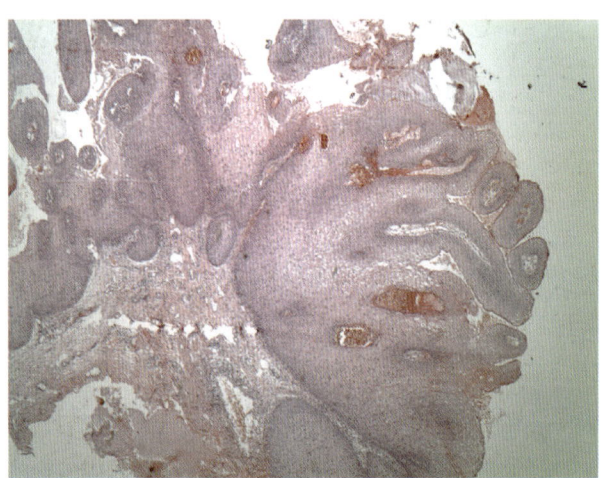

图 11-33　宫颈 9 点：尖锐湿疣。

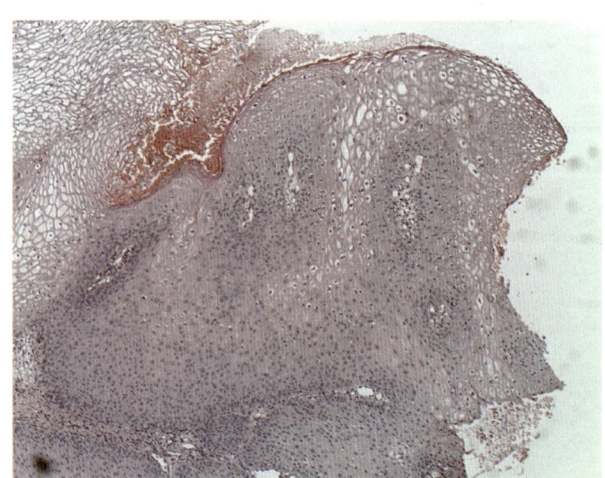

图 11-34　宫颈 12 点：尖锐湿疣。

病例 6

- 23 岁，初次性生活 21 岁。
- 未婚，G1P0，性交后出血。
- TCT：LSIL（图 11-35，11-36）。
- 高危型 HPV-DNA 阳性，RLU/CO=575.75。
- 阴道镜下见：宫颈醋白上皮（图 11-37）。外阴尖锐湿疣（图 11-38）。
- 病理：SPI（1 点）（图 11-39），外阴：尖锐湿疣（图 11-40）。

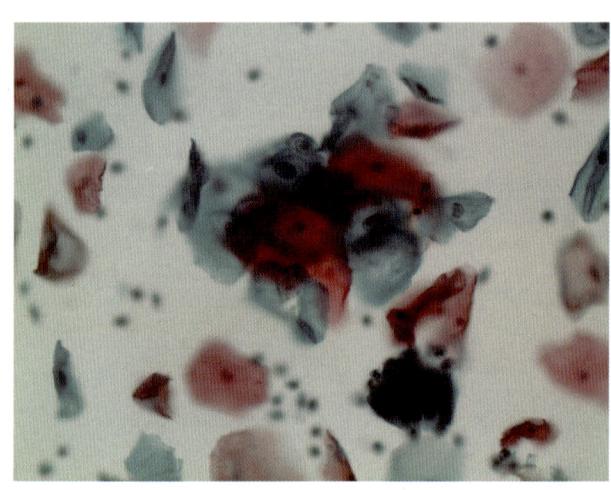

图 11-35　宫颈涂片 LISL。

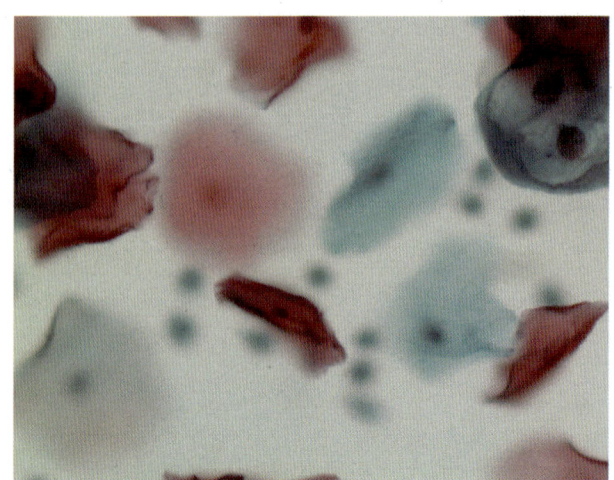

图 11-36　宫颈涂片 LISL。

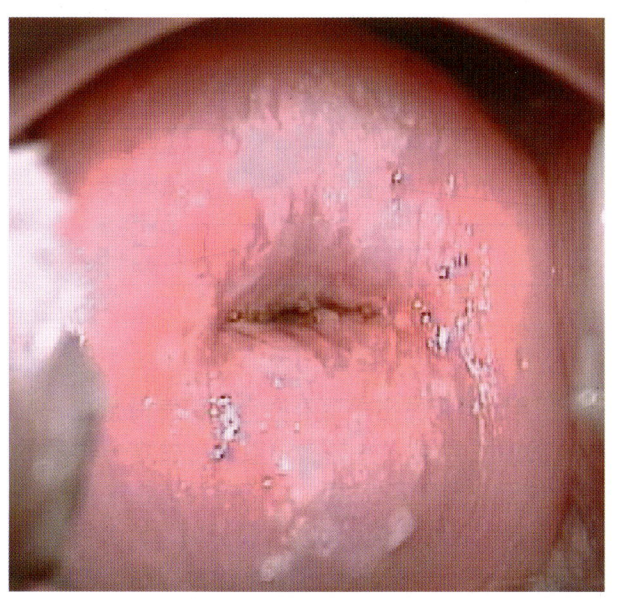

图 11-37 阴道镜：宫颈醋白上皮。

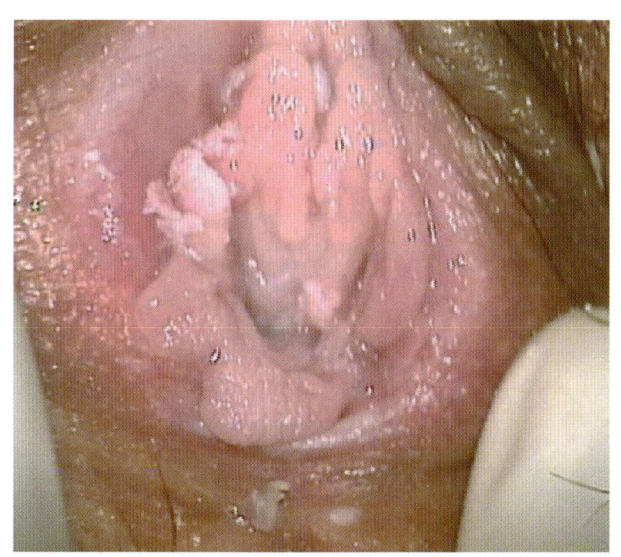

图 11-38 外阴湿疣。

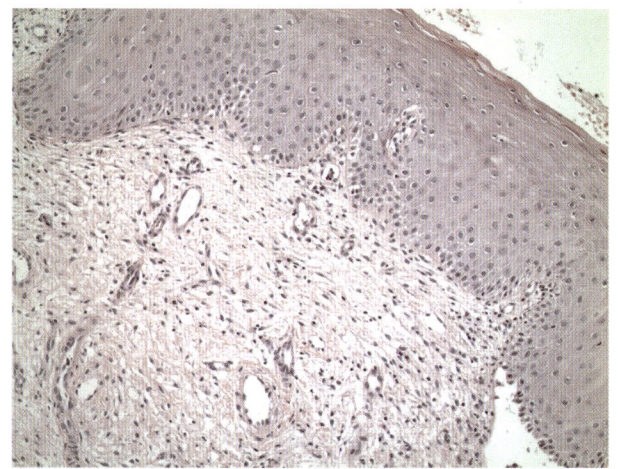

图 11-39 宫颈 1 点：SPI。

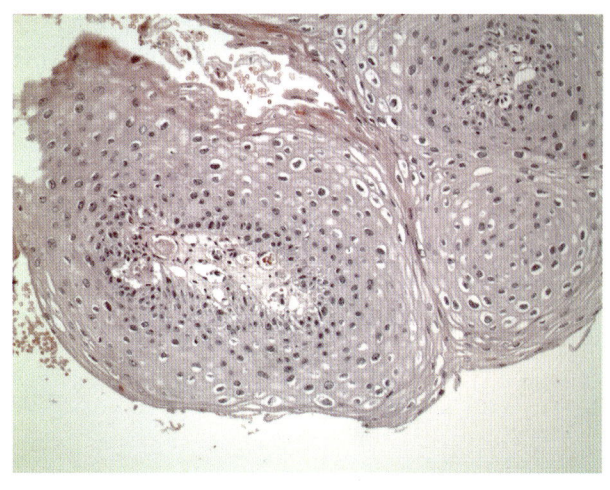

图 11-40 外阴：尖锐湿疣。

病例 7

- 47 岁，初次性生活 24 岁，否认多性伴。
- G2P1，宫颈湿疣 1 年，性交后出血。
- TCT：ASC-US（图 11-41）。
- 高危型 HPV-DNA 阴性，RLU/CO=0.63。
- 阴道镜下见：宫颈尖锐湿疣（图 11-42，11-43）。
- 病理：尖锐湿疣（3 点，6 点，9 点，12 点）（图 11-44，11-45，11-46，11-47）。

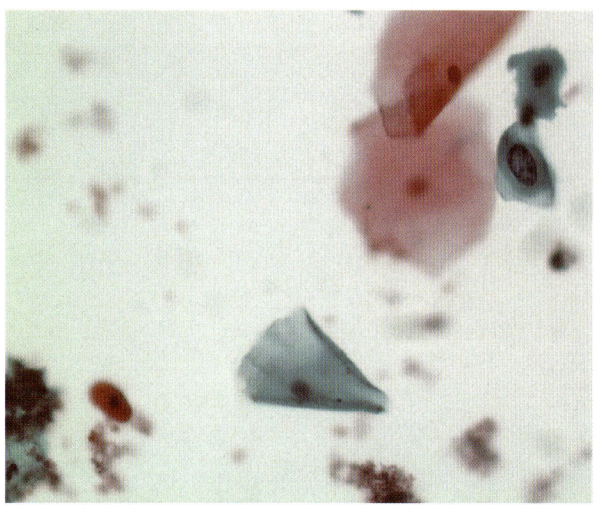

图 11-41 宫颈涂片 ASC-US。

第十一章 阴道镜检查在宫颈病变诊治中的应用

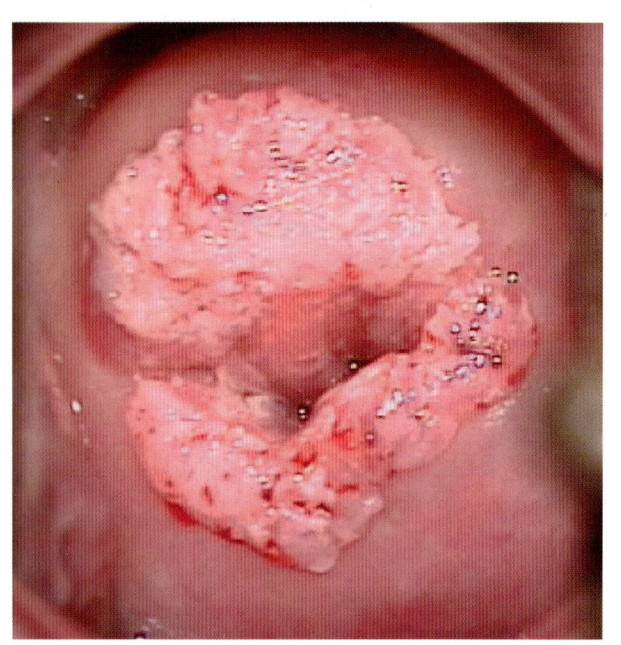

图 11-42 阴道镜：湿疣。

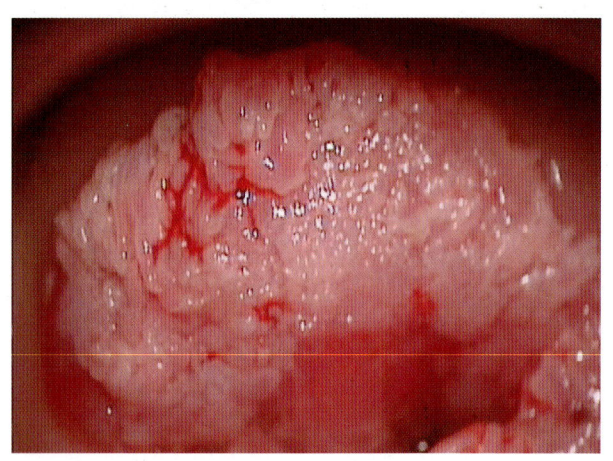

图 11-43 阴道镜：湿疣。

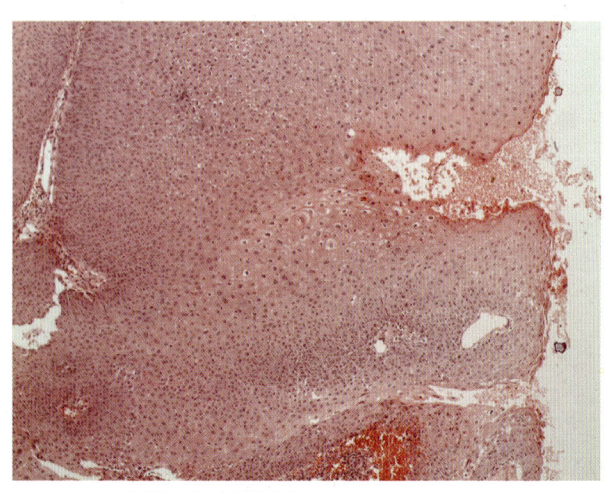

图 11-44 宫颈 3 点尖锐湿疣。

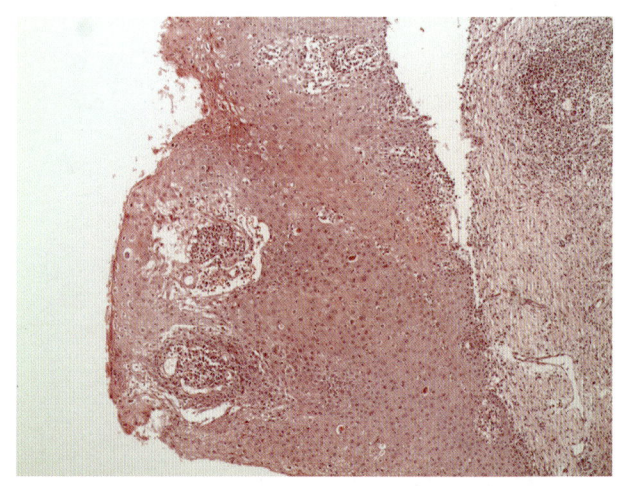

图 11-45 宫颈 6 点尖锐湿疣。

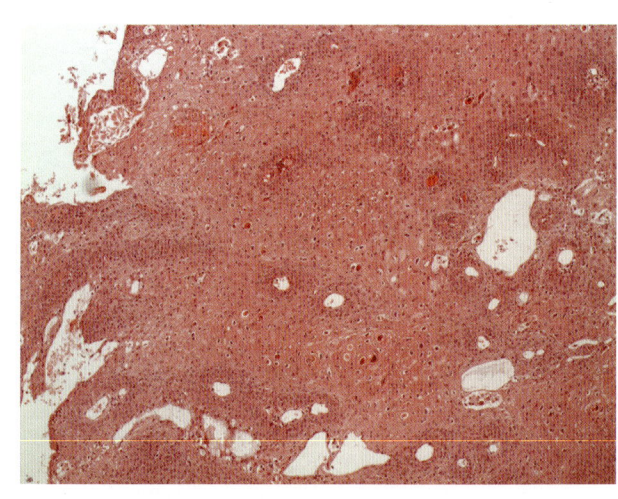

图 11-46 宫颈 9 点尖锐湿疣。

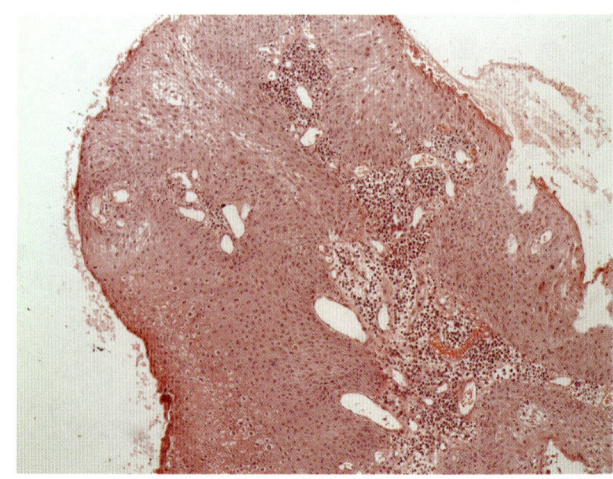

图 11-47 宫颈 12 点尖锐湿疣。

病例 8

- 39 岁，因不规则出血就诊，否认多性伴。
- TCT：ASC-US。
- 高危型 HPV 检测阳性，RLU/CO=405.71。
- 阴道镜下宫颈涂 5% 醋酸后见：边界清晰、稠密的醋白上皮、宫颈 11 点有镶嵌，2 点醋白上皮持续时间最长，碘试验后病灶呈土黄色（图 11-48，11-49，11-50）。
- 病理：2 点、6 点、11 点 CIN Ⅲ 伴湿疣，2 点 CIN 累腺。

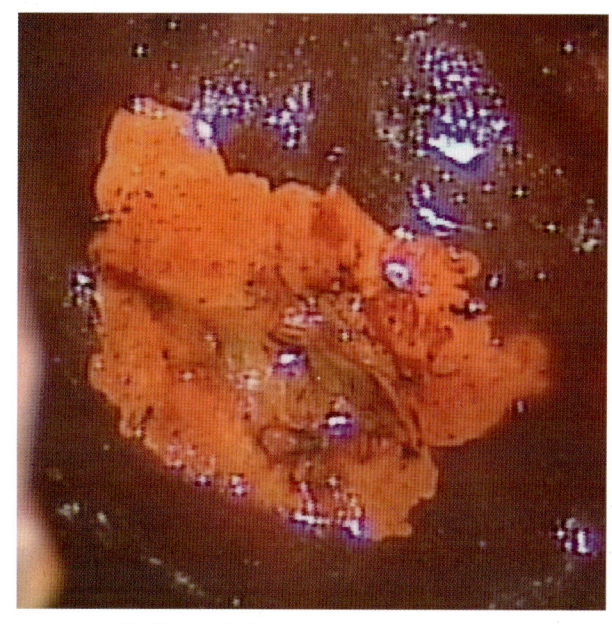

图 11-50　阴道镜：碘试验后病灶呈土黄色。

病例 9

- 51 岁，因白带多就诊，否认多性伴。
- TCT：HSIL。
- 高危型 HPV 检测阳性，RLU/CO=950.35。
- 阴道镜下见宫颈色暗，涂 5% 醋酸后见：边界清晰、稠密的醋白上皮、宫颈 10 点有粗的点状血管、镶嵌、"脐"，醋白上皮持续时间长，碘试验后病灶呈亮黄色（图 11-51，11-52，11-53）。
- 病理：早期浸润癌。

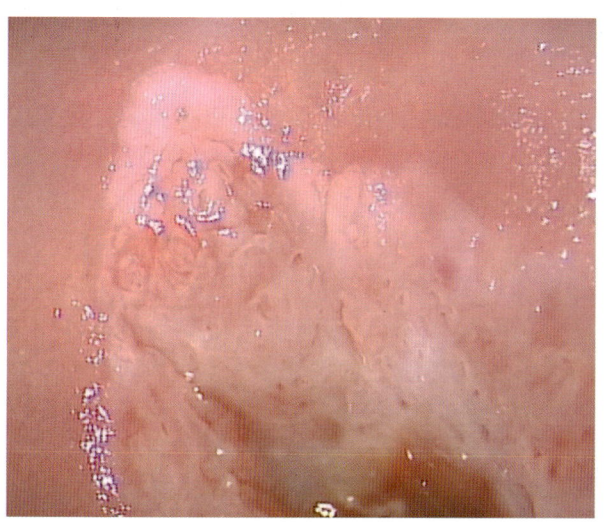

图 11-48　阴道镜：宫颈稠密的醋白上皮。

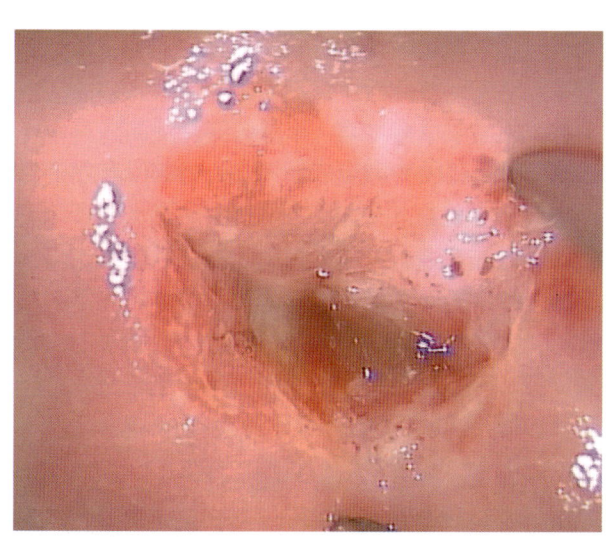

图 11-49　阴道镜。

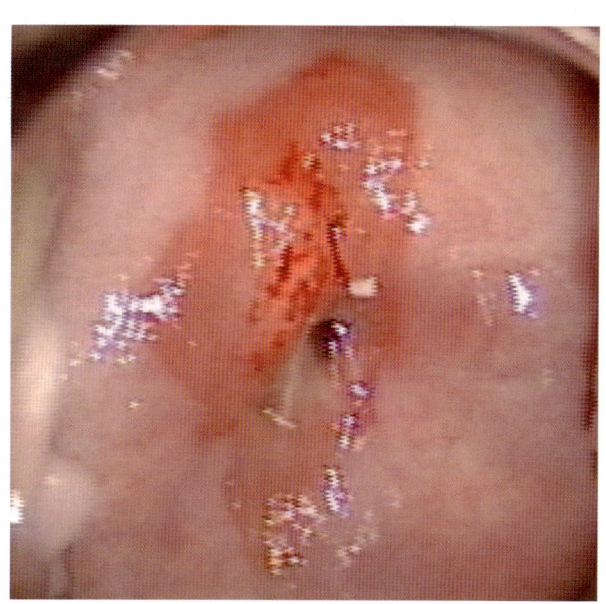

图 11-51　阴道镜。

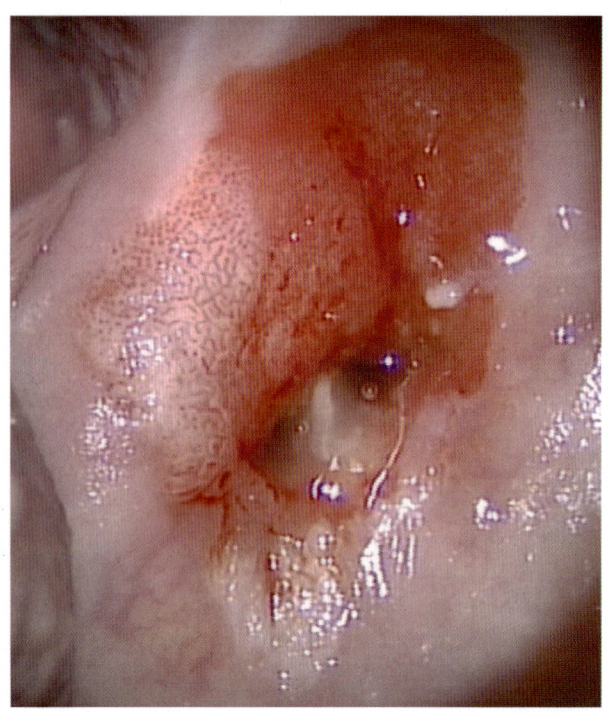

图 11-52 阴道镜：醋白上皮，点状血管镶嵌。

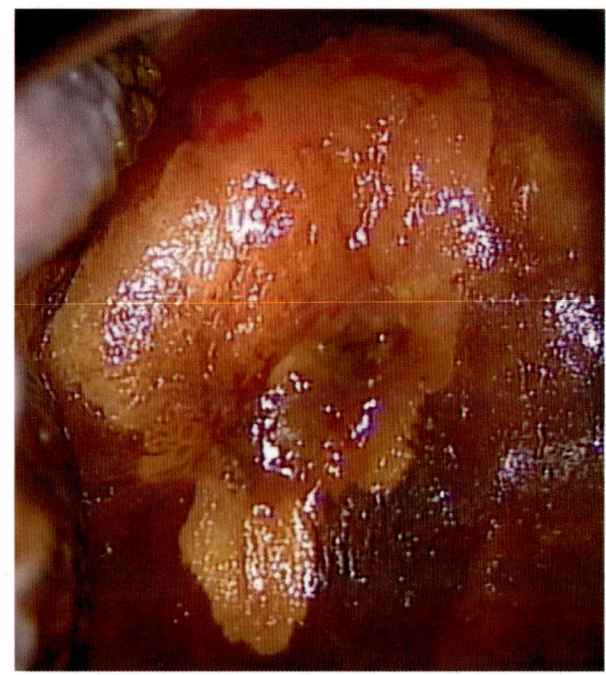

图 11-53 阴道镜：碘试验后病灶呈亮黄色。

- 阴道镜下宫颈涂 5% 醋酸后见：边界清晰、稠密的醋白上皮、宫颈 12 点有点状血管，醋白上皮持续时间长，碘试验后病灶呈土黄色（图 11-54，11-55，11-56）。
- 病理：6 点、9 点 CIN Ⅱ，12 点 CIN Ⅲ 累腺。

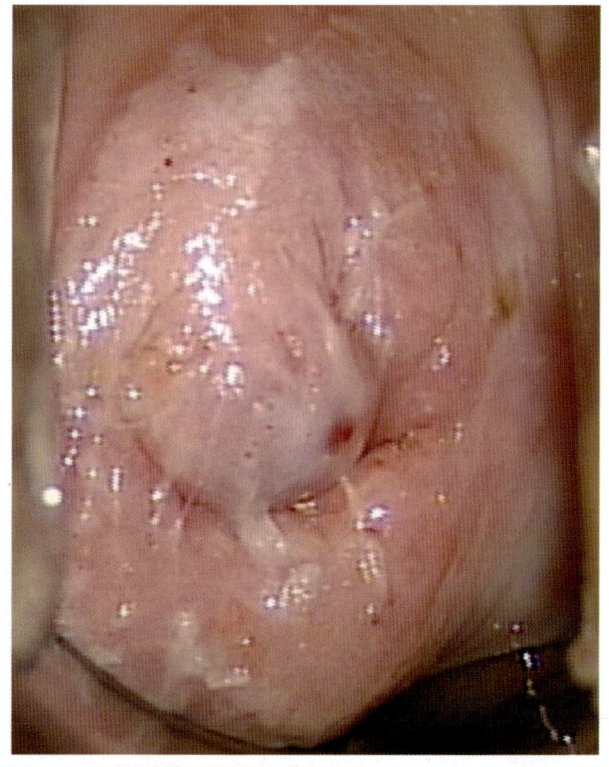

图 11-54 阴道镜：稠密的醋白上皮。

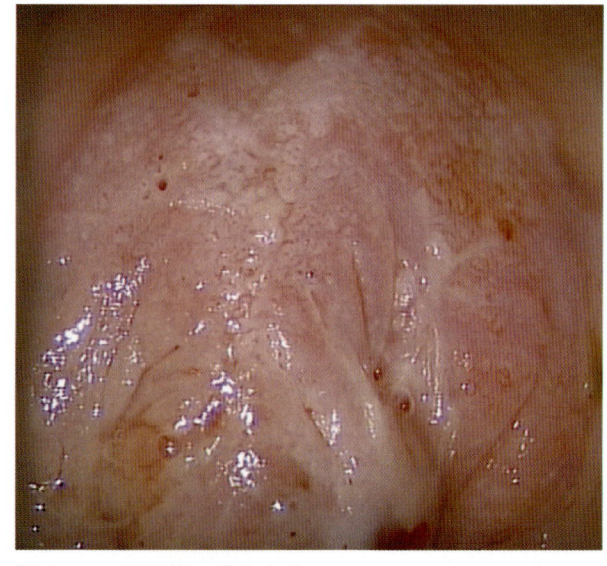

图 11-55 阴道镜：醋白上皮。

病例 10

- 36 岁，否认多性伴。
- TCT：HSIL。
- 高危型 HPV 检测阳性，RLU/CO=507.97。

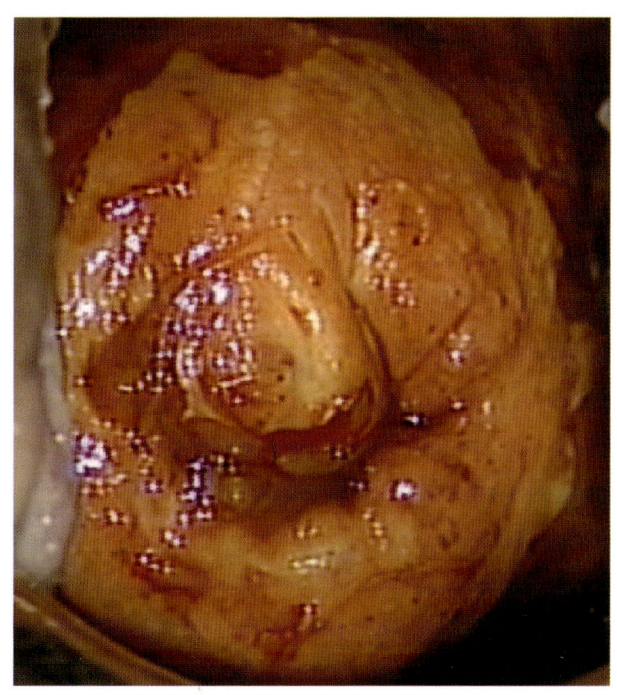

图 11-56　阴道镜：碘试验后病灶呈土黄色。

病例 11

- 36 岁，否认多性伴。
- TCT：LSIL。
- 高危型 HPV 检测阳性，RLU/CO=855.10。
- 阴道镜下见宫颈光滑，涂 5% 醋酸后见：边界清晰、稠密的醋白上皮向宫颈管内延伸（图 11-57），醋白上皮持续时间长，碘试验后病灶呈土黄色。
- 病理：3 点 CIN Ⅱ，颈管诊刮：CIN Ⅱ。

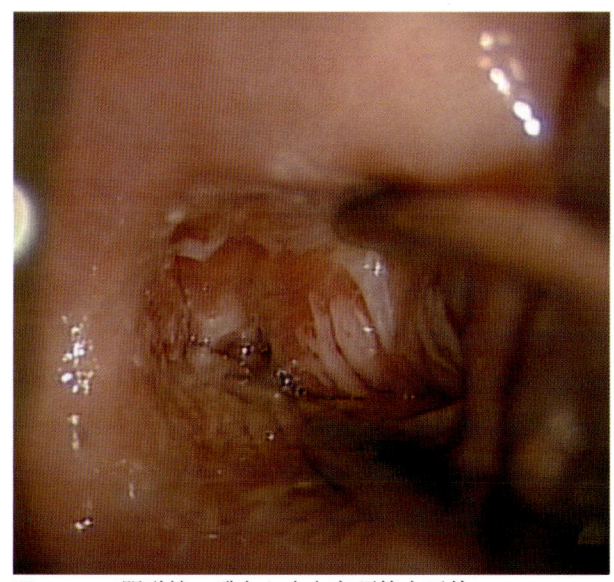

图 11-57　阴道镜：醋白上皮向宫颈管内延伸。

病例 12

- 26 岁，性伴 2 人。
- TCT：HSIL，高危型 HPV 检测阳性，RLU/CO=1802.28。
- 阴道镜下见宫颈色略暗，涂 5% 醋酸后见：边界清晰、稠密的、猪油状的醋白上皮，持续时间很长，碘试验后病灶呈亮黄色（图 11-58，11-59，11-60）。
- 病理：CIN Ⅱ 累腺伴湿疣。

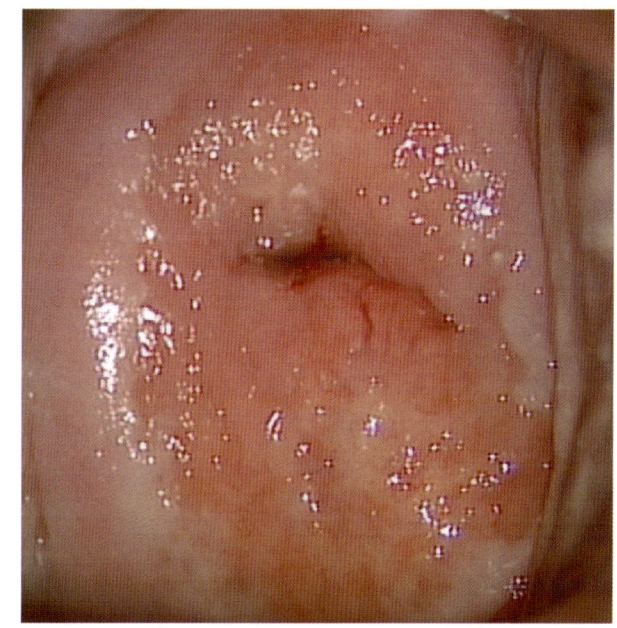

图 11-58　阴道镜：醋白实验前。

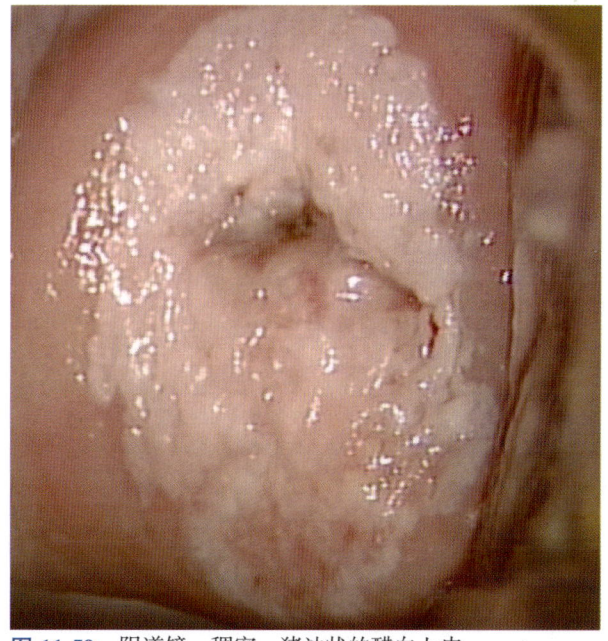

图 11-59　阴道镜：稠密、猪油状的醋白上皮。

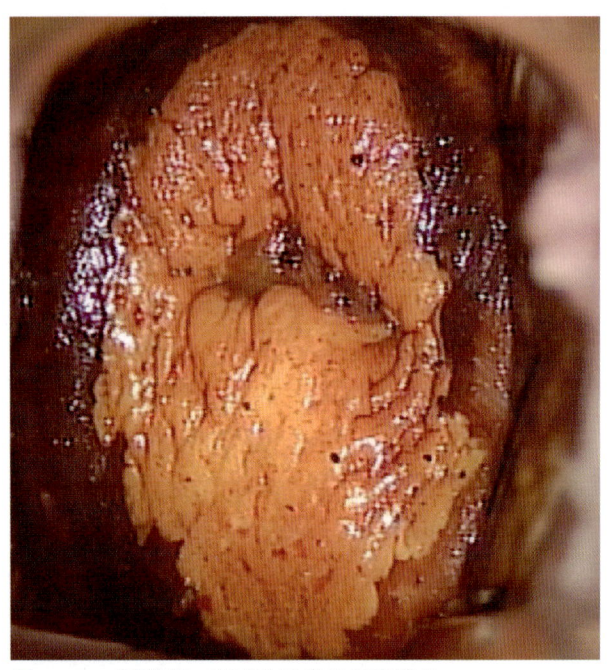

图 11-60　阴道镜：碘试验后病灶呈亮黄色。

病例 13

- 57 岁，否认多性伴。
- TCT：HSIL。
- 高危型 HPV 检测阳性，RLU/CO=868.64。
- 阴道镜下宫颈涂 5% 醋酸后见：边界清晰、稠密的醋白上皮、边缘呈卷曲状，有点状血管，醋白上皮持续时间长，碘试验后病灶呈土黄色（图 11-61，11-62，11-63）。
- 病理：CIN Ⅲ。

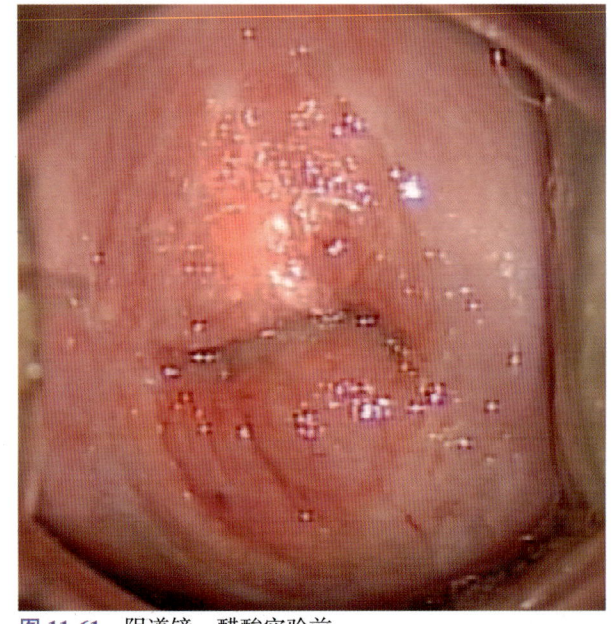

图 11-61　阴道镜：醋酸实验前。

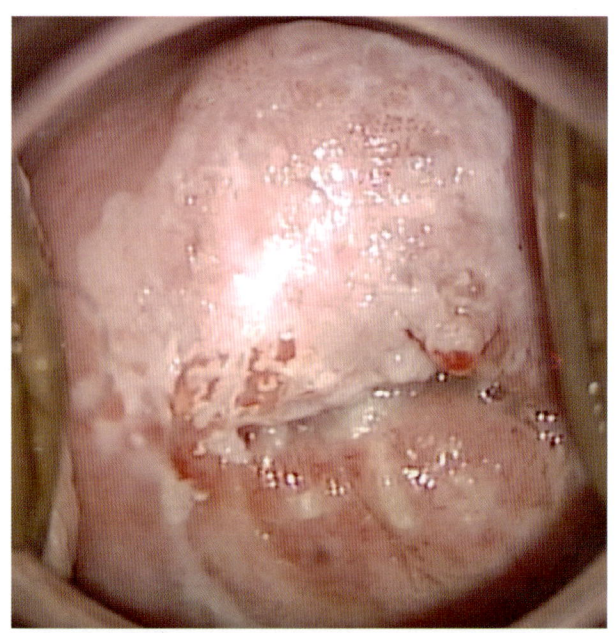

图 11-62　阴道镜：醋白上皮。

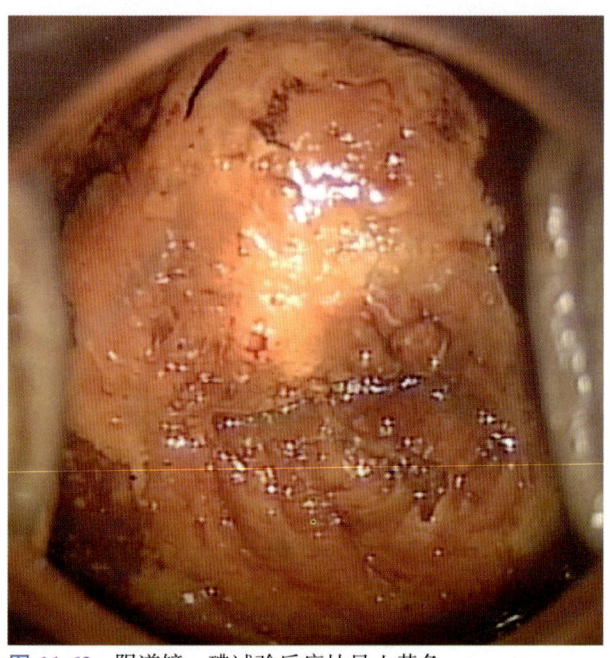

图 11-63　阴道镜：碘试验后病灶呈土黄色。

病例 14

- 40 岁，否认多性伴。
- TCT：HSIL。
- 高危型 HPV 检测阳性，RLU/CO=701.68。
- 阴道镜下见宫颈色略暗，涂 5% 醋酸后见：边界清晰、稠密的醋白上皮、宫颈 3 点有点状血管，碘试验后病灶呈土黄色（图 11-64，11-65，11-66）。
- 病理：2 点、4 点、8 点 CIN Ⅲ。

病例 15

- 48 岁，否认多性伴。
- TCT：ASC-US。
- 高危型 HPV 检测阳性，RLU/CO=303.03。
- 阴道镜下宫颈涂 5% 醋酸后见：边界清晰、稠密的醋白上皮、边缘呈卷曲状，醋白上皮持续时间长，碘试验后病灶呈土黄色（图 11-67，11-68）。
- 病理：6 点、10 点 CIN Ⅱ。

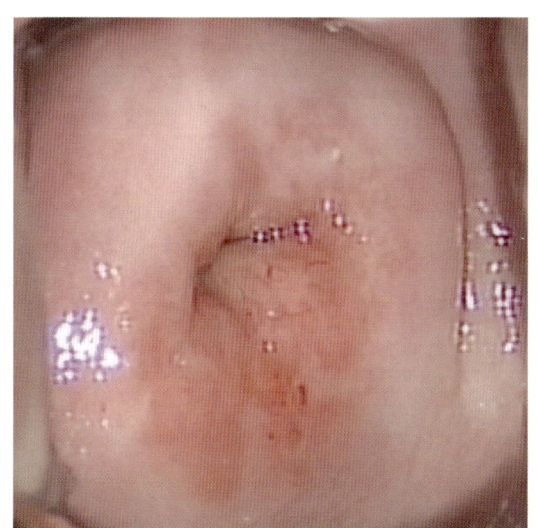

图 11-64　阴道镜：醋酸实验前。

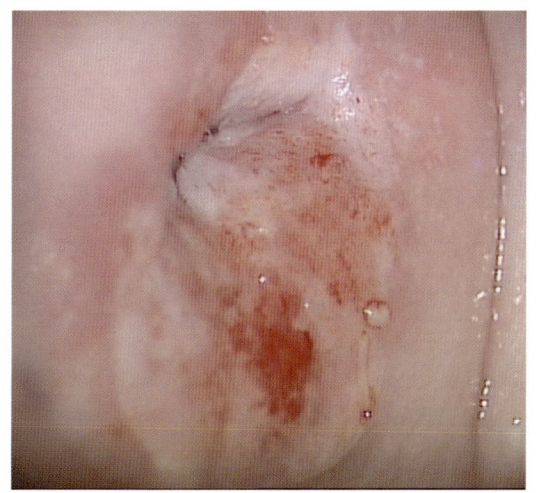

图 11-65　阴道镜：醋白上皮。

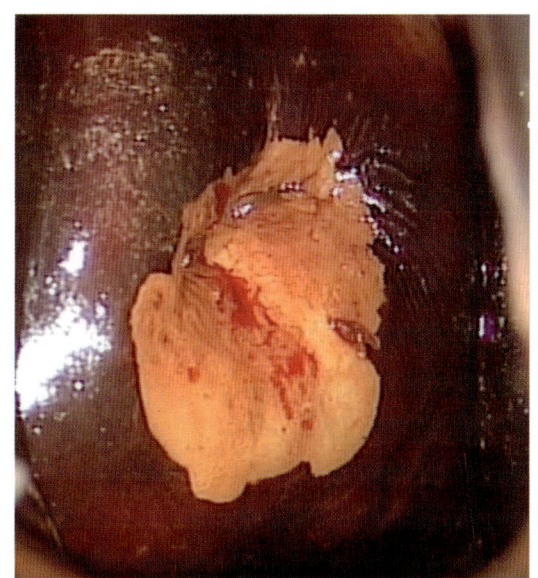

图 11-66　阴道镜：碘试验后病灶呈土黄色。

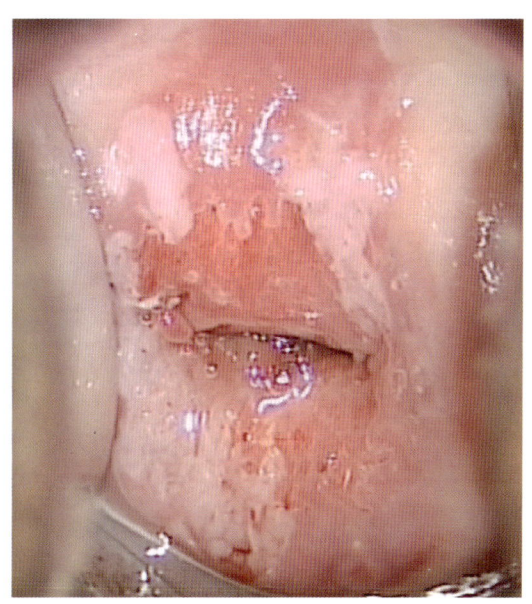

图 11-67　阴道镜：醋白上皮。

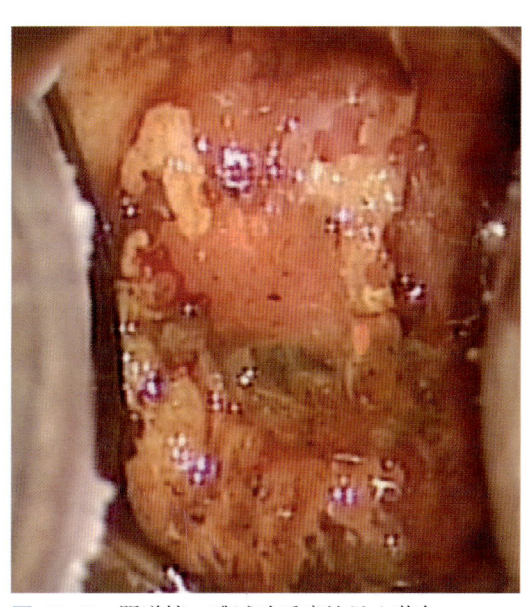

图 11-68　阴道镜：碘试验后病灶呈土黄色。

病例 16

- 48 岁，否认多性伴。
- TCT：HSIL。
- 高危型 HPV 检测阳性，RLU/CO=172.98。
- 阴道镜下见：宫颈光滑、纳氏囊肿，涂 5% 醋酸后见：边界清晰、稠密的醋白上皮，醋白上皮持续时间长，碘试验后病灶呈土黄色（图 11-69，11-70）。
- 病理：8 点、11 点 CIN Ⅲ。

病例 17

- 30 岁，性伴 3 人。
- TCT：ASC-US。
- 高危型 HPV 检测阳性，RLU/CO=1964.67。
- 阴道镜下见宫颈色暗；涂 5% 醋酸后见：边界清晰、稠密的醋白上皮，碘试验后病灶呈土黄色（图 11-71，11-72，11-73）。
- 病理：2、6、10 点 CIN Ⅱ。

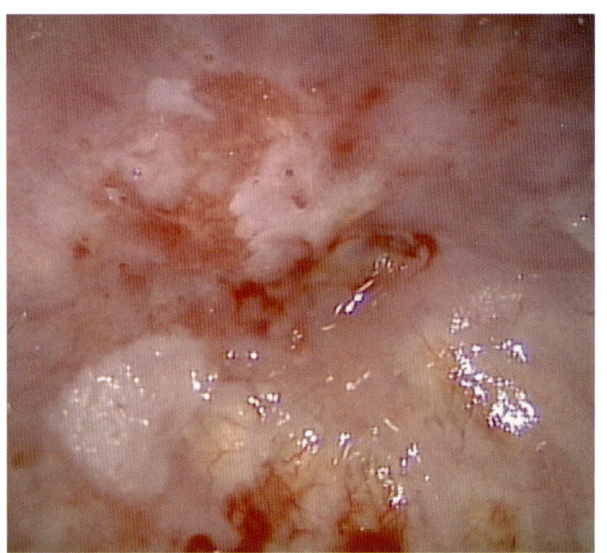

图 11-69　阴道镜：醋白上皮。

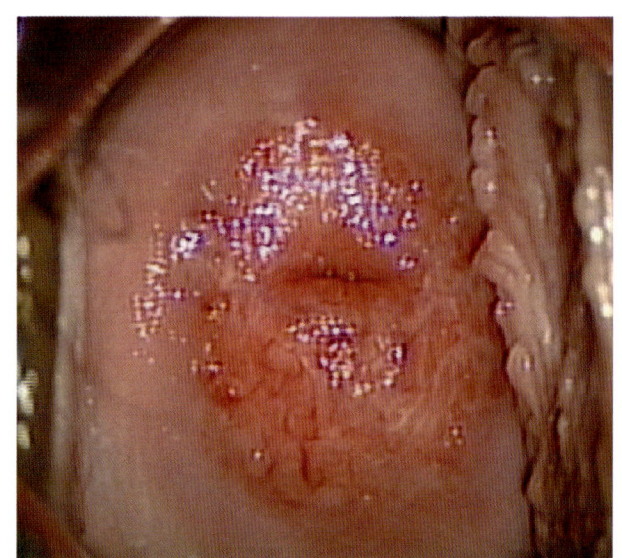

图 11-71　阴道镜：醋酸实验之前。

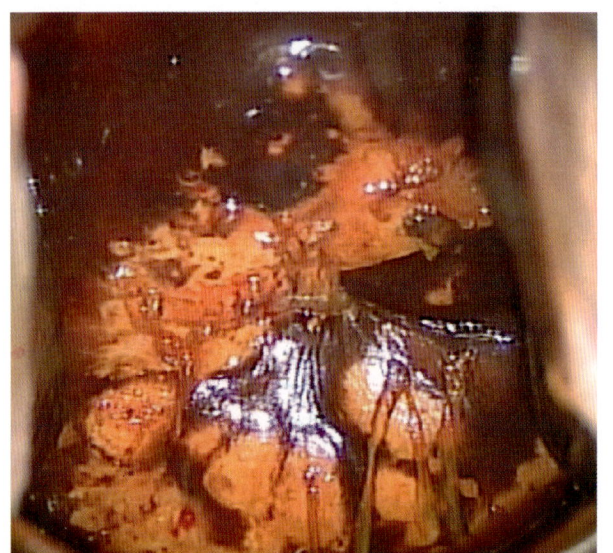

图 11-70　阴道镜：碘试验后病灶呈土黄色。

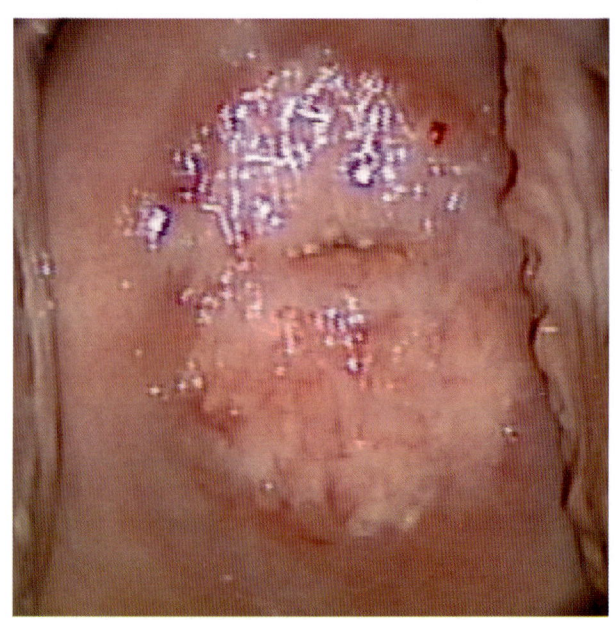

图 11-72　阴道镜：醋白上皮。

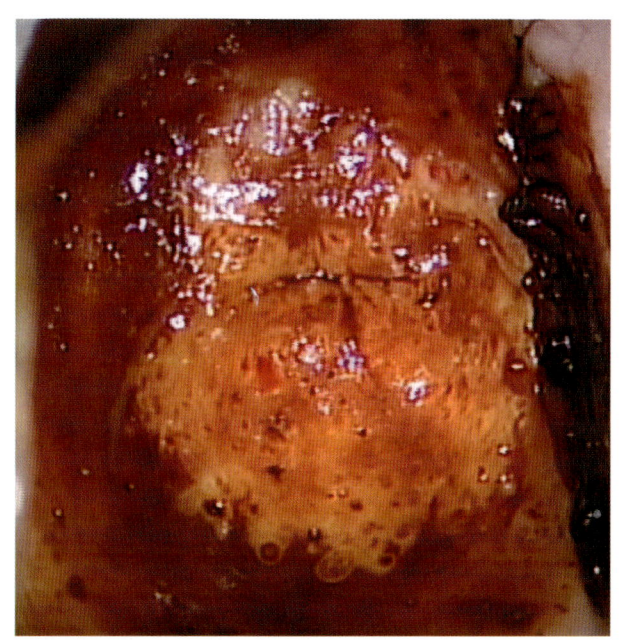

图 11-73　阴道镜：碘试验后病灶呈土黄色。

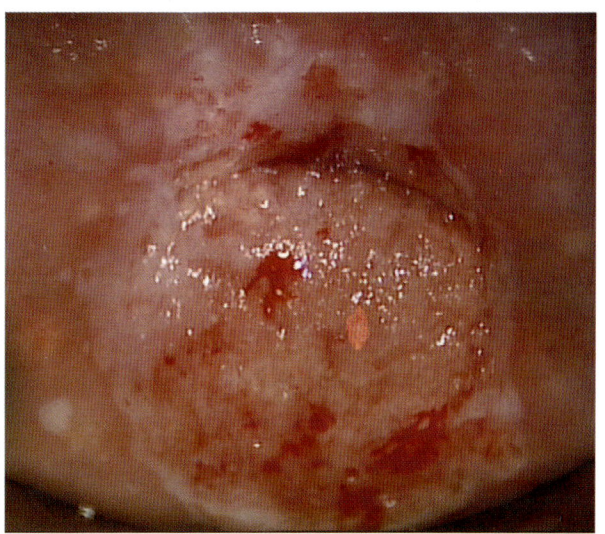

图 11-75　阴道镜：醋白上皮。

病例 18

- 52 岁，否认多性伴。
- TCT：LSIL。
- 高危型 HPV 检测阳性，RLU/CO=1673.23。
- 阴道镜下见宫颈色暗，涂 5% 醋酸后见：边界清晰、稠密的醋白上皮，碘试验后病灶呈土黄色（图 11-74，11-75，11-76）。
- 病理：4、8 点 CIN Ⅱ。

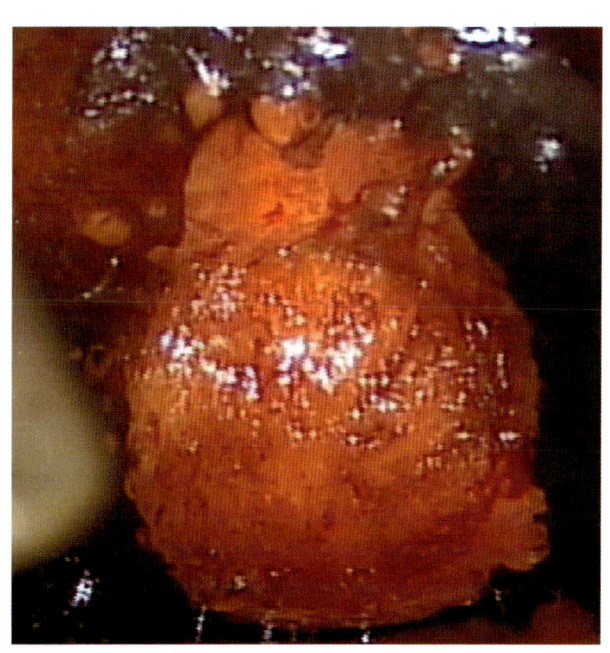

图 11-76　阴道镜：碘试验后病灶呈土黄色。

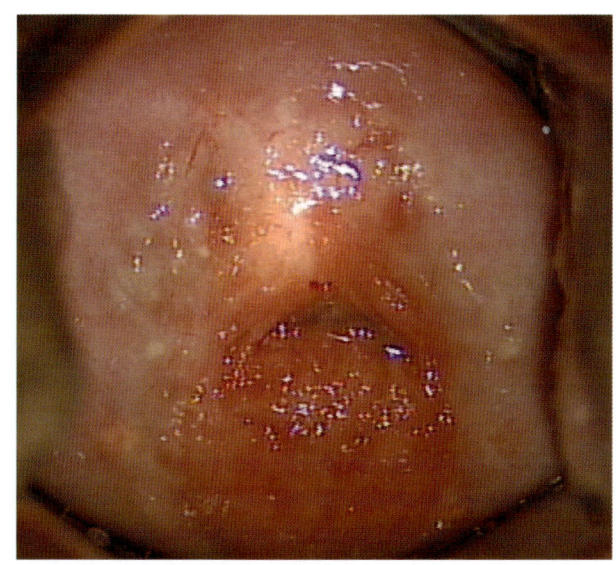

图 11-74　阴道镜：醋酸实验前。

病例 19

- 45 岁，否认多性伴。
- TCT：HSIL。
- 高危型 HPV 检测阳性，RLU/CO=533.41。
- 阴道镜下宫颈涂 5% 醋酸后见：边界清晰、稠密的醋白上皮，有镶嵌，碘试验后病灶呈土黄色（图 11-77）。
- 病理：4、8 点 CIN Ⅲ。

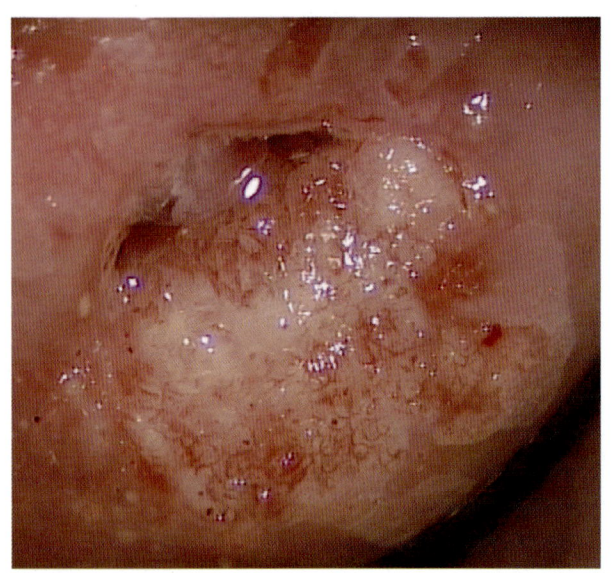

图 11-77 阴道镜：醋白上皮镶嵌。

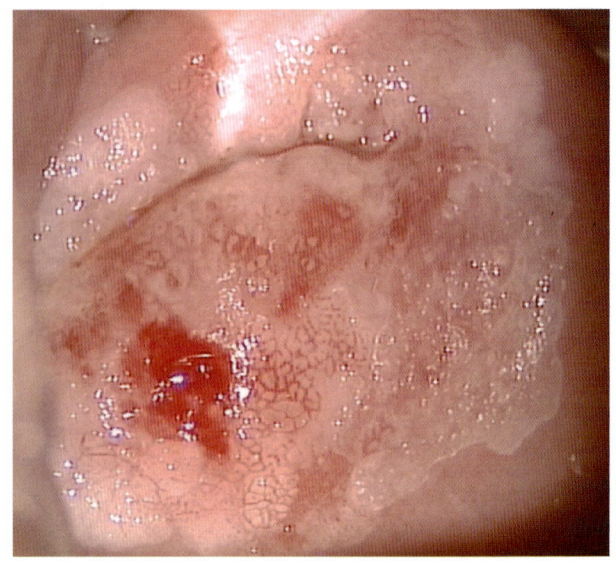

图 11-79 阴道镜：醋白上皮镶嵌。

病例 20

- 27 岁，否认多性伴，因不孕症就诊。
- TCT：HSIL。
- 高危型 HPV 检测阳性，RLU/CO = 767.43。
- 阴道镜下见：宫颈色暗，4 点处白斑，涂 5% 醋酸后见：边界清晰、稠密的醋白上皮，有镶嵌，碘试验后病灶呈土黄色（图 11-78，11-79，11-80）。
- 病理：4 点 CIN Ⅱ；8、9 点 CIN Ⅲ。

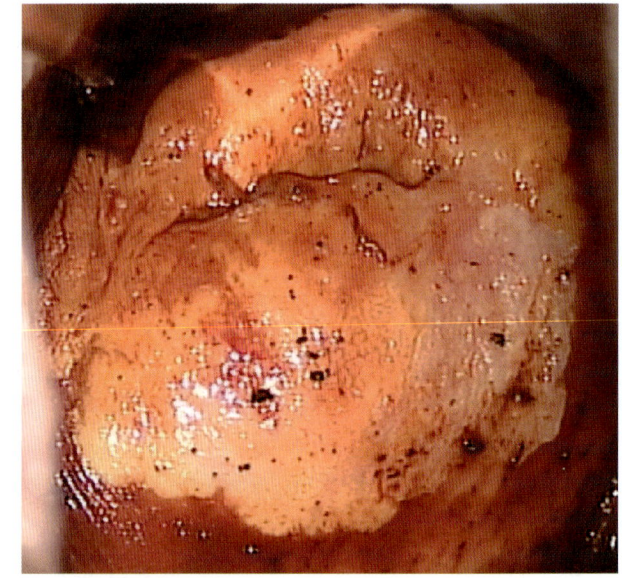

图 11-80 阴道镜：碘试验后病灶呈土黄色。

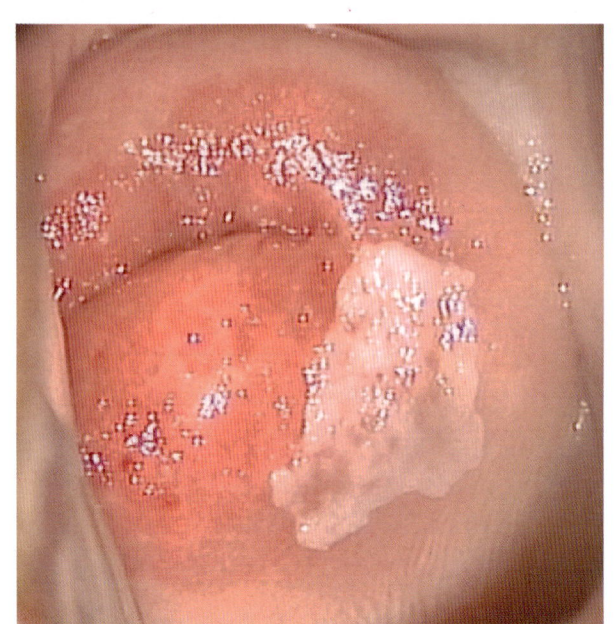

图 11-78 阴道镜。

（耿 力）

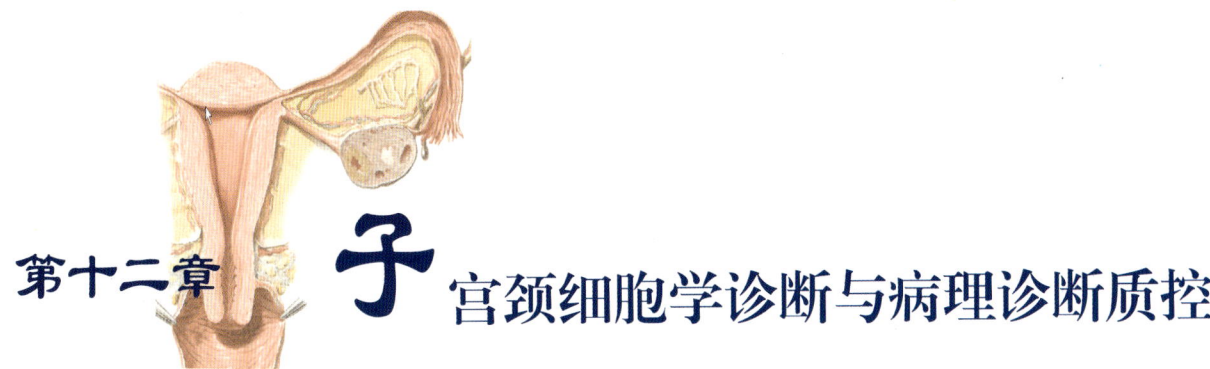

第十二章 子宫颈细胞学诊断与病理诊断质控

第一节 宫颈细胞涂片的诊断分级、异常涂片的处理及有关技术问题

宫颈阴道细胞病理学是以宫颈阴道细胞涂片辅助诊断女性生殖道癌瘤和某些非癌病变,尤其是癌前病变、宫颈临床前期癌和早期癌,以及测定女性雌激素水平情况的一种十分简便易行、经济有效,患者既无痛苦又便于随诊观察的妇科诊断方法。

据我国著名细胞学家杨大望教授的记述(1959年),阴道细胞学的发展至今已有100多年的历史,在妇科临床的应用也有60多年。1847年Pouchet首先介绍用阴道涂片研究女性月经周期变化。1917年Papanicolaou(巴氏)发表"啮齿动物阴道细胞学研究",1925年又发表"女性阴道细胞的周期性改变",1928年巴氏首次发表用阴道细胞涂片诊断子宫癌的文章,1943年他与Traut合著《以阴道涂片诊断子宫癌瘤》一书,受到妇科学家的重视,从此应用阴道细胞涂片进行宫颈癌诊查日益受到重视并逐渐推广和提高,长期以来采用巴氏Ⅴ级分类法进行阴道细胞涂片诊断:巴氏Ⅰ级为正常;Ⅱ级有非典型细胞存在,但不支持恶性,属于良性改变或炎症;Ⅲ级有非典型细胞,但不能肯定(性质);Ⅳ级有少数恶性细胞,高度可疑恶性;Ⅴ级有大量恶性细胞,有恶性证据。

我国自20世纪50年代以来亦逐步广泛采用了宫颈阴道涂片的巴氏分级诊断法对宫颈癌进行了大面积普查和防癌检查,发现了大量宫颈癌患者,并获得积极的治疗,使宫颈癌的发病率明显下降,对女性生殖道癌,尤其是宫颈癌的防治有重要意义。巴氏分级法是阴道细胞学诊断早期开发者的诊断方法,对子宫颈癌瘤的诊断十分有用。但随着细胞病理学的发展,逐渐感到巴氏分级法有不足之处:①它不能反映当今对宫颈/阴道肿瘤的认识,②未能与组织病理学诊断名词相对应,③没有规定非癌的诊断。因此近代细胞病理诊断已不可能接受巴氏分级的报告方法(见Bethesda system for reporting cervical/ vaginal cytology diagnoses,1988年)。巴氏分级法的标准已不能恰当地反映诊断的意义。

20世纪70年代以来,细胞病理学逐渐发展,一些细胞学家对炎症增生、化生、癌前病变亦进行了诊断。以后Richart在1973年提出以宫颈上皮内瘤变(cervical intraepithelial neoplasia, CIN)这个词汇替代宫颈结构不良(dysplasia)的名词,得到细胞学、组织学、病理学和妇科临床医生等各方面的支持。在细胞病理学方面亦较广泛地采用"CIN"进行诊断。1988年12月在美国Bethesda的国立癌瘤研究所召开有关宫颈/阴道细胞病理报告的研讨会上,提出宫颈阴道细胞病理学的Bethesda系统诊断报告方法,列入了CIN病变的诊断,并提出了"鳞状上皮内病变(squamous intraepithelial lesion, SIL)"这个新名词。由此,近代的宫颈阴道细胞病理诊断已不限于癌的诊断,还对妇科多种疾病、不同性质的上皮病变、上皮增生及癌前病变均进行诊断,使宫颈/阴道细胞病理学诊断报告能更好地反映病理情况,并能与临床医生相互沟通。

1991年和2001年又对Bethesda报告系统进行了修改和补充(详见宫颈/阴道细胞诊断方法所述)。

细胞病理学诊断方法是以细胞学为基础,组织病理学为指导,在细胞涂片中辨认各种正常和病理性细胞,综合分析其病变性质,达到诊断疾病或病变的目的。但要做到正确诊断,必须要求细胞病理医师,不但要掌握细胞学基本知识,而且要掌握病理学和妇科病理学的基本知识和在显微镜下良好的细胞形态辨认能力,通过专业知识培训,不断积累经验,才能提高诊断水平。组织病理检查能看到病变组织的结构,而细胞病理检查只能根据散在的、各种正常和异常细胞的形态表现及数量进行分析,推断可能反映的是哪种疾病的病理表现,因此细胞病理检查结果只是初筛检查的结果,作为进一步检查的依据,而不是最后诊断。显微镜下对各种异常上皮细胞形态的良好辨认能力和对异常涂片的综合分析、判断能力决非一蹴而就,必须经过不断的实践和提高,再实践再提高,理论联系实际、细胞涂片检查结果与组织病理检查结果相互对比和不断总结经验才能较好掌握。

宫颈/阴道细胞涂片对宫颈防癌筛查和诊查的重要作用,早已为世人公认,但宫颈/阴道细胞涂片检查最有价值之处还在于能早期诊断出临床前期子宫颈癌(即宫颈癌患者本人无症状,医生肉眼及一般临床检查也未发现异常,但可经细胞涂片防癌检查发现癌细胞,并进一步经病理检查确诊者)、早期癌和癌前病变,对癌前病变给予恰当的治疗有可能使部分患者的癌前病变发生逆转或减少其癌变的可能性,使癌前病变和早期癌患者幸得早期治疗的机会,这都对子宫癌的防治有十分重要的意义。因此,在有条件开展阴道细胞学防癌检查和普查的地区,子宫颈癌的患病率、发病率和晚期癌明显下降。1985年杨大望等收集我国各省、市、自治区1958-1982年普查资料140篇,总计普查近800万人次,在7 735 057人次普查中,共发现宫颈癌10 732例,平均患病率为138.74/10万。各地通过对宫颈癌的积极治疗后,历年检查发现宫颈癌的患病率明显下降。例如上海纺织局第一、第二、第三医院,从1958年开始,20年来每1~2年连续对所属42个工厂的女工进行普查,宫颈癌的发病率明显下降,自1958年的195.30/10万下降到1977年14.83/10万,下降13.17倍。北京市从1972年的142.42/10万下降到1980年的39.22/10万,下降3.63倍。长沙市从1974年的222.64/10万下降到1984年的11.83/10万,下降近18倍。

此外,用阴道细胞学检查方法间接测定性腺雌激素水平,亦是既简便,又可靠,又便于重复的检查方法,在临床上应用较多。

近年来宫颈阴道细胞涂片检查方法有所发展,有PAPNET电脑扫描辅助分析细胞涂片系统(computer assisted cytological test,CCT)检查。其检测程序是:按传统方法做宫颈刮片取材及涂片、染色,经过模拟人脑神经网络智能系统电脑对细胞涂片进行全面、顺序自动分析,从每张涂片中为细胞学检查人员选出128个相对最异常的细胞或视野存入录像带中,供细胞学工作者进行分析,并按Bethesda系统作出诊断报告,若有疑问,则显微镜下再检查整张宫颈细胞涂片,即CCT最后诊断仍由专业人员审定,其诊断水平仍受检查人员经验和水平的影响,但它能减少对异常细胞漏看和因视力疲劳增加漏诊的机会,大大提高工作效率和诊断水平,省时省力。CCT仅作为初筛,异常涂片仍需进行宫颈活体组织病理检查,最好是在阴道镜检查下取活检,或酌情作其他检查,根据病理检查结果和临床诊断做最后的诊断。

此外,细胞取材和制片方法上也有发展,如新柏超薄细胞检测(the thin prep PAP cytologic test,TCT),其检测程序是:用特制的刷子对颈管、鳞柱上皮转化带和宫颈鳞状上皮区域进行取材;取材后立即将收集到的细胞几乎100%从刷子转移到细胞保存液中;细胞被立即固定保存在细胞保存液中,并送到检验室,在特定的仪器上,按预定的程序制片,经过一定程序使细胞随机性的均匀分散,并吸附在玻片上,制成超薄的细胞制片,染色,封片后经有经验的专业人员阅片、检测,作出诊断,此法优点是能使收集到的细胞尽量转移到固定液中,大大减少细胞丢失并制成薄而均匀、利于分析检查的超薄制片,玻片上妨碍观察的成分很少。取材及制片的质量对细胞学诊断准确性有至关重要的影响,此法能大大提高诊断的准确性,降低假阴性率和假阳性率。

一、子宫颈及阴道细胞病理学诊断常用报告方法

宫颈阴道细胞病理学检查是对子宫颈癌及其癌前病变的一项初筛性检验，同时还能对多种妇科疾病如宫颈阴道不同性质的上皮病变、炎症和感染等进行诊断，即可包括对宫颈癌、癌前病变及非癌病变的初步诊断。

有各种不同的报告方法，常用的有以下几种：

（一）阴道细胞学巴氏Ⅴ级分类法

表 12-1 巴氏（George N. Papanicolaou）Ⅴ级分类法

级别	细胞学检查所见
Ⅰ级	未见非典型或异常上皮细胞。
Ⅱ级	有非典型细胞，但无恶性细胞特征，不提示恶性。
Ⅲ级	发现可疑恶性细胞，非典型细胞提示恶性，但不能肯定。
Ⅳ级	可疑癌。发现高度可疑癌细胞、不典型癌细胞，高度可疑癌，有待证实。
Ⅴ级	发现形态典型的癌细胞，有恶性证据。

此分类法着重检查宫颈阴道细胞涂片有无恶性细胞及恶性证据，即无恶性细胞或有可疑恶性细胞、高度可疑恶性细胞和癌细胞；换句话说就是无宫颈癌；或是可疑、高度可疑宫颈癌及癌。巴氏Ⅲ级及以上应作进一步检查。

此分类法没有对宫颈阴道的非癌疾病进行诊断。

（二）全国宫颈癌防治协作会议制定的分级

根据1978年7月全国宫颈癌防治协作会议规定，阴道细胞涂片的定级标准如下：

Ⅰ级　未见异常上皮细胞 — 正常

Ⅱ级　有异常细胞，但均为良性，多为炎症所致，Ⅱ级又分为：

Ⅱ A　轻度（炎症）核异质细胞，变形细胞（老年性阴道炎包括在内）。

Ⅱ B　重度（癌前）核异质细胞，细胞形态明显异常，但肯定属于良性范围，需要定期复查。

Ⅲ级　可疑恶性细胞：①性质不明确细胞；②细胞形态明显异常、难于肯定良性还是恶性；③未分化的或退化的可疑恶性细胞与恶性细胞裸核，需要近期复查核实。

Ⅳ级　有待证实的癌细胞（有高度可疑恶性细胞），细胞具有恶性特征，但细胞恶性形态不够典型或虽然典型而数目太少而需要核实。如高度可疑的未分化的或退化的癌细胞或少数低分化的圆形癌细胞。

Ⅴ级　有癌细胞，细胞恶性特征明显，或者数目较多，可以确定为恶性。如高度分化的鳞癌或腺癌细胞，成群未分化的或低分化的癌细胞。

ⅡB以上、尤其是Ⅲ级以上者应进一步检查。此分类法有非癌、可疑及癌的诊断。

（三）宫颈/阴道细胞学的Bethesda系统诊断报告方法

Bethesda系统诊断报告方法（The Bethesda System for reporting cervical/vaginal cytologic diagnoses, 1988），简称TBS分类法。2001年TBS称为子宫颈细胞学Bethesda诊断报告系统（The Bethesda System for reporting cervical cytology diagnoses）。

此分类报告方法是1988年12月，在美国马里兰州、Bethesda城，由美国癌症研究所（National Cancer Institute, NCI）召开，有50多位专家出席的宫颈/阴道细胞学诊断报告方法专题研讨会上提出的；同时还提出描述宫颈上皮内病变的两个细胞学新名词，即①低度鳞状上皮内病变（Low-grade squamous intraepithelial lesion, LSIL 或 LGSIL），相当于组织学的CIN Ⅰ（cervical intraepithelial neoplasia, CIN），可包括HPV（human papillomavirus）感染的细胞学改变；②高度鳞状上皮内病变（high-grade squamous intraepithelial lesion, HSIL 或 HGSIL），相当于CIN Ⅱ和CIN Ⅲ，包括原位癌。后来在1991年和2001年进行两次修订。此报告方法自1988年使用至今仅20多年，并又经过两次修改，仍能看到不同时期的TBS分类报告，故将其依次列出，以便了解其差别。

TBS（1988年）诊断报告方法（The Bethesda System for reporting cervical/vaginal cytologic diagnoses, 1988）:

1. 标本质量

满意

大致满意（或基本满意），但有不足（描述其不足的原因）

不满意（描述其原因）

2. 概述性诊断（选择性诊断）

在正常范围之内

良性的细胞改变（见描述性诊断）

上皮细胞异常（见描述性诊断）

3. 描述性诊断

(1) 良性的细胞改变

感染
- 滴虫性阴道炎
- 真菌，形态学拟似白色念珠菌
- 阴道菌群，主要为球菌
- 形态学拟似放线菌
- 单纯疱疹病毒所致的细胞学改变
- 其他

反应性改变
- 炎症（包括典型的修复现象）
- 萎缩性改变及萎缩性阴道炎
- 放射后改变
- 放置宫内节育避孕器后改变
- 其他

(2) 上皮细胞异常

鳞状上皮细胞异常
- 不典型鳞状上皮细胞（ASC），ASCUS（atypical squamous cells of undetermined significance）：意义未能确定或称为意义不明的不典型鳞状上皮细胞。
- 低度鳞状上皮内病变（LGSIL 或 LSIL），包括人乳头瘤病毒（HPV）感染，轻度非典型性增生（CIN Ⅰ）
- 高度鳞状上皮内病变（HGSIL 或 HSIL），包括中、重度非典性增生和原位癌，CIN Ⅱ，CIN Ⅲ
- 鳞状细胞癌（squamous cell carcinoma, SCC）

腺上皮细胞异常
- 宫颈管内膜细胞
- 子宫内膜细胞，子宫内膜细胞在绝经后妇女的涂片中出现，应警惕。
- 不典型腺上皮细胞（atypical glandular cells of undetermined significance, AGUS），其意义未能确定，或称为意义不明的腺上皮细胞。
- 宫颈内膜腺癌
- 子宫内膜腺癌
- 子宫外的腺癌
- 腺癌，来源不明
- 其他恶性肿瘤（指出其特征）

(3) 内分泌水平评估（从阴道侧壁上 1/3 处取材）

内分泌水平与年龄及病史相符

内分泌水平与年龄及病史不相符（描述其表现）

内分泌水平不能评估（描述其表现，指出可能原因）

注：

* 对意义不明确的不典型鳞状上皮细胞，应尽可能进一步定性，即指出其倾向于反应性改变、癌前病变或癌。

** HPV 感染所引起的细胞学改变，挖空细胞、异型增生及异常角化细胞，应列入 LGSIL。

*** 在月经期、月经期前后子宫内膜细胞可出现在涂片上，其他时期或绝经后妇女涂片有子宫内膜细胞属异常情况，应提高警惕，找寻原因。

ASCUS：（1988 年 TBS 分类）及 ASC-US（2001 年 TBS 分类，2001 年 TBS 将 ASCUS 分为 ASC-US 和 ASC-H 两类，见后），ASCUS 和 ASC-US 英文均为 atypical squamous cells of undetermined significance，意义不明的不典型鳞状上皮细胞。

AGUS：atypical glandular cells of undetermined significance，意义不明的腺上皮细胞。

TBS: the Bethesda system for reporting cervical/vaginal cytologic diagnoses（1988 年）/ the Bethesda system for reporting cervical cytologic diagnoses（2001 年）

LSIL（LGSIL）：low-grade squamous intraepithelial lesion，低度鳞状上皮内病变。

HSIL（HGSIL）：high-grade squamous intraepithelial lesion，高度鳞状上皮内病变。

SIL: squamous intraepithelial lesion，当不能确定是 LSIL 还是 HSIL，有时可用 SIL，表示 SIL 的程度（级别）不能确定诊断。

HPV: human papillomavirus，人乳头瘤病毒。

CIN: cervical intraepithelial neoplasia，宫颈上皮内瘤变。

1988年TBS分类法不但要对细胞病理学检查情况（即上皮细胞的变化）有概括性（概述性）的诊断，而且还要有具体详细的描述性诊断，同时还对送检标本的质量作出评价，因为标本的质量对诊断的正确性有重要的影响。

根据下列情况对送检标本（细胞涂片）作出满意和基本满意和不满意3种评价：

（1）送检申请单患者姓名、年龄、末次月经时间、简要病史，标本取材部位与检验目的是否填写清楚完全；

（2）送检涂片的标记是否清楚；

（3）涂片上细胞是否涂抹均匀、薄厚合适，涂有细胞的面积占载玻片的1/3以上；

（4）在绝经前妇女的宫颈细胞涂片中至少可见两堆5～10个宫颈内膜细胞，或一堆10个以上宫颈内膜细胞或化生细胞（反映取材时已刮到宫颈鳞状上皮与柱状上皮交界处——编者注）。绝经后妇女，因宫颈萎缩变小，刮片时未能部分伸入宫颈管取材，常刮不到宫颈内膜细胞；

（5）固定是否良好或不及时；

（6）标本细胞重叠以致难以识别或细胞太少，无法诊断；

（7）涂片成分主要为血液、白带、坏死物质；

（8）标本取材部位不详及检查部位不明等。

- 涂片质量满意：细胞涂片能为诊断提供足够的上皮细胞成分、涂片薄厚适当等。
- 涂片质量基本满意：对诊断能提供较多的上皮细胞成分，但有些不足之处，如育龄妇女涂片无宫颈内膜细胞、固定不及时、未及时送检等。
- 涂片质量不满意：上皮细胞太少，涂片主要为血涂片、白带、细胞过分溶解或退变，难以下诊断，需要再次取材送检。

此外，涂片背景的非上皮成分，也对诊断有一定意义，如见滴虫或真菌，可诊断滴虫或真菌感染。

TBS（2001年）诊断报告方法

TBS系统（1991年）分类：略，见参考文献。

2001年TBS（The Bethesda系统，2001年）分类法（The Bethesda System for reporting cervical cytology diagnoses, 2001）

1. 标本质量

满意

不满意

2. 一般分类（概述性分类或总的分类）

未见上皮内病变或恶性

上皮细胞不正常（异常）

其他

3. 解释（判读）

（1）未见上皮内病变或恶性病变（上皮内病变或恶性病变阴性）
- 微生物
- 滴虫
- 形态类似真菌
- 穹隆分泌物提示细菌性阴道病（BV）
- 细菌形态类似放线菌属（Actiomyces Species）
- 细胞变化提示单纯疱疹病毒感染
- 其他非新生物表现
- 与炎症有关的细胞反应性改变（包括典型修复）
- 放射后改变，宫内避孕器，子宫切除后有腺细胞，萎缩

（2）上皮细胞异常

鳞状上皮细胞异常
- 不典型鳞状细胞（ASC）
- ASC-US，意义不明的不典型鳞状上皮细胞
- ASC-H,（can not exclude HSIL），不典型鳞状上皮细胞，不除外高度鳞状上皮内病变
- 低度鳞状上皮内病变（LSIL），包括HPV感染,轻度非典型性增生(CIN I)
- 高度鳞状上皮内病变（HSIL），包括中、重度非典型性增生,CIN Ⅱ，CIN Ⅲ
- 鳞状细胞癌（SCC）

腺细胞异常
- 不典型腺细胞（AGC），atypical glandular cells
- 不典型腺细胞倾向瘤变，atypical glandular cells，favor neoplastic
- 宫颈内膜腺原位癌（AIS），endocervical adenocarcinoma in situ
- 腺癌 Adenocarcinoma

其他并不强调需列出

4. 自动检测及辅助检查
5. 教育和建议

注：未提及内分泌评估

2001年TBS分类的修改是经过广泛讨论后制定的，事前8个月内九次开会，讨论起草修订TBS建议书，以互联网报告栏方式在世界上广泛征求修改意见，共收到1000多条建议。该会议有400人出席，全世界44个专业学会，20个国家的病理学家、细胞学家、临床医生及患者代表参加，主要研讨TBS使用中的问题和诊断标准。2001年9月6日至8日美国阴道镜和宫颈病理学会召开会议，经过29个专业组织的121名专家讨论后制定了：宫颈细胞学异常和组织学诊断为宫颈上皮内瘤变的2001年临床处理指南，作为宫颈细胞学检查结果异常进一步检查及处理的参考，中华医学会妇产科分会、《中华妇产科杂志》编辑委员会，曾发表妇科常见恶性肿瘤诊断与治疗规范（草案）。

TBS分类的主要贡献在于创立了一个检验报告的标准框架，对标本质量进行评价，有概述性诊断和描述性诊断（2001年TBS改为以"判读"或"解释"来表示），制定并采用宫颈细胞学检查结果的统一术语，有利于临床医生、细胞病理学和病理学工作者之间的相互沟通，有利于国内和世界的交流。建议尽量采用TBS分类法。

以上的各种分类方法，目前仍可采用。FIGO建议推广应用Bethesda系统诊断报告方法，我国大城市的一些医院已经开始逐渐较广泛使用TBS分类法，使用过程尚需逐步完善，目前正积极准备，向全国推广。

TBS分类报告系统不是针对某一特定收集标本方法和制片方法而提出的，不同的收集标本方法和制片方法均可使用TBS分类。

（四）几种分类法的比较

不管采用哪种分类方法，最重要的是筛出宫颈癌前病变、可疑癌、早期宫颈癌或癌患者。重点是筛出HSIL及以上的异常涂片，判定细胞涂片所反映的病理情况属于良性、可疑恶性或是恶性。就宫颈防癌检查而言，宫颈/阴道细胞涂片只作宫颈癌的初步筛查，涂片结果异常是对患者作进一步检查和作哪些检查的依据，最后的确诊及治疗方案应依据子宫颈活体组织病理检查结果和临床诊断（图12-1）。

此外尚应了解宫颈上皮非典型增生、宫颈上皮内瘤变（CIN）与宫颈鳞状上皮内病变（SIL）三者的关系。见表12-2。

二、宫颈细胞学检查结果异常的处理

宫颈细胞学检查结果是以细胞学形态为基

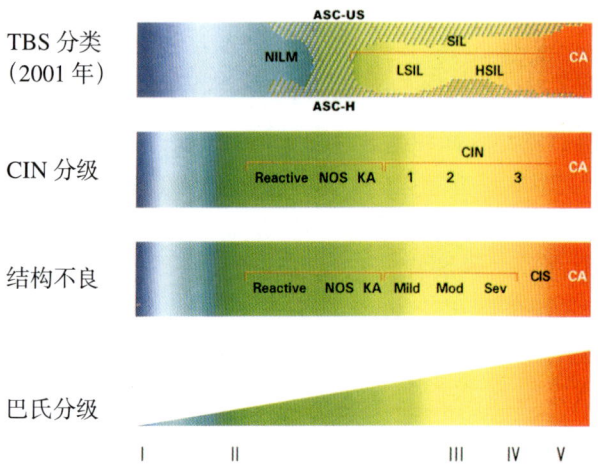

图 12-1 子宫颈细胞学诊断的几种分类方法的比较。（引自Dana Solomon，Ritu Nagar. The Bethesda system for reporting cervical cytology, 2nd edition, 2004年.）

对鳞状细胞4种细胞学分类法的比较：Bethesda 2001年，CIN命名法，异型增生命名法和巴氏分类法（在插图中未表明比例）。插图的末尾是缩写字的说明。彩色分级图像代表的区域强调细胞学所见在形态上的连续性以及分类之间不能截然划分的移行状态。蓝色图影＝阴性；绿性＝可疑；黄色＝低级别上皮内异常（大概为HPV感染）；橘黄色＝高级别上皮内异常（大概为HPV相关性上皮内瘤变），红色＝癌。巴氏分类法是根据患者宫颈或生殖道内（编者注）潜伏癌的危险性，以楔形图解为代表，从Ⅰ级到Ⅴ级表示危险性的增加。

2001 Bethesda系统：ASC-US及ASC-H以点为代表，横跨几个分类，强调这些分类的非等级性。大多数ASC-US反映了区分反应性变化与LSIL间的困难。而大多数ASC-H反映了反应性（不成熟）化生与HSIL需要鉴别。SIL仍分为两类：LSIL包含了主要反映HPV感染的变化（免除了挖空细胞非典型性与LSIL间的区分），而HSIL意味着高危性病变，包含了癌前驱病变。

CIN，子宫颈上皮内瘤变；SCU-US，非典型鳞状细胞、意义不明确；ASC-H，非典型鳞状细胞、不除外高级别鳞状上皮内病变；NILM，无上皮内病变及恶性病变；ASC，非典型鳞状细胞；SIL，鳞状上皮内病变；LSIL，低级别鳞状上皮内病变；HSIL，高级别鳞状上皮内病变；KA，挖空细胞非典型性（HPV作用）；HPV，人乳头瘤病毒；CA，侵袭性癌；NOS，非特异；Mild，轻度异型增生；Mod，中度异型增生；Sev，重度异型增生；CIS，原位癌。

表 12-2　宫颈上皮非典型增生、CIN 与 SIL 三者之间的关系

病理学诊断名词		细胞病理学诊断名词
非典型性增生	CIN	SIL
轻度非典	CIN I	LGSIL（低度 SIL），CIN I，包括 HPV 感染表现
中度非典	CIN II	
重度非典 →	CIN III →	HGSIL（高度 SIL），包括 CIN II 及 CINIII
原位癌 ↗		

础，以组织病理学为指导所作出的判读（判断），是根据分散的、无组织结构的、异常的细胞结构表现，推断其可能反映哪种病理情况，因常会受到各种因素（如取材、制片、染色、阅片等环节）的影响，所以细胞学诊断是病理学诊断中较困难的部分，有增加误诊或漏诊的可能。此外还会受到阅片者的水平和经验等主观因素的影响，因此宫颈细胞学防癌检查是一项初筛，可看作是细胞工作者和临床医生的会诊和沟通，是作进一步检查的依据。细胞学工作者多学习一些相关的病理知识，对提高诊断水平及准确性会有重要的帮助。

凡宫颈细胞涂片（抹片）检查结果异常，均应依据不同的结果并结合临床诊断，酌情作进一步检查及治疗。

根据细胞学检查报告为炎症、感染者，可进行相应治疗及随诊。

对疑有宫颈癌前病变（CIN）、可疑癌、早期癌或癌者，即 ASC-US 及以上级别异常结果应根据细胞学不同的异常结果并结合临床诊断，作进一步检查和处理。即使细胞学检查"阴性"，但临床表现却怀疑可能是可疑癌或癌者，也应作进一步检查，以免漏诊，因为细胞学检查有时会因多种因素的影响而产生"假阴性"。

异常细胞涂片作进一步检查的项目取决于细胞学报告的异常程度及患者的具体情况，可酌情分别采取不同的进一步检查方法，其中包括重复作宫颈细胞学检查；阴道镜检查、阴道镜下取宫颈多点活体组织作病理检查（活检）；疑为宫颈腺癌或子宫体腺癌累及宫颈管者应作颈管诊刮术，疑为宫内膜异常者应作诊断性刮宫或分段诊刮；以及高危型 HPV DNA 检测等。

各种检查的目的和作用不同

（1）宫颈细胞学检查：是一项初筛检查，用于初诊，便于复查及随诊。如涂片（抹片）异常结果与病理检查结果差别较大时，应分析原因并复查原始涂片。

（2）高危型 HPV DNA（high Risk-HPV DNA，HR-HPV DNA）检测：目前认为高危型 HPV 长期持续感染是宫颈癌前病变及癌的主要病因，检测目的是了解是否有高危型 HPV 感染，以便筛出高危人群；推断 CIN 的发展趋向，是一项有意义的辅助诊断和参考。为避免对 HPV DNA 检测阳性患者的过度治疗，应根据 HPV 所引起的病变、病理检查结果和临床诊断进行治疗；而对单纯 HPV DNA 检测阳性、但宫颈细胞学及病理学检查均无改变者，只需密切随诊观察、酌情处理。

（3）阴道镜检查：只能看到宫颈表面情况及血管形态，了解宫颈病变范围大小、性质及程度，但不能作为最后确诊，指导定位取活检对提高异常病变检出率有重要作用。当活检病理结果与细胞学检查结果明显不符，又涉及临床下一步该如何处理时，应复习原来涂片诊断是否正确，注意分析到底是活检没有取到病变最重的部位、还是原来涂片的细胞学诊断过高或过低，阴道镜检查是否满意等，如阴道镜检查不满意及可疑病变可能在颈管时，要补作宫颈管诊刮术，相互比较，有利于作出正确的诊治和增长经验与才能。

（4）宫颈活体组织病理学检查：确诊宫颈病变的性质及程度，与临床诊断相结合，作为治疗方案的依据。

（5）颈管诊刮、诊断性刮宫和分段诊刮：分别了解颈管及子宫内膜情况，刮出的组织应全部送病理检查。

（6）宫颈锥切术。

注：本文异常涂片进一步检查结果以（－）或（＋）表示，其含义是：

细胞学或阴道镜检查（-）：表示未发现CIN和（或）以上级别病变表现。

细胞学或阴道镜检查（+）：表示发现疑有CIN和（或）以上级别病变。

高危型HPV DNA（HR-HPV）检测（-）：表示未检出高危型HPV DNA。

高危型HPV DNA（HR-HPV）检测（+）：表示检出高危型HPV DNA。

宫颈活体或颈管内膜或子宫内膜组织病理学检查（+）：表示有CIN及更重的相关病变。

宫颈活体组织病理学检查（-）：表示无CIN及更重病变。

阴道镜检查满意：指能观察到宫颈原始鳞柱上皮交界处和新的鳞柱上皮交界处之间的宫颈转化区（转化带）全部。

阴道镜检查不满意：不能观察到宫颈转化带全部。鳞柱交界或转化带部分或全部隐藏于宫颈管内。

（一）ASC的处理

ASC（atypical squamous cells），2001年TBS分类将ASC又分为ASC-US和ASC-H两类：ASC-US（atypical squamous cells of underminded significance）意义不明的不典型鳞状（上皮）细胞。ASC-H（atypical squamous cells, cannot exclude HSIL），不典型鳞状细胞、不能除外高度鳞状上皮内病变。

根据国外文献报道ASC可能有5%~17%宫颈病理证实为CINⅡ及CINⅢ。浸润癌的危险是0.1%~0.2%。

ASCUS和ASC-US都是意义不明的非典型鳞状上皮细胞，其区别是ASCUS（atypical squamous cells of undermined significance）表示是按TBS（1988年）分类；

ASC-US表示是按TBS（2001年）分类。ASCUS所包括宫颈病变的程度可比ASC-US较重及较广，阅读细胞学报告时应注意区分。

1. ASC-US（atypical squamous cells of undermined significance）的处理：

可分别选作阴道镜检查、高危型HPV DNA检测或重复阴道细胞学检查。注意参考阅片人的建议。

高危HPV DNA检查（-）：6个月后复查细胞学检查。两次细胞学阴性转为常规筛查。

高危HPV DNA检查（+）：行阴道镜检查，根据宫颈活体病理检查结果进行处理。

HPV（+）、病理学（-）：6个月复查细胞学或12个月复查HPV。

HPV（+）、病理学（+）：及时行相应处理。

阴道镜检查满意：

活检病理检查（+）：相应处理。

活检病理检查（-）：6个月复查细胞学或12个月复查HPV。

阴道镜检查不满意，应加作颈管搔刮术（endocervical curettage，ECC）。

如认为ASC-US可能与炎症有关，可治疗后复查宫颈细胞学涂片；可能与宫颈阴道上皮萎缩性炎症有关，患者又无使用雌激素的禁忌证，可先做雌激素增生（增殖）试验，全身或阴道局部应用少量雌激素7~14天后，再做宫颈细胞涂片检查。

2. ASC-H的处理：

(1) 做阴道镜检查及取宫颈活检

(2) 高危型HPV DNA检测

阴道检查满意：

活检病理检查（+）：不论HPV（+）或（-），均进行相应处理。

活检病理检查（-）：不论HPV（+）或（-），4~6个月复查细胞学。HPV（+）者6个月后复查细胞涂片，必要时再作阴道镜检查。

阴道镜检查不满意：加作颈管搔刮术（ECC），并送病理检查。

应强调指出：为避免对ASC的过度治疗，凡未经组织病理学证实有CIN者，不应常规进行宫颈诊断性电切术（loop electrosurgical excision procedure，LEEP），不允许只依靠细胞学判读结果就直接进行治疗。

（二）LGSIL（low-grade squamous intraepithelial lesion）的处理

检查处理方案与ASC-H相同

（三）HGSIL（high-grade squamous intraepithelial lesion）的处理

立即阴道镜检查及宫颈活检。依据病理检查结果及临床诊断进行处理，根据患者的具体情况和要求作出个体化的诊治方案。

可同时作 HR-HPV DNA 检测。

（四）鳞状细胞癌（squamous cell cervical cancer, SCC）的处理

立即行阴道镜检查及宫颈活检，可同时做 HR-HPV DNA 检测。根据病理检查结果及临床诊断处理及追踪。如临床检查已高度可疑宫颈癌或癌者，有时也可碘染后直接取活检，其余处理及随诊同 HGSIL。

（五）AGC（Atypical glandular cells）的处理

1. 尚未定性的 AGC（"glandular cells" not otherwise specified，AGC-NOS）：做阴道镜检查、宫颈活检及宫颈管内膜组织病理检查。

病理检查结果（－）：4～6 个月重复细胞学检查，连续 4 次（－）转为常规筛查。

病理检查结果（＋）：酌情作相应处理。

2. 倾向肿瘤的 AGC（atypical glandular cells, favor neoplastic）：作阴道镜检查、宫颈活检及颈管内膜诊刮活检，酌情是否需做分段诊刮或诊断性刮宫。

阅片时首先要尽量区分异常细胞是 AGC 还是 ASC，是 AGC 要尽可能区分是宫颈内膜还是宫内膜细胞异常。若能判定是宫颈内膜细胞异常，作颈管诊刮，送活检；是宫内膜细胞异常，作分段诊刮或诊刮；不能区分是宫颈内膜还是宫内膜细胞异常，作分段诊刮。

阴道镜及宫颈活检（－）：仍疑病变在颈管内，做颈管搔刮术（ECC），有时还需酌情考虑是否需做冷刀锥切。

阴道镜及宫颈活检（＋）：做相应处理。

也许有人会问为什么涂片异常诊为 AGC，还建议行阴道镜检查及取宫颈活检？这是由于宫颈细胞学防癌检查筛出宫颈鳞状上皮内病变和鳞状细胞癌、筛出 HSIL 及以上病变比筛出腺细胞异常和腺癌更敏感的一项检查，因为腺癌细胞的异型性和多型性不如鳞状上皮癌细胞的异型性和多型性明显，尤其是高分化鳞癌细胞。诊断腺上皮病变及腺细胞异常的敏感度受取样和判读经验双重因素的影响和制约，因而有增加误判和漏诊的可能。腺癌细胞还要与低分化鳞癌细胞相鉴别。只有能明确判定是腺癌细胞时，才仅酌情只作颈管诊刮、诊刮或分段诊刮。

（六）宫颈内膜腺原位癌（AIS, endocervical adenocarcinoma in situ）及腺癌（adenocarcinoma）处理

立即酌情选作阴道镜检查加颈管搔刮术，取宫颈及颈管活检送病理检查。疑子宫内膜癌者作诊断性刮宫或分段诊刮术，其余处理及随诊参考 HGSIL 及 AGC。

宫颈细胞涂片检查结果异常处理总结见图 12-2。

经细胞学筛查后疑为宫颈上皮内瘤变或已经病理检查诊断为 CIN 者，均可进一步作高危型 HPV 检查，以确定高危人群，这有助于对宫颈癌前病变发展趋势的估计、随诊和处理，有一定的参考意义。CIN Ⅱ 同时合并高危型 HPV 长期持续感染者，应视为可发生宫颈癌前病变及癌的高危人群、密切随诊。

三、为提高诊断水平应注意的问题

为提高宫颈阴道细胞学检查的诊断水平和质量，各有关人员需共同努力，认真做好以下各点：

（一）取材好

用刮片或特制刷子取材，取材是否全面和恰当对诊断有至关重要的影响。事前一天避免性交

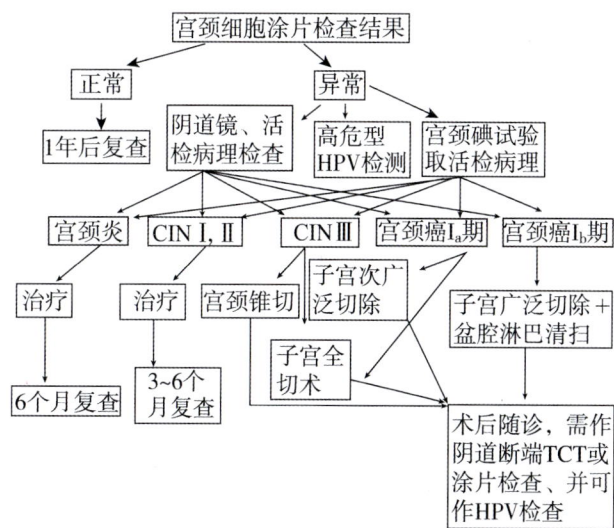

图 12-2 宫颈细胞涂片检查结果异常处理。

注：①若每年涂片检查，连续三年均正常，可 2～3 年后复查。

②如阴道镜检查不满意或疑病变可能在颈管内可作颈管诊刮术，为除外子宫内膜病变需作诊断性刮宫或分段诊刮。

③如因患者情况特殊，对 CIN Ⅲ 者行宫颈锥切术，术后必须注意治疗是否彻底并密切观察随诊。

及阴道冲洗，近日未用阴道坐药。窥器可蘸生理盐水，忌用油类及肥皂水。若用油作润滑剂应避免油接触宫颈。在检查盆腔前先作刮片或取材。取材要全面，由宫颈下唇至宫颈上唇顺序刮一圈，尽可能包括鳞柱上皮交界处和部分颈管下段。如用特制专用刷子取材，一般顺序360°刮5圈，用力要适中。若白带及宫颈黏液太多，应先用棉花将白带擦去后再取材，疑为子宫内膜癌或宫颈管腺癌者可同时取后穹隆液体作细胞涂片检查。

（二）涂片好

取材以后必须立即均匀涂于载玻片上，均匀用力向一个方向涂去，使细胞均匀地、厚薄适中地平铺在玻片上。如用刷子取材作液基细胞学检查，应立即按要求将刷子放在专用液体瓶内。

（三）固定好

涂片涂好后立即将载玻片固定在95%的乙醇中，最少固定15分钟。及时固定才能使细胞形态保存较好。玻片之间要分开固定。如涂片固定前已在空气中干燥，因胞质脱水可使细胞收缩，会被误认为是细胞核增大，此外如细胞干燥后才固定，还会影响染色质量。

（四）染色好

染色的好坏很影响观察。涂片不宜放置过久，否则会明显影响染色质量。

（五）阅片好

看阴道细胞涂片一定要按顺序，由左上方至右下方，上下移动涂片时，视野要稍有重叠，力求全面，避免遗漏。先用低倍显微镜观察，遇可疑之处或需鉴别之处再转高倍仔细观察、分析，在"可疑"之处用墨水"打点"，以备复查。因为刮下的异常脱落细胞，涂片时会散在玻片各处，如不按正确的方法阅片，很容易漏看异常的细胞。阅片需要一定的经验和认真负责的精神。要学会区分宫颈鳞状上皮、宫颈柱状上皮和子宫内膜上皮细胞；要会辨认非上皮成分和炎症引起的细胞形态改变。更重要的是要认识非典型鳞状上皮细胞、核异质细胞、鳞癌细胞和腺癌细胞的特点，不但要注意单个细胞，而且要注意涂片的全面情况及细胞之间的差别，包括涂片的背景等，最后根据涂片所见，定出该涂片的TBS分类诊断报告或按其他分类方法所定的级别。遇有困难时，应经过会诊或再对涂片复查、互相讨论和复核，既要尽量减少漏诊、误诊，尤其是ASC-H和HSIL及以上级别的涂片；又要防止由于细胞学过诊而导致不必要的进一步过度检查和治疗。

漏诊原因可能有：①取材不全面，没取到异常的上皮细胞；②已取到异常的上皮细胞并在细胞涂片中出现，但由于阅片方法不对，漏看；③异常细胞检查时已发现，由于经验不足或其他原因，对其异常的情况解释不妥或错误。

看片时只注意单个细胞，没注意观察分析涂片异常情况所反映的矛盾现象。如晚期癌继发感染时，细胞涂片常因刮片时出血致使癌细胞不多，感染又引起癌细胞变性坏死，使癌细胞形态不典型和背景脏，易发生"假阴性"。又如若涂片同时出现底层细胞核异质，底层细胞增加和超常角化现象（雌激素水平高、并与患者年龄及月经周期不符合），这就反映上皮生长不正常，因为雌激素水平高、又无炎症时，不应该底层细胞和底层核异质细胞增多，对这些矛盾现象应引起注意。对单个细胞作鉴别诊断时以观察核的结构与核浆比例最为重要，胞质的染色无多大关系，但观察细胞的形态有助于判定细胞的来源。观察细胞核时注意核的大小和核浆比。核膜是否增厚、厚薄是否一致、核边缘是否整齐、核外形如何、核染色质是否增多、染色深浅，染色质颗粒形状大小是否一致、分布是否均匀，核仁体积和数量，核与核之间形状、大小、染色深浅的差别，癌细胞核与核之间上述表现差异明显。

底层细胞重度核异质与宫颈内膜细胞核异质往往可能是癌瘤的伴随现象。一群细胞在一起时，要比较细胞、细胞核与裸核之间的形状、大小、染色深浅的差别。细胞排列在细胞涂片中远不如组织切片观察得清楚，但可能时，也应注意细胞之间的关系。类似腺腔样排列，对腺细胞尤其腺癌诊断有重要的参考价值。

一般来说，炎症时细胞变化比较普遍而轻，变化多在表、中层细胞，也可见于底层细胞。宫颈糜烂时可出现炎症改变的底层细胞和颈内膜细胞。核异质细胞、不典型鳞状上皮细胞只发生在少数细胞，有时核变化程度可比较明显，癌细胞之间差别显著。局灶性早期癌的涂片可只见在大量正常细胞中仅散在少数癌细胞，晚期癌可见多数癌细胞。宫颈癌合并感染刮片取材时易引起出血,细胞涂片可表现为血涂片中仅散在少量癌细胞、退变可疑或高度可疑癌细胞及其裸核,很易发生漏诊,导致"假阴性"诊断。

注意形态近似的良、恶性细胞的鉴别。细胞的异型性要以其母细胞作标准来比较,不能以鳞状细胞癌的形态特征来作为衡量是否是腺癌细胞、是否是不典型腺上皮细胞的标准。腺癌细胞和 AGC 应以正常宫颈内膜细胞和宫内膜细胞形态特征为标准来比较。

总之,对宫颈阴道细胞涂片诊断癌时,不但要注意单个细胞的改变,细胞核的表现,同时要注意细胞之间的差别和涂片背景。发现癌前病变、可疑癌或癌细胞,都必须做宫颈活体组织病理检查,最好是在阴道镜检查下取活检;可疑腺癌应刮宫颈管或作分段诊断性刮宫,疑子宫内膜癌应作诊刮或分段诊刮,刮出物应全部送病理,均需依据病理检查结果和临床检查作最后诊断,并给予治疗和随诊。如细胞学与病理检查结果明显不符应分析原因。

(六)不断总结和提高

从实际工作中不断学习理论知识,不断分析对比,提高阅片和对异常情况的认识和正确判断的能力,尤其要注意提高显微镜下辨认异常细胞的能力。

PAPNET 电脑扫描宫颈/阴道细胞涂片辅助自动分析系统(CCT 检查)、新柏 TCT 超薄细胞检测方法,分别在阅片或取材、制片方法上有所提高,提高诊断准确性。

四、宫颈及阴道细胞的染色方法及染料配制

将从患者宫颈刮下的脱落细胞,涂于干净的载玻片上,如不经任何处理,由于细胞核和胞质的折光率很接近,而且有一些细胞重叠在一起,在光学显微镜下观察常分辨不清,未染色的细胞需用微分干涉或相差显微镜观察。为了能准确地辨认脱落细胞的结构需进行染色,染色是制片的重要步骤。细胞染色及制片的作用有三:①使细胞核和细胞的结构可以清楚地显示出来,这对于诊断癌瘤尤其重要。②细胞透明使细胞的厚度和一些稍有相互重叠的细胞不至于明显影响观察。③使细胞质的嗜酸和嗜碱性染色反应显示出来,这对雌激素水平的测定有一定的帮助。巴氏(Papanicolaou)染色的方法基本能达到上述要求。

(一)改良巴氏染色法的固定和染色步骤

1. 固定:将已经涂有脱落细胞的载玻片尽快(在标本未干前)浸于95%乙醇中,固定15~20分钟,以防细胞破坏,所用的95%乙醇必须经常更换,变成浅红色的则不能再用。如需要过滤,除去涂片固定时细胞脱落形成的沉淀,需注意保持乙醇的浓度。固定液也可采用95%乙醇和乙醚各半的混合溶液,但因乙醚挥发快,固定液比例不易保持,故不经常使用。乙醇是最常用的固定液,对细胞兼有固定、硬化和脱水的作用。

2. 进水:将固定好的涂片放入80%乙醇中约2分钟,使细胞内进水,再用自来水轻轻洗去乙醇,冲水时一定要动作轻柔,避免水直接冲击标本,然后置于蒸馏水中1~2分钟,目的是为了保护苏木精,以免产生沉淀。

3. 染核:放入 Harris 苏木精5~10分钟,至胞核着色明显为止,然后用自来水冲洗,这步染色时间长短要根据染液着色能力的强弱而酌定。一般新配制的染液着色力差,染料用得过久或室温又低时,染色时间要延长,染色时间掌握不好可在显微镜下控制:即取出一张染过苏木精的细胞涂片,用水洗去染液,在显微镜下观察胞核和胞质染色的深浅,这时胞质和胞核均染成蓝色,如染色不够深,玻片必须再用蒸馏水洗后才能再放入苏木精中再多染一些时间,但不能将经自来水冲洗过的玻片直接放入苏木精液料中再染;若染色过深,则分化(见下述)时间略延长。有经验的工作人员一般用目测细胞涂片的颜色便知染色深浅。

4. 分化:浸于1%盐酸酒精(80%)溶液中。这步主要是起分化作用:即去掉胞质内的苏木精,如细胞核同样有过染色现象,也会去掉胞核多余的苏木精。分化好的标准是:核内染色质颗粒清晰可见,胞质无色。如不将胞质内的蓝色退掉,则影响胞质 EA[36] 的染色,此步骤通常在盐酸乙醇中浸泡几秒钟即可,至涂片转为红色时即可取出,并立即放入事先准备好的自来水中洗去盐酸乙醇。分化时间过长,会使细胞核的染色太浅。细胞核染色是否满意,关键在于染色和分化。

5. 反蓝：置于 1% 的氨水中，浸 2～3 次，这一步是碱化，反蓝至涂片的细胞核转为蓝色为止。用自来水洗净，要避免自来水直接冲到涂片上，冲洗不当，会使细胞脱落。

6. 脱水：依次放入 80% 乙醇、95% 乙醇中各 2 分钟。

7. 染胞质：置于 EA^{36} 染液中 5～10 分钟，至胞质着色鲜明为止，时间长短根据染液着色力和染料配制后的时间长短而定，底层细胞的胞质应染成蓝色，表层核致密细胞的胞质染成粉红色。

8. 洗涤：用 95% 乙醇洗涤涂片两次，去掉多余的 EA^{36} 染料，再置于纯乙醇中，后依次放入二甲苯 2～3 次，用中性树胶封片，加盖玻片。

（二）染料配制（巴氏染色）

1. Harris 苏木精

苏木精	1g
95% 乙醇	10ml
铵明矾（硫酸铝铵 $NH_4AL(SO_4)_2 \cdot 12H_2O$）	20g
蒸馏水	200ml
黄色氧化汞	0.5g

（1）将苏木精溶于 95% 乙醇中。

（2）溶解铵明矾于蒸馏水中，盖好盖以防水分蒸发，徐徐加热至 90℃ 使其完全溶解，离开火源，将苏木精酒精溶液慢慢加入，加热至沸后离开火源。将黄色氧化汞粉末慢慢地一点点地逐渐加入，边加边搅拌。加入黄色氧化汞起氧化作用。应避免氧化太强使溶液溢出。加完黄色氧化汞后立即将烧瓶放入冷水中冷却，以免苏木精过分氧化形成棕色沉淀。然后放置在深色瓶内备用，瓶口不要密封，临用前过滤后加入 4% 冰醋酸（即 100ml 苏木精溶液加入 4ml 冰醋酸）。

2. EA^{36} 由黄色伊红、光绿（亮绿）、俾斯麦褐 3 种染料配成，这 3 种染料不易溶于乙醇。

（1）黄色伊红	0.5g
蒸馏水	5ml
（2）光绿	0.5g
蒸馏水	5ml
（3）俾斯麦褐	0.5g
蒸馏水	5ml

将各种染料分别完全溶解于蒸馏水中后，各加纯乙醇至 100ml 备用。取黄色伊红液 45ml、光绿液 45ml、俾斯麦褐液 10ml，混合之后加入磷钨酸 0.2g，再加饱和碳酸锂 1 滴。

3. 在 80% 乙醇 100ml 内加入 1ml 盐酸，即成 1% 盐酸乙醇溶液（浓盐酸实际含 35%～38% 的盐酸，这里按 100% 计算，是一种习惯的说法）。

4. 用氨水 1ml 加入蒸馏水 100ml（浓的氨水实际只含 25%～27% 的氨，这里按 100% 计算也是一种习惯的说法）。

5. 饱和碳酸锂：取此化合物溶于蒸馏水中至不能完全溶解为止。

（三）苏木精—伊红染色法（HE 染色法）

此法胞核染色呈蓝色，胞质染成红色，染色方法及染料的配制与病理学相同。

（周羡梅）

第二节 子宫颈病理诊断质量控制要点

病理诊断被临床称为"金标准"，其实并非如此，只是病理的手段比较直接，典型病例一般不会出问题。病理工作中，会遇到一些复杂、深邃的问题，医生必须有广博坚实的基础，同时必须提高个人素质，具有高度的责任感。如出现错误可能给患者及家属造成不可挽回的损失。严重者将造成医疗纠纷。因此工作必须十分认真负责，谦虚谨慎。为少犯错误，下列几点十分重要的。

一、病理与临床

对病理诊断来说，必需的临床资料不能缺少。缺少临床资料则病理诊断难免片面或失误。宫颈病理更需要详尽的临床资料，如年龄、月经、阴道镜及阴道细胞学等。但是，病理诊断不要受临床影响，随声附和，要根据掌握的客观材料分析。首先分辨清楚病变，再对病变综合分析，去伪存真，做出疾病诊断。

二、病理制片

正确的病理诊断需要规范的制片技术和优质的切片。

无论大标本还是小标本，医生均应过目。很

小或散破标本必须全包。子宫颈黏膜活检按点取材（子宫颈顺时针3点、6点、9点、12点）；依次包埋组织，子宫颈采用黏膜立埋；根据病变类型可进行常规切片或连续切片或深切。

三、恰当使用特殊技术

形态学观察是病理学诊断的经典技术，随着分子生物学和分子病理学技术发展的日新月异，分子水平的许多新技术或特殊技术也日益成为组织病理学诊断的辅助方法。为了得到更加准确的诊断结果，恰当选择特殊技术有一定的技巧。但我们不要为了经济效益而将特殊技术泛泛应用或堆积，而是在充分观察形态学表现的前提下，正确使用特殊技术加以证实或排除疾病。在实际工作中要做到"正确选择"需要我们长期不断地学习、总结、积累经验，少走弯路。这样才能使我们更好地驾驭特殊技术，使之成为协助诊断的工具，为提高病理诊断准确率而发挥其应有的作用。

四、观察与思考

仔细观察与周密思考是病理诊断最基本的环节。诊断过程就是观察与思考的统一。两个环节不能分割。

病理医生要锻炼自己细心与敏锐的观察力，发现不被人注目的细微病变，尤其不能遗漏任何关键性的病变。辨认病变，力求准确、无误，不能将模糊不清、似是而非的病变作为诊断依据。应注意判断病变的主与次、原发与继发、典型与不典型、个性与共性之间的关系。诊断的思考过程要全面、层次清楚，切忌片面、主观，更不能猜测。

五、认定与排除

诊断过程是认定与排除反复斟酌的过程。此过程必须有充分证据，严禁主观，必要时依靠特殊技术帮助。

六、病变典型性与不典型性

完全典型的病变是极少数，绝大多数病例却有一定的不典型性，这需要长期积累经验、掌握关键，诊断水平的体现不是典型病变，而是微小或不典型中见高低。

七、原发病变与继发病变

原发病变是指某一疾病共有的病变，与发病有直接联系；继发病变是由原发病变引起的附加病变。有时原发病变会被继发病变掩盖，从而导致错误诊断，如子宫体平滑肌瘤继发出血、坏死，边缘部肿瘤细胞能出现异型性而被误诊平滑肌肉瘤。因此必须"透过现象看本质"，不为表面现所迷惑。

八、经验积累和总结

病理诊断能力的提高离不开诊断经验的积累和总结。经验积累应该是连续和系统的。零星片断的经验很难有收益，甚至可误导。因此病理实践工作必须连续进行，不宜延误或中断。积累经验必须学会完整地收集有关资料（包括临床资料），这是细水长流的日常工作中形成的，靠一时一事是难以奏效的。

积累经验应该以本人直接操作性的为主，单纯看书、听讲也难奏效。对于他人经验应该学会借鉴，从误诊中得到的经验往往是最能记住的，最有警示性的。笔者在当助教期间，曾误诊一例宫颈腺癌，被上级大夫把住关口，未对患者造成损失，这件事已历经40多年现在仍记忆犹新。

九、提高诊断水平最主要的是提高本人素质

先进技术的引进并不能代替人的操作。人的工作是主导性的。因此必须使自己建立敬业、勤业、全心全意为患者服务的指导思想。对工作极端认真、勤于学习、善于学习、谦虚谨慎、不骄不躁、踏踏实实，才能成为一个合格的病理医生。

综上所述，病理医生是一个高风险职业，必须具备极端认真、谦虚踏实的作风。要善于学习、善于积累和总结才能成为一名合格的病理医生。

（赵 蕊）

第三节　细胞学制片技术中的质量控制

宫颈癌及其癌前期病变的筛查是由多个环节

组成的，包括患者参加筛查—取材—制片—阅片并给出细胞病理学诊断。由此我们不难看出，一个成功的宫颈癌及其癌前期病变的筛查受多种因素的影响，要尽量在每一个环节把好关。因此，为提高宫颈阴道细胞病理学的诊断水平，在细胞学制片过程中应注意以下各点：

1. 受检者在取材前24小时内应禁止阴道冲洗及性生活，近期（72小时内）未有阴道内用药，以免因机械力等使病变细胞脱落。

2. 取材时，除水外不能用其他润滑剂润滑窥器。若用油类做润滑剂，应避免油接触宫颈。对宫颈做其他检查前，如盆腔检查前先行宫颈刮片或取材。若血液或宫颈黏液太多，可先用棉球轻轻擦去后再取材。

3. 取材要全面，尽可能在转化区内取材且为加压式取材。用细胞学取样刷取材时，将中间长刷头部分放入颈管内，周围毛刷部分与宫颈紧密贴合，顺时针或逆时针顺序旋转3～5圈，用力要适中。如需要检查子宫内膜病变者还应包括后穹隆取材。

4. 取材后，如需做传统巴氏涂片，应立即将细胞均匀涂于载玻片上。均匀用力向一个方向涂去，使细胞均匀、厚薄适中地平铺在玻片上。切忌在玻片上来回用力地涂抹细胞，以免细胞因机械力受到损伤。如做液基细胞学检查，应立即按要求将毛刷上的细胞充分洗入保存液小瓶中。标本标记要明确。

5. 如为传统巴氏涂片，涂好细胞涂片后，立即将玻片固定于95%乙醇中，至少固定15分钟。固定液浓度不得低于90%，且涂有细胞的地方均要固定于固定液中，否则起不到固定作用，细胞退变，影响判读效果。及时、充分的固定才能使细胞形态保存较好。如涂片固定前已在空气中干燥，可因胞质脱水使细胞收缩，在阅片过程中会被误认为是细胞核增大，影响判读。此外，如细胞干燥后再固定还会影响染色的质量。

6. 染色的好坏也会影响结果的判读。苏木素要定期过滤，以免沉渣落在细胞上影响判读。同时染液要不定期更换，由于配制染液多用无水乙醇，具有挥发性，染色结束或不进行染色时，要将染缸盖好，不要长期暴露在空气中。

7. 避免短期内重复取材，因病变细胞脱落后需要一定的时限才能再恢复脱落。如短期内重复取材常可使细胞学结果缺乏可重复性并导致假阴性。对细胞学报告判读为不满意的标本应在2周以上重新取材或结合临床确定下一步检查措施。

（陈　锐）

与宫颈病理有关的常用英文缩写

A

AA	amino acid（s）	氨基酸
ABC	aspiration biopsy cytology	针吸细胞活检
ABL	antigen-binding lymphocytes	抗原结合淋巴细胞
ABPM	American board of prevention medicine	美国预防医学委员会
ACF	abnormal colposcopic findings	异常阴道镜所见
ACID	acquired cytomegalic inclusion disease	后天性巨噬细胞包涵体病
ACT	actinomycin	放线菌素
AD	Alzheimer disease	阿尔茨海默病
ADV	adenovirus	腺病毒
AGC	atypical glandular cells	非典型腺细胞
AGNOR	silver-staining nucleolar organizer region	银染核仁形成区
AGS	American Gynecological Society	美国妇科学会
AGC-NOS	atypical glandular cell None of specifil	非典型腺细胞-无具体指定
AI	acute inflammation	急性炎症
AID	autoimmune disease	自身免疫病
AIDS	Acquired Immuno-deficiency Syndrome	艾滋病（获得性免疫缺陷综合征）
AIM	atypical immature metaplasia	非典型非成熟化生
AIS	adenocarcinoma in situ	原位腺癌
AJCC	American Joint Committee on Cancer	美国癌症联合会
AKP	alkaline phosphatase	碱性磷酸酶
ALL	allergies	变态反应
AM	atypical metaplasia	非典型化生
AMPS	acid mucopolysaccharide	酸性黏多糖
AOMA	American Occupational Medical Association	美国职业病学会
APC	antigen presenting cell	抗原呈递细胞
APUD Cell	amine precursor uptake and decarboxylation cell	胺前体摄取和脱羧细胞（神经内分泌细胞）
ARC	American Red Cross	美国红十字会
ARC	antigen reactive cell	抗原反应细胞
ASC	adeno-squamous carcinoma`	腺—鳞状上皮癌
ASC	atypical squamous cells	非典型鳞状细胞
ASCCP	American Society for Colposcopy and Cervical Pathology	美国阴道镜和子宫颈病理学会
ASCUS	atypical squamous cells of undetermined significance	意义未明的非典型鳞状细胞

ATP	atypical hyperplasia	非典型增生（不典型增生）
	同义词：anaplasia	间变
AUB	abnormal uterine bleeding	子宫不正常出血
AUC	adenocarcinoma of the uterine cervix	子宫颈腺癌
AUT	autopsy	尸检
AUW	anterior uterine wall	子宫前壁

B

BACR	British Association for Cancer Research	英国癌症研究协会
BAF	B cell activating factor	B细胞激活因子
BAUS	basal abnormalities of uncertain significance	意义未明的基底细胞异常
BC	bipolar cell	双极细胞
BCC	basal cell carcinoma	基底细胞癌
BD	basophilic degeneration	嗜碱性变性
BGC	Barthololin's gland cyst	前庭大腺囊肿

C

CA	Condyloma Acuminate	尖锐湿疣
CAS	cancer attitude survey	癌症情况调查
CB	cancer bulletin	癌症通报
CBN	cellular blue nevus	细胞性蓝痣
CC	cancer cytology	癌细胞学（期刊）
CCLCG	Chinese Cervical Lesion and Colposcopy Group	中国宫颈病变及阴道镜学组
CCT	cytology computer technology	计算机辅助断层扫描监测系统
CEA	carcinoembryonic antigen	癌胚抗原
CETC	cystic edocervical tunnel of cervix	子宫颈内膜囊性隧道状腺丛
CGIN	cervical glandular intraepithelial neoplasia	宫颈腺上皮内病变
CI	cell invagination	细胞内陷
CIGN	cervical glandular intraepithelial	子宫颈腺上皮内癌变
CIIC	Centro International de Investigationes sobre et Cancer	国际癌症研究中心
CIM	cumulated index medicines	医学文摘
CIN Ⅰ	Cerical in traepithelial neoplasia Ⅰ	宫颈上皮内瘤变Ⅰ级
CIN Ⅱ	Cerical in traepithelial neoplasia Ⅱ	宫颈上皮内瘤变Ⅱ级
CIN Ⅲ	Cerical in traepithelial neoplasia Ⅲ	宫颈上皮内瘤变Ⅲ级
CM	cervical mucus	子宫颈黏液
CMEH	Council of Medical Education and Hospitals	医学教育与医院委员会
CPC	clinic pathology congress	临床病理讨论会
CR	cancer research	癌症研究

D

DC	dendritic cell	树突状细胞

DIEH	diffuse lamina endocervical hyperplasia	弥漫性层状宫颈内膜过度增生
DNA	deoxyribonucleic acid	脱氧核糖核酸

E

EGD	endocervical glandular dysplasia	宫颈腺体异型增生
EIA	early invasive adenocarcinoma	早期浸润性腺癌
EUROGIN	European Research Organization on Genital Infection and Neoplasia	欧洲生殖道感染和肿瘤研究组织

F

FIGO	International Federation of Obstetrics and Gynecology	国际妇产科联合会

H

HC	hybrid capture	杂交捕获
HPS	haematoxylin phloxine safranin	苏木素—焰红—香红染色
HPV	human papillomavirus	人乳头瘤病毒
HRT	estrogen replacement therapy	激素替代治疗
HSIL	high-grade squamous intraepithelial lesion	高度鳞状上皮内病变
HTLV-Ⅲ	human T-cell lymphotropic retrovirus type Ⅲ	新人类T淋巴细胞逆转录病毒Ⅲ

I

IARC	international agency for research cancer	国际癌症研究会
IFCPC	International Federation for Cervical Pathology and Colposcopy	国际子宫颈病理与阴道镜联合会
IM	incomplete metaplasia	不完全化生

J

JAMA	Journal of the American Medical Association	美国医学协会杂志

L

LCA	leucocyte common antigen	白细胞共同抗原
LSIL	low-grade squamous intraepithelial lesion	低度鳞状上皮内病变

M

MIA	microinvasive adenocarcinoma	微小浸润腺癌
MIC	microinvasive cervical cancer	宫颈微小浸润癌

N

NCI	National Cancer Institute	美国国家癌症研究所
NSCJ	new squamo-columnar junction	新生鳞—柱交界

O

OSCJ	original squamo-columnar junction	原始鳞—柱交界

P

PB	punch biopsy	多点活检
PCNA	proliferating cell nuclear antigen	增殖细胞核抗原
PCR	polymerase chain reaction	多聚酶链反应

R

RNA	ribonucleic acid	核糖核酸

S

SBC	subcolumnar basal cell	柱状上皮基底细胞（储备细胞）
SCC	squamous cell carcinoma	鳞状细胞癌
SCJ	squamous-columnar junction	鳞—柱交界
SIL	squamous intraepithelial lesion	鳞状上皮内病变
SPI	subclinical human papilloma virus infection	亚临床人乳头瘤病毒感染

T

TBS	Bethesda classification system	伯塞斯达诊断标准
TCT	thin-prep oytology test	液基薄片技术
TPT	thin-prep pap test	柏氏程控超薄细胞检测分类

U

UCC	united cancer council	癌症联合会
UF	upper fornix	上穹隆
UICC	International Union Against Cancer	国际抗癌协会
UIPM	International Union of the Medical Press	国际癌症防治联合会
USPHS	United States Public Health Service Clinical Society	美国公共卫生事业局临床学会

V

VA	vaginitis of ameba	阿米巴阴道炎
VC	veiled cell	褶膜细胞
VEG	vegetation	赘生物

W

WBC	white blood cells	白细胞
WHO	World Health Organization	世界卫生组织
WM	world medicine	世界医学

参考文献

1. Fox H, Well M. Haines, Taylor. Obstetrical and Gynaecological Pathology (4th edition). Churchill Livingstone, New York, USA.1995.
2. 朗景和主译. 子宫颈学. 济南: 山东科学技术出版社, 2009.
3. Figueroa C.D., Caorsi I. Ultrastructural and morphometric study of the Langerhans cell in the normal human exocervix. J Anat, 1980, 131: 669-682.
4. 中国医学科学院细胞超微结构研究室. 人体子宫颈鳞状细胞癌的超微结构. 中华医学杂志, 1973, 5: 286-289.
5. Kudo R, Sagae S, Hayakawa O, et al. Morphology of adenocarcinoma in situ and microinvasive adenoma of uterie cervix. Acta Cytologica, 1990, 35: 109-116.
6. Shingleton HM, Richart RM, Wiener J, et al. Human cervical intraepithelial neoplasia: Fine structure of dysplasia and carcinoma in situ. Cancer Res, 1968, 28: 695-706.
7. Dickersin GR, Welch WR, Erlandson R, et al. Ultrastructure of 16 cases of clear cell adenocarcinoma of the vagina and cervix in young women. Cancer, 1980, 45: 1615-1624.
8. Carrl I, Hill A.S, Hancock B, et al. Malignant lymphoma of the cervix uteri: histology and ultrastructure. J Clin Path, 1976, 29: 680-686.
9. González-Oliver A, Echeverría OM, Hernández-Pando R, et al. Ultrastructural study of the nuclei of normal, dysplastic, and carcinomatous epithelial cells of the human cervix uteri. Ultrastruct Pthol, 1997, 21: 379-392.
10. Lusk MJ, Konecny P.Cervicitis: a review.Curr Opin Infect Dis. 2008, 21(1): 49-55.
11. Marrazzo JM, Martin DH.Management of women with cervicitis.Clin Infect Dis. 2007, 1; 44(Suppl 3): 102-110.
12. Roeters AM, Boon ME, van Haaften M, et al.Inflammatory events as detected in cervical smears and squamous intraepithelial lesions. Diagn Cytopathol. 2010, 38(2): 85-93.
13. de Martel C, Franceschi S. Infections and cancer: established associations and new hypotheses.Crit Rev Oncol Hematol, 2009, 70(3):183-94.
14. 王振城, 赵海燕. 病毒感染与人类肿瘤发生的关系. 医学综述, 2010, 16(13):1983-1985.
15. Klomp JM, Boon ME, Van Haaften M, et al.Cytologically diagnosed Gardnerella vaginalis infection and cervical (pre) neoplasia as established in population-based cervical screening. Am J Obstet Gynecol. 2008, 199(5):480.e1-5.
16. Murta EF, Souza MA, Araújo Júnior E, et al.Incidence of Gardnerella vaginalis, Candida sp and human papilloma virus in cytological smears.Sao Paulo Med J, 2000, 118(4):105-108.
17. The 1991 Bethesda system for reporting cervical /vaginal cytological diagnosis. Diagn Cytopathol, 1993, 9 (4): 235.
18. Solomon D, Davey D, Kurman R, et al. The 2001 Bethesda system: terminology for reporting results of cervical cytology. JAMA, 2002, 287 (16): 2114-2119.
19. 舒仪经等. 子宫颈肿瘤细胞学和组织病理学（第四卷）. 北京: 人民卫生出版社, 1995, 50-53.
20. 马正中, 阚秀, 刘树范. 诊断细胞病理学. 郑州: 河南科学技术出版社, 2000, 317-323.
21. Voravuthikunchai SP, Bilasoi S, Supamala O. Antagonistic activity against pathogenic bacteria by human vaginal lactobacilli. Anaerobe, 2006, 12: 221-226.
22. Sethi S, Das A, Sharma M. Inhibition of Gardnerella vaginalis by lactobacilli. Int J Gynaecol Obstet, 2006, 93: 158-159.
23. Pascual LM, Daniele MB, Pajaro C, et al. Lactobacillus specie isolated from the vagina: identification, hydrogen peroxide production and nonoxynol-9 resisrance. Contraception, 2006, 73: 78-81.
24. Yan DH, Lü Z, Su JR. Comparison of main lactobacillus species between healthy women and women with bacterial vaginosis. Chin Med J (Engl), 2009, 122(22): 2748-2748.
25. Islam A, Safdar A, Malik A.Bacterial vaginosis.J Pak Med Assoc, 2009, 59(9): 601-604.
26. Casari E, Ferrario A, Morenghi E, et al. Gardnerella, Trichomonas vaginalis, Candida, Chlamydia trachomatis, Mycoplasma

参考文献

  hominis and Ureaplasma urealyticum in the genital discharge of symptomatic fertile and asymptomatic infertile women.New Microbiol, 2010, 33(1): 69-76.
27. Steichen CT, Shao JQ, Ketterer MR, et al.Gonococcal cervicitis: a role for biofilm in pathogenesis.J Infect Dis, 2008, 198(12): 1856-1861.
28. Dhabalia JV, Nelivigi GG, Jain NK, et al.Malakoplakia of the ureter: An unusual case.Indian J Urol, 2008, 24(2): 261-262.
29. Ramdial PK, Sing Y, Chotey NA, et al. Concomitant malacoplakia and granuloma inguinale of the cervix in acquired immune deficiency syndrome. Int J Gynecol Pathol, 2008, 27(2): 282-287.
30. Singh S, Gupta V, Modi S, et al. Tuberculosis of uterine cervix: a report of two cases with variable clinical presentation.Trop Doct, 2010, 40(2): 125-126.
31. Samantaray S, Parida G, Rout N, et al.Cytologic detection of tuberculous cervicitis: a report of 7 cases.Acta Cytol, 2009, 53(5): 594-596.
32. Gupta R, Dey P, Jain V, et al.Cervical tuberculosis detection in Papanicolaou-stained smear: case report with review of literature. Diagn Cytopathol, 2009, 37(8): 592-595.
33. Biggs WS, Williams RM. Common gynecologic infections. Prim Care, 2009, 36(1): 33-51.
34. Gomes CM, Giraldo PC, Gomes Fde A, et al. Genital ulcers in women: clinical, microbiologic and histopathologic characteristics. Braz J Infect Dis, 2007, 11(2): 254-60.
35. Chang-geng Shao, Guo-zhu Han.Epidemiological and Clinical Features of Syphilis in China.Chin J Sex transm Infect, 2005, 5 (1): 50-56.
36. Susan P Y Wong, Yue-Ping Yin, Xing Gao, et al. Risk of syphilis in STI clinic patients: a cross-sectional study of 11 500 cases in Guangxi, China. Sex Transm Infect, 2007, 83(5): 351-356.
37. 回允中译. 妇产科诊断病理学. 北京: 北京大学出版社, 2007, 276.
38. Hakim AA, Dinh TA.Worldwide impact of the human papillomavirus vaccine.Curr Treat Options Oncol, 2009, 10(1-2): 44-53.
39. 郭会芹, 潘秦镜, 李香菊, 等. 高危型HPV DNA检测在宫颈不典型鳞状细胞再分类中的意义. 肿瘤防治研究, 2005, 32(11): 733-735.
40. Buechler EJ.Pap tests and HPV infection.Advangces in screening and interpretation.Postgrad Med, 2005, 118（2）: 43-46.
41. Han CP, Tsao YP, Sun CA, et al. Human papillomavirus, cytomegalovirus and herpes simplex virus infections for cervical cancer in Taiwan. CancerLett, 1997, 20: 2172.
42. MacDonald EM, Savoy A, Gillgrass A, et al. Susceptibility of human female primary genital epithelial cells to herpes simplex virus, type-2 and the effect of TLR3 ligand and sex hormones on infection.Biol Reprod, 2007, 77(6): 1049-1059.
43. Gokhale R, Paton L, Ghosh A. Diagnosis of herpetic cervicitis and concurrent sexually transmitted infections in primary genital herpes.Int J STD AIDS, 2006, 17(5): 354.
44. Peña KC, Adelson ME, Mordechai E, et al. Genital herpes simplex virus type 1 in women: detection in cervicovaginal specimens from gynecological practices in the United States.J Clin Microbiol, 2010, 48(1): 150-153.
45. Oei AL, Salet-van de Pol MR, Borst SM, et al. "Owl's eye" cells in a cervical smear of a transplant recipient: don't forget to inform the referring physician. Diagn Cytopathol, 2007, 35(4): 227-229.
46. McGalie CE, McBride HA, McCluggage WG. Cytomegalovirus infection of the cervix: morphological observations in five cases of a possibly under-recognised condition.J Clin Pathol, 2004, 57(7): 691-694.
47. Leigh R, Nyirjesy P.Genitourinary manifestations of epstein-barr virus infections.Curr Infect Dis Rep, 2009, 11(6): 449-456.
48. Santos NB, Villanova FE, Andrade PM, et al. Epstein-Barr virus detection in invasive and pre-invasive lesions of the uterine cervix.Oncol Rep, 2009, 21(2): 403-405.
49. Mlinarić-Missoni E, Lipozenčić J, Marinović-Kulisić S, et al. Fungal infections of urogenital system. Acta Dermatovenerol Croat, 2004, 12(2): 77-83.
50. El Sayed Zaki M, Raafat D, El Emshaty W, et al.Correlation of Trichomonas vaginalis to bacterial vaginosis: a laboratory-based study.J Infect Dev Ctries, 2010, 4(3): 156-163.
51. Pillay B, Gregory AR, Subbiah M. Cytopathologic changes associated with intrauterine contraceptive devices. A review of cervico-vaginal smears in 350 women.Med J Malaysia, 1994, 49(1): 74-77.
52. Boyle DP, McCluggage WG. Combined actinomycotic and pseudoactinomycotic radiate granules in the female genital tract: description of a series of cases.J Clin Pathol, 2009, 62(12): 1123-1126.

53. Merki-Feld GS, Rosselli M, Imthurn B.Comparison of two procedures for routine IUD exchange in women with positive Pap smears for actinomyces-like organisms. Contraception, 2008, 77(3): 177-180.
54. Westhoff C.IUDs and colonization or infection with Actinomyces. Contraception, 2007, 75(6 Suppl): 48-50.
55. Land JA, Van Bergen JE, Morré SA, et al. Epidemiology of Chlamydia trachomatis infection in women and the cost-effectiveness of screening. Human Reprod Update, 2010, 16(2): 189-204.
56. Linda Myziuk, Barbara Romanowski, Myrna Brown.Endocervical Gram stain smears and their usefulness in the diagnosis of Chlamydia trachomatis.Sex Transm Inf, 2001, 77: 103-106.
57. 白晓霞, 王文栋, 陈亚琼. 雌激素受体 α、β 亚型的研究现状. 国外医学. 妇产科学分册, 2002, (05).
58. 薛晓鸥, 牛建昭, 王继峰. 中国妇产科临床杂志, 2003, (4): 292-295.
59. 谭文华, 刘巍, 关咏梅. 雌激素受体亚型与妇科肿瘤的研究进展. 中国优生与遗传杂志, 2005, (06).
60. 谢迎艳. 雌激素对人外宫颈阴道上皮细胞（hECE）渗透性的影响. 现代妇产科进展, 2009, (118): 787-789.
61. 郑萍, 钱睿亚, 李坚. 雌孕激素受体在妇科领域的研究新进展. 首都医科大学学报, 2005, (26): 96-98.
62. Gustafsson JA. Estrogen receptor beta-a new dimension in estrogen mechanism of action. Journal of Endocrinology, 1999, 163 (3): 379-383.
63. Chiang CH, Cheng KW, Igarashi S, et al. Hormonal regulation of e-strogen receptor alpha and beta gene expression in human granu-losa-uteal cells in vitro .J Clin Endocrinol Metab, 2006, 85 (10): 3828-3839.
64. Price RH, Butler CA, Webb P, et al. A splice variant of estrogen receptor beta missing exon displays altered subnuclear localization and capacity fortranscriptional activation. Endocrinology, 2006, l42 (5): 2039-2049.
65. Weihua Z, Saji S, Makinen S, et al. Estrogen receptor(ER)beta, a modulator of ERalpha in the uterus. Proc Natl Acad Sci USA, 2006, 97 (11): 5936-5941.
66. 青年抗癌突击队：中华病理学杂志第一期, 1958.
67. 司静懿, 李昆, 宋国兴, 等. HPV 致宫颈癌的分子机理与基因治疗及疫苗研究（综述一）// 中国癌症研究进展, 北京：军事医学科学出版社, 2002: 74-79.
68. 司静懿, 李昆, 宋国兴, 等. HPV 致宫颈癌的分子机理与基因治疗及疫苗研究（综述二）// 中国癌症研究进展, 北京：军事医学科学出版社, 2002: 80-83.
69. 司静懿, 李昆, 宋国兴, 等. HPV 致宫颈癌的分子机理与基因治疗及疫苗研究（综述三）// 中国癌症研究进展, 北京：军事医学科学出版社, 2002: 84-88.
70. 胡迎忠, 司静懿, 李昆, 等. 基因工程构建核酶（Ribozyme）及其体外切割人乳头瘤病毒（HPV）16 型特化基因 E6、E7 转录产物的作用. 中国医学科学院学报, 1995, 117（5）: 402.
71. 刘朝奇, 李昆, 司静懿, 等. 人乳头瘤病毒 16 型早期基因 E7 的克隆及其在原核细胞中的表达研究. 中国医学科学院学报, 1998, 20（3）: 174-178.
72. Stephen S, Gerald L. Clinical Virology manual. 2th ed. New York：Elsevier Science Publishing Company, Inc, 1992, 455-469.
73. Tarkkanen J, Auvinen E, Nieminen P, et al. HPV DNA testing as an adjunet in the management of patients with low grade cytological lesions in Finland. Acta Obstet Gynecol Scand, 2007, 86(3): 367-372.
74. Narimatsu R, Patterson B K. High throughput cervical cancer screening using intracellular human papillomavirus E6 and E7 mRNA quantification by flow cytometry. Am J Clin Pathol, 2005, 123(5): 716-723.
75. Castle PE, Schiffman M, Gravitt PE, et al. Comparisons of HPV DNA detection by MY09/11 PCR methods. Journal of Medical Virology 2002, 68（3）.
76. Nieminen P, Vuorma S, Viikki M, et al. Comparison of HPV test versus conventional and automation assisted Pap screening as potential screening tools for preventing cervical cancer. BJOG, 2004, 111(8): 842-848.
77. 赵健、杨英捷、廖秦平. 导流杂交基因芯片技术在人乳头状瘤病毒感染分型检测中的临床应用, 中华检验医学杂志, 2006, 29（12）, 1148-1151.
78. Stillman MJ, Day SP, Schutzbank TE. A comparative review of laboratory-developed tests utilizing Invader HPV analyte-specific reagents for the detection of high-risk human papillomavirus. J Clin Virol. 2009 Jul, 45 Suppl 1: 73-77.
79. Kjaer SK, van den Brule AJ, Paull G, et al. Type specific persistence of high risk human papillomavirus (HPV) as indicator of high grade cervical squamous intraepithelial lesions in young women: population based prospective follow up study. BMJ. 2002, 14; 325(7364): 572-574.
80. Dajani YF, Maayta UM, Abu-Ghosh YR. Cervical intraepithelial neoplasia in Jordan：A ten year retrospective

参考文献

cytoepidemiologic study. Ann Saudi Med. 1995 Jul, 15(4): 354-357.

81. Thomas C, Wright Jr, L. Steward Massad, et al. Consensus guidelines for the management of women with abnormal cervical cancer screening tests. Am J Obeste Gynecol, 2007: 346-355.

82. Stoler MH, Schiffman M. Interobserver reproducibility of cervical cytologicand histologic interpretations: realistic estimates from the ASCUS-LSIL Triage Study. JAMA, 2001 Mar 21: 285 (11): 1500-1505.

83. Confortini M, Carozzi F, DallaPalma P, et al. Interlaboratory reproducibility of atypical squamous cells of undetermined signifi cant cancer report: a national survey. Cytopathology, 2003, 14: 263-268.

84. Gatscha RM, Abadi M, Babore S, et al. Smears diagnosed as ASCUS: interobserver variation and follow-up. Diagn Cytopathol, 2001, 25: 138-140.

85. Jones BA, Novis DA. Follow-up of abnormal gynecologic cytology: a college of American pathologists Q-probes study of 16132 cases from 306 laboratories. Arch Pathol Lab Med, 2000, 124: 665-671.

86. 赵健, 周金年, 杨英捷, 等. 人乳头状瘤病毒分型在宫颈细胞学诊断为ASCUS分层处理中的意义. 中华实验和临床病毒学杂志, 2008, 22 (4): 299-301.

87. www.asccp.org/pdfs/consensus/HPV_GENOTYPING_20090320.PDF.

88. Khan MJ, Castle PE, Lorincz AT, et al.The Elevated 10-year risk of cervical precancer and Cancer in women with human papillomavirus(HPV) type 16 or 18 and the possible utility of type-specific HPV testing in clinical practice. Jnatl Cancer Inst, 2005, 97: 1072-1079.

89. 杨英捷, 赵健, 李雪倩, 等. 人乳头状瘤病毒不同亚型感染与宫颈病变的相关性, 中国妇产科临床杂志, 2006, 7 (4): 253-256.

90. Bae JH. Persistence of human papillomavirus as a predictor for treatment failure after loop electrosurgical excision procedure. Int J Gynecol Cancer, 2007, 17: 1271-1277.

91. Muñoz N, Bosch FX, Castellsagué X, et al. Gainst which human papillomavirus types shall we vaccinate and screen? The international perspective. Int J Cancer. 2004 , 20, 111(2): 278-285.

92. Harper DM, Franco EL, Wheeler C, et al. Efficacy of a bivalent L1 virus-like particle vaccine in prevention of infection with human papillomavirus types 16 and 18 in young women: a randomised controlled trial. Lancet. 2004, 364(9447): 1757-1765.

93. Wang, S.S. Common variants in immune and DNA repair genes and risk for human papillomavirus persistence and progression to cervical cancer. J Infect Dis, 2009. 199(1): 20-30.

94. Wallin, K.L. Type-specific persistence of human papillomavirus DNA before the development of invasive cervical cancer. N Engl J Med, 1999, 341(22): 1633-1638.

95. Frazer, I. Correlating immunity with protection for HPV infection. Int J Infect Dis. 2007, 11 Suppl 2: 10-16.

96. Steller, M.A. Cell-mediated immunological responses in cervical and vaginal cancer patients immunized with a lipidated epitope of human papillomavirus type 16 E7. Clin Cancer Res, 1998, 4(9): 2103-2109.

97. Yan, J. Induction of antitumor immunity in vivo following delivery of a novel HPV-16 DNA vaccine encoding an E6/E7 fusion antigen. Vaccine, 2009, 27(3): 431-440.

98. Huang, C.H. Cancer immunotherapy using a DNA vaccine encoding a single-chain trimer of MHC class I linked to an HPV-16 E6 immunodominant CTL epitope. Gene Ther, 2005, 12(15): 1180-1186.

99. de Jong, A. Enhancement of human papillomavirus (HPV) type 16 E6 and E7-specific T-cell immunity in healthy volunteers through vaccination with TA-CIN, an HPV16 L2E7E6 fusion protein vaccine. Vaccine, 2002, 20(29-30): 3456-3464.

100. Stanley, M. Human papillomavirus vaccines versus cervical cancer screening. Clin Oncol (R Coll Radiol), 2008, 20(6): 388-394.

101. Lee, D.W. Development of an adenoviral vaccine against E6 and E7 oncoproteins to prevent growth of human papillomavirus-positive cancer. Arch Otolaryngol Head Neck Surg, 2008. 134(12): 1316-1323.

102. Romanowski, B. Sustained efficacy and immunogenicity of the human papillomavirus (HPV)-16/18 AS04-adjuvanted vaccine: analysis of a randomised placebo-controlled trial up to 6.4 years. Lancet, 2009, 374(9706): 1975-1985.

103. Trimble, C.L. A phase I trial of a human papillomavirus DNA vaccine for HPV16+ cervical intraepithelial neoplasia 2/3. Clin Cancer Res, 2009, 15(1): 361-367.

104. Munoz, N. Safety, immunogenicity, and efficacy of quadrivalent human papillomavirus (types 6, 11, 16, 18) recombinant vaccine in women aged 24-45 years: a randomised, double-blind trial. Lancet, 2009, 373(9679): 1949-1957.

105. Ault, K.A. Effect of prophylactic human papillomavirus L1 virus-like-particle vaccine on risk of cervical intraepithelial

neoplasia grade 2, grade 3, and adenocarcinoma in situ: a combined analysis of four randomised clinical trials. Lancet, 2007, 369(9576): 1861-1868.
106. Lin, C.T. A DNA vaccine encoding a codon-optimized human papillomavirus type 16 E6 gene enhances CTL response and anti-tumor activity. J Biomed Sci, 2006, 13(4): 481-488.
107. Welters, M.J. Induction of tumor-specific CD4+ and CD8+ T-cell immunity in cervical cancer patients by a human papillomavirus type 16 E6 and E7 long peptides vaccine. Clin Cancer Res, 2008, 14(1): 178-187.
108. Polakova, I. DNA vaccine against human papillomavirus type 16: Modifications of the E6 oncogene. Vaccine, 2010 Feb 10, 28（6）: 1506-1513.
109. Rose, B.R. Detection of human papillomavirus type 16 E6/E7 transcripts in histologically cancer-free pelvic lymph nodes of patients with cervical carcinoma. Gynecol Oncol, 1994, 52(2): 212-217.
110. Munger, K. Interactions of HPV E6 and E7 oncoproteins with tumour suppressor gene products. Cancer Surv, 1992, 12: 197-217.
111. Yan, Q. A DNA vaccine constructed with human papillomavirus type 16 (HPV16) E7 and E6 genes induced specific immune responses. Gynecol Oncol, 2007, 104(1): 199-206.
112. Villa, L.L. Overview of the clinical development and results of a quadrivalent HPV (types 6, 11, 16, 18) vaccine. Int J Infect Dis, 2007, 11 Suppl 2: 17-25.
113. Letourneau M. Improving global monitoring of vaccine safety: a quantitative analysis of adverse event reports in the WHO Adverse Reactions Database. Vaccine, 2008, 26(9): 1185-1194.
114. Li, M.C. W. Liu, W.R. Shao. Progress of study on anti-human cervical papilloma virus infection with Chinese and Western medicine. Zhongguo Zhong Xi Yi Jie He Za Zhi, 2007, 27(6): 573-575.
115. Yang, R. Papillomavirus capsid mutation to escape dendritic cell-dependent innate immunity in cervical cancer. J Virol, 2005, 79(11): 6741-6750.
116. Kobayashi, A. Recent developments in understanding the immune response to human papilloma virus infection and cervical neoplasia. Oncol Nurs Forum, 2000, 27(4): 643-51; quiz 652-653.
117. Israeli, E. Adjuvants and autoimmunity. Lupus, 2009, 18(13): 1217-1225.
118. Beglin, M. M. Melar-New, L. Laimins. Human papillomaviruses and the interferon response. J Interferon Cytokine Res, 2009, 29(9): 629-635.
119. Sen, E. M. McLaughlin-Drubin, C. Meyers. Efficacy of two commercial preparations of interferon-alpha on human papillomavirus replication. Anticancer Res, 2005, 25(2A): 1091-1100.
120. Wilson, D.P. Interpreting sexually transmissible infection prevention trials by adjusting for the magnitude of exposure. Clin Trials, 2010 Feb, 7（1）: 36-43.
121. Kreuter, A. A human papillomavirus-associated disease with disseminated warts, depressed cell-mediated immunity, primary lymphedema, and anogenital dysplasia: WILD syndrome. Arch Dermatol, 2008, 144(3): 366-372.
122. Weijzen, S. Pharmacokinetic differences between a T cell-tolerizing and a T cell-activating peptide. J Immunol, 2001, 166(12): 7151-7157.
123. Stanley, M. Immune responses to human papillomavirus. Vaccine, 2006, 24 Suppl 1: 16-22.
124. Sherman, M.E., M.H. Schiffman, Y.S. Erozan, et al., The Bethesda System. A proposal for reporting abnormal cervical smears based on the reproducibility of cytopathologic diagnoses. Arch Pathol Lab Med, 1992, 116(11): 1155-1158.
125. Nucci, M.R., C.P. Crum. Redefining early cervical neoplasia: recent progress. Adv Anat Pathol, 2007, 14(1): 1-10.
126. Wells, M., J.M. Nesland, A.G. Ostör. Epithelial tumors, in World Health Organization Classification of Tumors: Pathology & Genetics. Tumors of the Breast and Female Genital Organs, 2003, IARCPress-WHO, 262-279.
127. Fadare, O., X. Yi, S.X. Liang, et al., Variations of mitotic index in normal and dysplastic squamous epithelium of the uterine cervix as a function of endometrial maturation. Mod Pathol, 2007, 20(9): 1000-1008.
128. Geng, L., D.C. Connolly, C. Isacson, et al., Atypical immature metaplasia (AIM) of the cervix: is it related to high-grade squamous intraepithelial lesion (HSIL)? Hum Pathol, 1999, 30(3): 345-351.
129. Regauer, S., O. Reich. CK17 and p16 expression patterns distinguish (atypical) immature squamous metaplasia from high-grade cervical intraepithelial neoplasia (CIN III). Histopathology, 2007, 50(5): 629-635.
130. Dabic, M.M., L. Hlupic, D. Babic, et al. Comparison of polymerase chain reaction and catalyzed signal amplification in situ hybridization methods for human papillomavirus detection in paraffin-embedded cervical preneoplastic and neoplastic lesions.

Arch Med Res, 2004, 35(6): 511-516.
131. Samarawardana, P., D.L. Dehn, M. Singh, et al., p16INK4a is superior to high-risk human papillomavirus testing in cervical cytology for the prediction of underlying high-grade dysplasia. Cancer Cytopathology, 2010, 118(3): 146-156.
132. Pirog, E.C., K.D. Quint and R.K. Yantiss, P16/CDKN2A and Ki-67 Enhance the Detection of Anal Intraepithelial Neoplasia and Condyloma and Correlate With Human Papillomavirus Detection by Polymerase Chain Reaction. The American Journal of Surgical Pathology, 2010, 34(10): p. 1449-1455 10.1097/PAS.0b013e3181f0f52a.
133. Dijkstra, M.G., D. Heideman. p16(INK4a) immunostaining as an alternative to histology review for reliable grading of cervical intraepithelial lesions. 2010（63）: 972-977.
134. Jan P.A. Baak, Mark H. Stoler, Sarah M. Bean, et al. Cervical precancer (intraepithelial neoplasia), including functional biomarkers and colposcopy, in Robboy's Pathology of the Female Reproductive Tract. 2009, Churchill Livingstone.
135. Arnold-Jan, K., P.A.B. Jan, A.J. Emiel, et al., Ki67 predicts progression in early CIN: Validation of a multivariate progression-risk model. Cellular Oncology, 2004, 26(1): 13-20.
136. Badr, R.E., A.E. Walts, F. Chung, et al., BD ProEx C: a sensitive and specific marker of HPV-associated squamous lesions of the cervix. Am J Surg Pathol, 2008, 32(6): 899-906.
137. Kruse, A.J., I. Skaland, E.A. Janssen, et al. Quantitative molecular parameters to identify low-risk and high-risk early CIN lesions: role of markers of proliferative activity and differentiation and Rb availability. Int J Gynecol Pathol, 2004, 23(2): 100-109.
138. Francesc, A., E. Blanca, C. Cristina, et al. 3q26 (hTERC) gain studied by fluorescence in situ hybridization as a persistence-progression indicator in low-grade squamous intraepithelial lesion cases. Human pathology, 2009, 40(10): 1474-1478.
139. Caraway, N.P., A. Khanna, M. Dawlett, et al., Gain of the 3q26 region in cervicovaginal liquid-based pap preparations is associated with squamous intraepithelial lesions and squamous cell carcinoma. Gynecologic Oncology, 2008, 110(1): 37-42.
140. Arends, M.J., C.H. Buckley, M. Wells. Aetiology, pathogenesis, and pathology of cervical neoplasia. Journal of clinical pathology, 1998, 51(2): 96-103.
141. Ostor, A.G. Natural history of cervical intraepithelial neoplasia: a critical review. Int J Gynecol Pathol, 1993, 12(2): 186-192.
142. Anna-Barbara M., S Stephen, K.H. Nancy, et al., Regression of low-grade squamous intra-epithelial lesions in young women. The Lancet, 2004, 364(9446): 1678-1683.
143. Schlecht, N.F., R.W. Platt, E. Duarte-Franco, et al., Human papillomavirus infection and time to progression and regression of cervical intraepithelial neoplasia. J Natl Cancer Inst, 2003, 95(17): 1336-1343.
144. Cox, J.T., M. Schiffman, D. Solomon. Prospective follow-up suggests similar risk of subsequent cervical intraepithelial neoplasia grade 2 or 3 among women with cervical intraepithelial neoplasia grade 1 or negative colposcopy and directed biopsy. Am J Obstet Gynecol, 2003, 188(6): 1406-1412.
145. Kalliala, I., P. Nieminen, T. Dyba, et al., Cancer free survival after CIN treatment: comparisons of treatment methods and histology. Gynecol Oncol, 2007, 105(1): 228-233.
146. Nuovo, J., J. Melnikow, A.R. Willan, et al. Treatment outcomes for squamous intraepithelial lesions. Int J Gynaecol Obstet, 2000, 68(1): 25-33.
147. Thomas, C.W., L.S. Massad, J.D. Charles, et al. 2006 consensus guidelines for the management of women with cervical intraepithelial neoplasia or adenocarcinoma in situ. American journal of obstetrics and gynecology, 2007, 197(4): 340-345.
148. Parkin, D.M., F. Bray, J. Ferlay, et al. Global Cancer Statistics, 2002. CA Cancer J Clin, 2005, 55(2): 74-108.
149. Raspagliesi, F., A. Ditto, P. Quattrone, et al. Prognostic factors in microinvasive cervical squamous cell cancer: long-term results. International Journal of Gynecological Cancer, 2005, 15(1): 88-93.
150. Brinck, U., C. Jakob, O. Bau, et al. Papillary squamous cell carcinoma of the uterine cervix: report of three cases and a review of its classification. Int J Gynecol Pathol, 2000, 19(3): 231-235.
151. Tseng, C.J., C.C. Pao, L.H. Tseng, et al. Lymphoepithelioma-like carcinoma of the uterine cervix: association with Epstein-Barr virus and human papillomavirus. Cancer, 1997, 80(1): 91-97.
152. Weinberg, E., S. Hoisington, A.Y. Eastman, et al. Uterine cervical lymphoepithelial-like carcinoma. Absence of Epstein-Barr virus genomes. Am J Clin Pathol, 1993, 99(2): 195-199.
153. Drew, P.A., B. Hong, N.A. Massoll, et al. Characterization of papillary squamotransitional cell carcinoma of the cervix. J Low Genit Tract Dis, 2005, 9(3): 149-153.

154. Kokawa, K., S. Takekida, S. Kamiura, et al. The incidence, treatment and prognosis of cervical carcinoma in young women: a retrospective analysis of 4,975 cases in Japan. Eur J Gynaecol Oncol, 2010, 31(1): 37-43.
155. Perez, C.A., P.W. Grigsby, S.M. Nene, et al. Effect of tumor size on the prognosis of carcinoma of the uterine cervix treated with irradiation alone. Cancer, 1992, 69(11): 2796-2806.
156. Botting, S.K., H. Fouad, K. Elwell, et al. Prognostic significance of peritumoral lymphatic vessel density and vascular endothelial growth factor receptor 3 in invasive squamous cell cervical cancer. Transl Oncol, 2010, 3(3): 170-175.
157. Cuzick, J., A. Castanon, P. Sasieni. Predicted impact of vaccination against human papillomavirus 16/18 on cancer incidence and cervical abnormalities in women aged 20-29 in the UK. Br J Cancer, 2010, 102(5): 933-939.
158. Tase, T., T. Okagaki, B.A. Clark, et al. Human papillomavirus DNA in adenocarcinoma in situ, microinvasive adenocarcinoma of the uterine cervix, and coexisting cervical squamous intraepithelial neoplasia. International Journal of Gynecologic Pathology, 1989, 8(1): 8.
159. Mikami, Y., T. Kiyokawa, T. Moriya, et al. Immunophenotypic alteration of the stromal component in minimal deviation adenocarcinoma ('adenoma malignum') and endocervical glandular hyperplasia: a study using oestrogen receptor and α-smooth muscle actin double immunostaining. Histopathology, 2005, 46(2): 130-136.
160. Cameron, R.I., P. Maxwell, D. Jenkins, et al. Immunohistochemical staining with MIB1, bcl2 and p16 assists in the distinction of cervical glandular intraepithelial neoplasia from tubo-endometrial metaplasia, endometriosis and microglandular hyperplasia. Histopathology, 2002, 41(4): 313-321.
161. Samarawardana, P., D.L. Dehn, M. Singh, et al. p16INK4a is superior to high-risk human papillomavirus testing in cervical cytology for the prediction of underlying high-grade dysplasia. Cancer Cytopathology, 2010, 118(3): 146-156.
162. Pirog, E.C., K.D. Quint, R.K. Yantiss. P16/CDKN2A and Ki-67 Enhance the Detection of Anal Intraepithelial Neoplasia and Condyloma and Correlate With Human Papillomavirus Detection by Polymerase Chain Reaction. The American Journal of Surgical Pathology, 2010, 34(10): 1449-1455.
163. Dijkstra, M.G., D. Heideman, euml, et al. p16(INK4a) immunostaining as an alternative to histology review for reliable grading of cervical intraepithelial lesions. 2010, (63): 972-977.
164. Jan P.A. Baak, Mark H. Stoler, Sarah M. Bean, et al. Cervical precancer (intraepithelial neoplasia), including functional biomarkers and colposcopy, in Robboy's Pathology of the Female Reproductive Tract. 2009, Churchill Livingstone.
165. Arnold-Jan K., P.A.B. Jan, A.J. Emiel, et al. Ki67 predicts progression in early CIN: Validation of a multivariate progression-risk model. Cellular Oncology, 2004, 26(1): 13-20.
166. Badr, R.E., A.E. Walts, F. Chung, et al. BD ProEx C: a sensitive and specific marker of HPV-associated squamous lesions of the cervix. Am J Surg Pathol, 2008, 32(6): 899-906.
167. Kruse, A.J., I. Skaland, E.A. Janssen, et al. Quantitative molecular parameters to identify low-risk and high-risk early CIN lesions: role of markers of proliferative activity and differentiation and Rb availability. Int J Gynecol Pathol, 2004, 23(2): 100-109.
168. Houghton O, McCluggage WG. The expression and diagnostic utility of p63 in the female genital tract. Adv Anat Pathol, 2009, 16(5): 316-321.
169. Chou SC, Azuma Y, Varia MA, et al. Evidence that involucrin, a marker for differentiation, is oxygen regulated in human squamous cell carcinomas. Br J Cancer. 2004 Feb 9, 90(3): 728-35.
170. Molina R, Filella X, Augé JM, et al. CYFRA 21.1 in patients with cervical cancer: comparison with SCC and CEA. Anticancer Res. 2005, 25(3A): 1765-1771.
171. Hayashi Y, Hachisuga T, Iwasaka T, et al. Expression of ras oncogene product and EGF receptor in cervical squamous cell carcinomas and its relationship to lymph node involvement. Gynecol Oncol, 1991, 40(2): 147-151.
172. Harnden P, Kennedy W, Andrew AC, et al. Immunophenotype of transitional metaplasia of the uterine cervix. Int J Gynecol Pathol, 1999, 18(2): 125-129.
173. Shin JH, Bae JH, Lee A, et al. CK7, CK20, CDX2 and MUC2 Immunohistochemical staining used to distinguish metastatic colorectal carcinoma involving ovary from primary ovarian mucinous adenocarcinoma. Jpn J Clin Oncol, 2010, 40(3): 208-213. Epub 2009 Nov 18.
174. Abiko K, Baba T, Ogawa M, et al. Minimal deviation mucinous adenocarcinoma ('adenoma malignum') of the uterine corpus. Pathol Int, 2010, 60(1): 42-47.
175. Francesc, A., E. Blanca, C. Cristina, et al., 3q26 (hTERC) gain studied by fluorescence in situ hybridization as a persistence-

progression indicator in low-grade squamous intraepithelial lesion cases. Human pathology, 2009, 40(10): 1474-1478.
176. Caraway, N.P., A. Khanna, M. Dawlett, et al. Gain of the 3q26 region in cervicovaginal liquid-based pap preparations is associated with squamous intraepithelial lesions and squamous cell carcinoma. Gynecologic Oncology, 2008, 110(1): 37-42.
177. Emmert-Buck MR, Bonner RF, Smith PD, et al. Laser capture microdissection. Science, 1996, 8: 274(5289): 998-1001.
178. Hacia JG, Brody LC, Collins FS.New approaches to BRCA1 mutation detection.Breast Dis, 1998 Apr, 10(1-2): 45-59.
179. Hacia JG, Brody LC, Chee MS, et al. Detection of heterozygous mutations in BRCA1 using high density oligonucleotide arrays and two-colour fluorescence analysis. Nat Genet, 1996, 14(4): 441-447.
180. Nocito A, Kononen J, Kallioniemi OP, et al. Tissue microarrays (TMAs) for high-throughput molecular pathology research. Int J Cancer, 2001. 1, 94(1): 1-5.
181. Wrihght T, Cox J T, Massad LS et al. 2001 Consensus Guidelines for the management of women with cervical Cytological Abnormalities. JAMA 2002, 287: 2120-2129.
182. Wrihght T C, Cox J T, Massad LS, et al. 2001 Consensus Guidelines for the management of women with cervical Intraepithelial Neoplasia. Am J Obst Gynecol 2003, 189: 295-304.
183. Solomon D, Davey D, Kurman R, et al.The 2001 Bethesda System: terminology for reporting results of cervical cytology .JAMA 2002, 287: 2114-2119.
184. National Cancer Institute Workshop .The 1991 Bethesda System for reporting cervical/vaginal cytological diagnoes: report of 1991 Bethesda Workshop.JAMA 1992, 267: 892.
185. National Cancer Institute Workshop. The 1988 Bethesda System for reporting cervical/vaginal cytology diagnoes: JAMA 1989, 262(7): 931.
186. 杨大望等. 我国八百万宫颈癌普查分析. 中华肿瘤杂志, 1985, 7(4), 308.
187. 王淑贞主编. 妇产科理论与实践（第二版）. 上海：上海科学技术出版社, 1991.
188. 阿. 伊戈里, 舒仪经主编. 子宫颈细胞学彩色图谱. 北京：人民卫生出版社 1989.
189. 唐素恩, 周羡梅. 子宫颈病变及子宫颈癌的细胞病理诊断, 中华妇产科杂志, 1995, 30（1）: 10.
190. 唐素恩, 周羡梅. 阴道细胞病理诊断中常见变异上皮细胞的形态特征, 中华妇产科杂志, 1995, 30（5）: 318.
191. Diane Solomon. The 1988 Bethesda System for reporting cervical/vaginal cytologic diagnoses: developed and approved at the national cancer institute workshop in Bethesda. Hum Pathology, 1990, 2: 704-708.
192. Kurman R.J. The Bethesda System for Reporting Cervical/Vaginal Cytologic Diagnoses 1-81, New York：Springer, 1994.
193. 中华医学会妇产科学会, 中华妇产科杂志编辑委员会. 妇科常见恶性肿瘤诊断与治疗规范（草案）, 中华妇产科杂志, 1998, 33（11）: 694.
194. 唐素恩,周羡梅. 妇科肿瘤的宫颈阴道细胞病理诊断 // 曹泽毅. 中华妇产科学,下册,第一版. 北京:人民卫生出版社, 1999: 1462-1479.
195. 唐素恩, 周羡梅. 妇科肿瘤细胞病理学 // 曹泽毅. 妇科肿瘤学, 上篇, 第一版. 北京: 北京出版社, 1998: 151-174.
196. 唐素恩,周羡梅. 妇科肿瘤的宫颈阴道细胞病理诊断 // 曹泽毅. 中华妇产科学,下册,第二版. 北京:人民卫生出版社, 2005: 1773-1778.
197. 周羡梅. 宫颈及阴道细胞病理学 // 陈乐贞. 妇产科诊断病理学, 第一版, 北京, 479-502.